Andrea Haschke-Hirth

Unter Mitarbeit von: Joachim Müller

Steuerungs- und Abrechnungsprozesse in Einrichtungen des Gesundheitswesens

1. Auflage

Bestellnummer 30407

■ Bildungsverlag EINS
westermann

Die in diesem Produkt gemachten Angaben zu Unternehmen (Namen, Internet- und E-Mail-Adressen, Handelsregistereintragungen, Bankverbindungen, Steuer-, Telefon- und Faxnummern und alle weiteren Angaben) sind i. d. R. fiktiv, d. h., sie stehen in keinem Zusammenhang mit einem real existierenden Unternehmen in der dargestellten oder einer ähnlichen Form. Dies gilt auch für alle Kunden, Lieferanten und sonstigen Geschäftspartner der Unternehmen wie z. B. Kreditinstitute, Versicherungsunternehmen und andere Dienstleistungsunternehmen. Ausschließlich zum Zwecke der Authentizität werden die Namen real existierender Unternehmen und z. B. im Fall von Kreditinstituten auch deren IBANs und BICs verwendet.

Die in diesem Werk aufgeführten Internetadressen sind auf dem Stand zum Zeitpunkt der Drucklegung. Die ständige Aktualität der Adressen kann vonseiten des Verlages nicht gewährleistet werden. Darüber hinaus übernimmt der Verlag keine Verantwortung für die Inhalte dieser Seiten.

service@bv-1.de
www.bildungsverlag1.de

Bildungsverlag EINS GmbH
Ettore-Bugatti-Straße 6-14, 51149 Köln

ISBN 978-3-427-**30407**-4

westermann GRUPPE

© Copyright 2018: Bildungsverlag EINS GmbH, Köln
Das Werk und seine Teile sind urheberrechtlich geschützt. Jede Nutzung in anderen als den gesetzlich zugelassenen Fällen bedarf der vorherigen schriftlichen Einwilligung des Verlages.
Hinweis zu § 52a UrhG: Weder das Werk noch seine Teile dürfen ohne eine solche Einwilligung eingescannt und in ein Netzwerk eingestellt werden. Dies gilt auch für Intranets von Schulen und sonstigen Bildungseinrichtungen.

Inhalt

Vorwort ... 6
Das Modellunternehmen ... 9

Lernfeld 3 Geschäftsprozesse erfassen und auswerten ... 10

1 Das System der doppelten Buchführung ... 10
   1.1 Das Unternehmen und seine Außenbeziehungen: (Geschäfts-) Partner des Ausbildungsbetriebes ... 10
   1.2 Von der Bilanz zu den Konten ... 11
   1.2.1 Die Bilanz ... 11
   1.2.2 Wertveränderungen in der Bilanz ... 21
   1.2.3 Auflösen der Bilanz in Bestandskonten ... 23
   1.2.4 Buchen von Geschäftsfällen ... 24
   1.2.5 Abschluss der Bestandskonten ... 29
   1.2.6 Grundsätze ordnungsgemäßer Buchführung (GoB) ... 33
   1.2.7 Die Buchführungsbücher (Grund- und Hauptbuch, Nebenbücher) ... 35
   1.2.8 Anlage IV der Krankenhausbuchführungsverordnung: Kontenrahmen für die Krankenhausbuchführung ... 38
   1.3 Die Erfolgskonten ... 40
   1.3.1 Buchen von Aufwendungen und Erträgen auf Erfolgskonten ... 40
   1.3.2 Erfolgskonto „Umsatzerlös" – Ein Krankenhausbeispiel ... 44
   1.3.3 Abschluss der Erfolgskonten ... 48
   1.3.4 Erfassen von Materialverbrauch ... 51

2 Das System der Umsatzsteuer in einem Krankenhaus ... 59
   2.1 Allgemeine Grundlagen ... 59
   2.2 Umsatzsteuer bei eng mit dem Krankenhaus verbundenen Umsätzen ... 60
   2.3 Umsatzsteuer bei nicht eng mit dem Krankenhaus verbundenen Umsätzen ... 63

3 Besonderheiten bei Buchungen im Beschaffungsbereich ... 68
4 Wertverlust bei abnutzbaren Anlagegütern ... 73
5 Buchungen im Personalbereich ... 82
   5.1 Buchen der Löhne und Gehälter ... 82
   5.2 Vermögenswirksame Leistungen ... 84
   5.3 Lohn- und Gehaltsvorschüsse ... 86
   5.4 Lieferungen und Leistungen für Mitarbeiter ... 88
   5.5 Geldwerte Vorteile ... 89

6 Der Jahresabschluss ... 91
   6.1 Zeitliche Abgrenzung ... 91
   6.1.1 Sonstige Forderungen und Sonstige Verbindlichkeiten ... 91
   6.1.2 Aktive/Passive Rechnungsabgrenzung ... 96
   6.2 Bewertung ... 101
   6.2.1 Rückstellungen ... 101

6.2.2	Unfertige Leistungen - Überlieger	106
6.2.2.1	Was sind Überlieger	106
6.2.2.2	Standardkosten als Grundlage für die Ermittlung der Herstellungskosten von Überliegern	108
6.2.2.3	Berücksichtigung besonderer Bewertungsgrundsätze bei Überliegern	113
6.3	Die Fördermittelbilanz	116
6.3.1	Fördertatbestände nach § 9 Abs. 1 und 3 KHG	116
6.3.2	Buchen einer Einzelförderung nach § 9 Abs. 1 KHG	119
6.3.2.1	Die Fördermittel gehen in einer Summe ein	119
6.3.2.2	Buchen der Fördermittel in Abhängigkeit des Baufortschrittes	121
6.3.3	Ausgleichsposten aus Darlehensförderung nach § 9 Abs. 2 Nr. 3 KHG	123
6.3.4	Eigenmittelförderung nach § 9 Abs. 2 Nr. 4 KHG	124
6.3.5	Die Baupauschale am Beispiel der Regelungen in Nordrhein-Westfalen (NRW)	125
7	**Jahresabschlussanalyse**	**129**
7.1	Analyse der Vermögens- und Finanzlage	130
7.1.1	Analyse der Vermögenslage	130
7.1.2	Analyse der Finanzlage	134
7.2	Analyse der Ertragslage	136
7.3	Exkurs: Ertragslagendarstellung	137

Lernfeld 7/8 Dienstleistungen dokumentieren und abrechnen ... 139

1	**Dienstleistungen abrechnen**	**139**
1.1	Einrichtungen im Gesundheitswesen und begriffliche Abgrenzung	139
1.2	Kostenträger und Abrechnungssysteme des Gesundheitswesens im Überblick	142
1.3	Grundlegende Finanzierungssysteme in exemplarischen Gesundheitsversorgungseinrichtungen	145
2	**Leistungen der Pflegeversicherung mit Buchungen**	**148**
2.1	Das System der Pflegeversicherung	148
2.2	Bedingungen der Pflegebedürftigkeit	149
2.3	Die Pflegeversicherung im Wandel	153
2.4	Leistungen der Pflegeversicherung im ambulanten und teilstationären Bereich	157
2.5	Leistungen der Pflegeversicherung im stationären Bereich	164
3	**Leistungen und Abrechnung in der ambulanten Versorgung**	**168**
3.1	Niedergelassene Ärzte	168
3.1.1	Honorarabrechnungen: Grundsätzlicher Ablauf und Zusammensetzung	168
3.1.2	Die elektronische Gesundheitskarte (eGK)	170
3.1.3	Die Gebührenordnungen	173
3.1.3.1	Der Einheitliche Bewertungsmaßstab (EBM in der gültigen Fassung)	174
3.1.3.2	Die Gebührenordnung für Ärzte (GOÄ in der gültigen Fassung)	180
3.2	Weitere ambulante Versorgungsformen	184
3.2.1	Erbringer ambulanter Leistungen	185
3.2.2	Medizinisches Versorgungszentrum	188
3.2.3	Disease-Management-Programme	191
3.2.4	Ambulantes Operieren	192

4	Abrechnung von Leistungen vollstationärer Behandlung im somatischen Bereich.	199
4.1	Ablauf und Dokumentation in der Patientenaufnahme.	199
4.2	Verschlüsselung von Diagnosen und Prozeduren	200
4.3	Grundlagen der Krankenhausfinanzierung in Deutschland.	206
4.4	Finanzierung der laufenden Betriebskosten	209
4.4.1	Grundsätzlicher Aufbau einer DRG	209
4.4.2	Von der DRG zur Vergütung	211
4.5	Dokumentation der Krankenhausbehandlung	222
4.6	Datensicherheit, Datenschutz und Datenarchivierung.	230
5	Abrechnung von Leistungen der vor- und nachstationären Behandlung im Krankenhaus.	233
6	Abrechnung von Leistungen vollstationärer Behandlung im psychiatrischen und psychosomatischen Bereich seit 2013	238
6.1	Grundsätzlicher Aufbau einer PEPP.	240
6.2	Von der PEPP zur Vergütung	241
7	Leistungen und Abrechnung in medizinischen Vorsorge- und Rehabilitationseinrichtungen	248
8	Besondere Versorgung	254

Lernfeld 9 Geschäftsprozesse erfolgsorientiert steuern 259

1	Kosten- und Leistungsrechnung (KLR) in einem Krankenhaus und ihre Stellung im betrieblichen Rechnungswesen.	259
1.1	Aufgaben und Ziele des betrieblichen Rechnungswesens	259
1.2	Grundbegriffe der Kosten- und Leistungsrechnung sowie deren Abgrenzung.	261
1.2.1	Neutrale Aufwendungen und Erträge.	261
1.2.2	Kalkulatorische Kosten und Leistungen für Zwecke der Betriebssteuerung und Kontrolle	263
1.3	Vollkostenrechnung.	267
1.3.1	Kostenartenrechnung.	267
1.3.2	Kostenstellenrechnung.	269
1.3.3	Kostenträgerrechnung.	276
1.4	Teilkostenrechnung (Deckungsbeitragsrechnung)	280
2	Controlling .	284
2.1	Aufgaben des Controllings am Beispiel Alten- und Pflegeheim	284
2.2	Belegungsentwicklung.	286
2.3	Erlösverprobung.	287
2.4	Personalkosten-Controlling	289
2.5	Kosten- und Erfolgs-Controlling.	290

Anhang. 293
Sachwortverzeichnis. 311
Bildquellenverzeichnis 314

Vorwort

Die vorliegende Neuerscheinung löst die 4. Auflage des Lehrbuchs „Steuerungs- und Abrechnungsprozesse für Kaufleute im Gesundheitswesen" ab. Die vielfältigen Erfahrungen, die die Autorin im letzten Jahrzehnt mit der Erarbeitung, Aktualisierung und Umsetzung des Lehrbuchs gewonnen hat, sind in dieses neue Buch eingeflossen, ebenso Ihre Rückmeldungen und Anregungen, liebe Leserinnen und Leser. Bestimmte Inhalte werden ausführlicher erklärt und sind mit weiteren Beispielen versehen. Einige Kapitel - z. B. das der Kosten- und Leistungsrechnung -, wurden zur besseren Verständlichkeit neu gegliedert und auch der Aufgabenteil wurde in verschiedenen Kapiteln angereichert.

Inhaltlich haben sich weitreichende Änderungen ergeben, weil der Gesetzgeber zahlreiche Rechtsgrundlagen zugunsten einer gesundheitspolitischen Steuerung verändert bzw. neu erlassen hat:

Mit dem **Bilanzrichtlinie-Umsetzungsgesetz (BILRUG)** wurde u.a. der Begriff der Umsatzerlöse im HGB neu gefasst. Dies machte in der Konsequenz eine Änderung der **Krankenhaus- und Pflegebuchführungsverordnung (KHBV und PBV)** erforderlich. Die aktualisierte Fassung der KHBV liegt dieser Neuerscheinung zugrunde.

Durch die Neuausrichtung der Pflege durch das **Pflegestärkungsgesetz (PSG I-III)** wurde das Pflegekapitel komplett neu erstellt und demzufolge auch das Controlling-Kapitel grundlegend überarbeitet, da dies am Beispiel eines Alten- und Pflegeheims aufbereitet ist.

Die Regelungen des **GKV-Versorgungsstärkungsgesetzes (GKV-VStG)** wurden bei der Abhandlung entsprechender Versorgungsformen berücksichtigt. Dadurch wurde unter anderem das Kapitel „Integrierte Versorgung" in das neue Kapitel „Besondere Versorgung" überführt.

Die Neuregelungen des **Krankenhausstrukturgesetzes (KHSG)** und des **Gesetzes zur Weiterentwicklung der Versorgung und der Vergütung für psychiatrische und psychosomatische Leistungen (PsychVVG)** finden im DRG- und im PEPP-Kapitel Berücksichtigung, die Kapitel wurden entsprechend angepasst. Alle Inhalte dieser Neuerscheinung sind auf die gültigen Gesetze, Verordnungen und Abrechnungskataloge abgestimmt, wie sie zum Redaktionsschluss Anfang März 2017 vorlagen. Ausnahme: Das **Gesetz gegen schädliche Steuerpraktiken im Zusammenhang mit Rechteüberlassungen** vom 27. Juni 2017 findet in der vorliegenden Neuerscheinung mit Hinweisen auf die Anhebung der Grenzwerte für geringwertige Wirtschaftsgüter, die nach dem 31.12.2017 angeschafft werden, bereits Berücksichtigung.

Insbesondere die Abrechnungskataloge werden kontinuierlich aktualisiert, in der Regel jährlich. Insofern können die hier zugrunde gelegten Kataloge und Werte nur exemplarischen Charakter haben. Die jeweils neuesten Kataloge und Werte finden Sie auf den Internetseiten, auf welche die Autorin an den entsprechenden Stellen hinweist.

Neben grundsätzlichen Verbesserungen und inhaltlichen Aktualisierungen hat das Lehrwerk mit der Neuerscheinung auch ein neues Gewand bekommen: Zur besseren Lesbarkeit und Anwendbarkeit wurde es vierfarbig gestaltet und mit immer wiederkehrenden, teilweise neuen, didaktischen Elementen versehen. Die Übersichtlichkeit in den einzelnen Kapiteln konnte mit einem komplett neuen Layout gesteigert werden.

Vorwort

Der neue Titel dieses Buches ist der grundsätzlichen Herangehensweise der Autorin geschuldet, Rechnungswesen und Finanzierung an den tatsächlichen Gegebenheiten von Gesundheitseinrichtungen auszurichten und insbesondere das Spezifische dieser Einrichtungen abzubilden. Zugunsten dieser Vorgehensweise wird weitestgehend auf eine Adaption allgemeiner Rechnungsweseninhalte verzichtet. Daher eignet sich dieses Lehrwerk für alle Aus- und Weiterbildungsberufe und Schulformen mit dem Schwerpunkt Gesundheit/Gesundheitswesen, in denen Kenntnisse im fachspezifischen Rechnungs- und Abrechnungswesen erworben werden sollen. Grundsätzlich deckt es die Lernfelder, die dem Fach Steuerungs- und Abrechnungsprozesse im Rahmenlehrplan für den Ausbildungsberuf Kaufmann/Kauffrau im Gesundheitswesen zugeordnet sind, ab. In einzelnen Kapiteln gibt es Hinweise für mögliche Verknüpfungen mit anderen Lernfeldern, wo es der Autorin sinnvoll erscheint.

Neben der Nutzung als Lehrwerk für Auszubildende und Studierende eignet sich das Buch auch als Information für Mitarbeiter im Rechnungswesen von Gesundheitseinrichtungen, wenn sie z. B. vom Rechnungswesen der gewerblichen Wirtschaft oder größerer Handwerksbetriebe in die Gesundheitswirtschaft wechseln wollen. In diesen Fällen ist Basiswissen aus der beruflichen Praxis reichlich vorhanden, es bedarf der Heranführung an die Besonderheiten der Gesundheitswirtschaft. Dies vermittelt dieses Buch.

Das didaktische Konzept wurde beibehalten:

Als Modellunternehmen wurde ein repräsentatives Krankenhaus gewählt, um Rechnungswesen sowie Finanzierung an **einer** Gesundheitseinrichtung darzustellen. An die Schlossklinik sind weitere Gesundheitseinrichtungen angegliedert, deren Rechnungswesen sowie Finanzierungsgrundsätze in einzelnen Kapiteln ebenfalls abgebildet sind.

Dieses Buch trägt zur Vermittlung der beruflichen Handlungsfähigkeit bei, indem es

- die Inhalte durchgängig an einem (Modell-)Unternehmen ausrichtet und Bezüge zwischen Kapiteln bzw. Inhalten herstellt,
- mit realitätsbezogenen Situationsvorgaben problemorientiert in die jeweiligen Kapitel einführt,
- Informationen und Materialien als Basisinformationen anbietet,
- mit zahlreichen Links zu eigenen Recherchen ermuntert,
- Kernaussagen in „Zusammenfassungen", „Gut zu wissen" und „Merke" bündelt,
- praxisgerechte Arbeitsaufträge und Aufgabenstellungen zur Erarbeitung bzw. Vertiefung des Wissens und zur Prüfungsvorbereitung beinhaltet.

Die Lösungen bzw. Lösungsvorschläge zu den Aufgaben dieses Lehrwerkes wurden in einem separaten Lösungsband zusammengefasst, der unter der Bestellnummern 30408 (Download-Datei) oder 30409 (POD) auf der Homepage der Westermanngruppe bestellt werden kann.

Die konkrete Ausrichtung an realen betrieblichen Handlungssituationen konnte nur mit einem Team aus Praktikern umgesetzt werden. An dieser Stelle gilt der Dank Herrn Roland Giersberg, Herrn Johannes Müller, Herrn Andreas Lewe, Frau Dr. Ruth Dohmen-Baldes und Frau Ute Grass.

Ein besonderer Dank gilt wieder Herrn Joachim Müller, der in unzähligen Arbeitssitzungen seine Kompetenz, sein Know-how und seine Geduld eingebracht hat.

Vorwort

Frau Haschke-Hirth ist seit über zwei Jahrzehnten für Bildungseinrichtungen und mittelständische Unternehmen tätig. Sie absolvierte ihre Ausbildung zur Industriekauffrau in Oberhausen. Es folgte das Studium für das Lehramt für die Sekundarstufe II mit beruflicher Fachrichtung Wirtschaftswissenschaft an der Universität Siegen. Seitdem hat sie ihr Wissens- und Kompetenzportfolio unter anderem berufsbegleitend durch ein Masterstudium mit betriebswirtschaftlichem Managementschwerpunkt ergänzt und ist zertifizierte Qualitätsmanagerin. Seit Beginn des Ausbildungsberufes für Kaufleute im Gesundheitswesen im Jahr 2001 unterrichtet sie die Inhalte des Lehrplans und ist in diesem Bereich als Autorin tätig. Sie ist Mitglied im regionalen Prüfungs- und überregionalen AkA-Fachausschuss für Kaufleute im Gesundheitswesen. Auch als Dozentin - unter anderem im Bachelor-Studiengang Medizinalfachberufe - ist ihre Kompetenz gefragt.

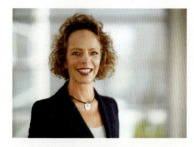

Andrea Haschke-Hirth, MBA

Herr Müller hat an der Rhein.-Friedrich Wilhelm Universität Bonn, Mathematik, Informatik und Volkswirtschaftslehre studiert und zunächst bei der Vorgängergesellschaft sowie ab 01.01.1985 bei der BDO AG – Wirtschaftsprüfungsgesellschaft - Niederlassung Köln, seine Berufsausbildung zum Steuerberater und Wirtschaftsprüfer durchlaufen. Seine Stellung als Partner bei BDO AG nutzte er zur Qualitätssicherung insbesondere bei bereichsübergreifenden Projekten. Er spezialisierte sich ab 1986 auf die Prüfung von Krankenhäusern und anderen sozialen Einrichtungen. Sein Buch „Jahresabschluss im Krankenhaus" in 6. Auflage ist ein Standardleitfaden zur Aufstellung des Jahresabschlusses nach der Krankenhausbuchführungsverordnung und dem Krankenhausfinanzierungsrecht. Seine langjährige Mitarbeit im Krankenhausfachausschuss des Instituts der Wirtschaftsprüfer in Deutschland e.V., Düsseldorf, versetzte ihn in die Lage, aus erster Hand über die Problemlösungen der Facharbeit zu berichten. Schließlich ist Herr Müller seit vielen Jahren als Referent für zahlreiche Fortbildungsinstitutionen im Gesundheitswesen tätig.

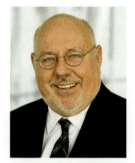

Joachim Müller, WP StB
Dipl. Volksw.

Das Modellunternehmen

Die Schlossklinik in Neustadt, in der Trägerschaft der St. Elisabeth gGmbH, ist ein Krankenhaus der Grund- und Regelversorgung mit den Fachrichtungen:

- Innere Medizin
- Chirurgie (mit Tagesklinik)
- Gynäkologie und Geburtshilfe
- Hals-, Nasen- und Ohrenabteilung
- Augenabteilung

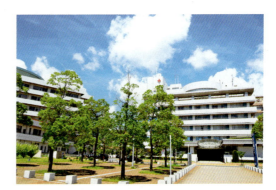

und insgesamt 201 Planbetten. Zurzeit sind ca. 400 Mitarbeiterinnen und Mitarbeiter in der Schlossklinik beschäftigt.

Geschäftsführer des Hauses sind Herr Bäumel und seine beiden Stellvertreter, Herr Siegmund und Frau Gratz.

Der Bereich Verwaltung in der Schlossklinik untergliedert sich wie folgt:

Abteilungen	Leitung bzw. Ansprechpartner
Patientenaufnahme	Frau Fröhlich
Personalabteilung	Frau Buhr
Leistungsabrechnung	Herr Conrad (Leiter)
	Frau Pohl (Kaufmännische Angestellte)
Finanzbuchhaltung	Herr Walter
Betriebsbuchhaltung	Frau Betram
Controlling	Herr Künzli

Die Schlossklinik bildet derzeit im Ausbildungsberuf Kaufmann/Kauffrau im Gesundheitswesen aus und beschäftigt zwei Auszubildende, Christian und Sarah.

In regionaler Nähe befindet sich die Fachabteilung für Psychiatrie, Psychotherapie und Psychosomatik, das „Zentrum für seelische Gesundheit". Die Abteilung verfügt über eine Ambulanz und zwei Stationen mit insgesamt 45 Betten. Chefarzt und Leiter des Zentrums ist Herr Dr. Wolf.

Mit dem Haus Sonnenschein, einer Einrichtung für altengerechtes Wohnen, und dem Haus Mutter Theresa, einem Alten- und Pflegeheim, befindet sich die Schlossklinik in einem Unternehmensverbund. Diese Einrichtungen befinden sich ebenfalls in der Trägerschaft der St. Elisabeth gGmbH.

Des Weiteren bestehen enge Kontakte zum Allgemeinarzt Dr. Kaiser in Neustadt, der sowohl vertragsärztliche als auch individuelle Gesundheitsleistungen anbietet, zum ambulanten Pflegedienst unter der Führung von Frau Walter sowie zur RehaParcs, einer Einrichtung für ambulante und stationäre Rehabilitationsmaßnahmen.

Lernfeld 3

3 Geschäftsprozesse erfassen und auswerten

1 Das System der doppelten Buchführung

1.1 Das Unternehmen und seine Außenbeziehungen: (Geschäfts-) Partner des Ausbildungsbetriebes

*Lernfeld 1, 5
Unternehmensziele,
Ge- und Verbrauchsgüter*

SITUATIONSVORGABE

Die Personalleiterin der Schlossklinik Neustadt, Frau Buhr, möchte für die kommenden Auszubildenden eine Übersicht über die wichtigsten Prozesse und Prozessbeteiligten in der Schlossklinik Neustadt erstellen. In der Mittagspause unterhält sie sich darüber mit dem Pflegedienstleiter Herrn Carsten, der diese Idee gut findet. Beide überlegen, was diese Übersicht enthalten soll.

Herr Carsten:

„Als Pflegedienstleiter habe ich die Erfahrung gemacht, dass unsere Auszubildenden ungefähr wissen, wozu wir eigentlich da sind. Eine vage Vorstellung haben sie sicherlich auch davon, woraus unsere tägliche Arbeit besteht."

Frau Buhr nickt bestätigend:

„Das denke ich auch, denn es ist schon die Arbeit am Patienten, die mit einem Krankenhaus in Verbindung gebracht wird. Aber diese Arbeit am Patienten wäre ohne eine funktionierende Verwaltung nicht machbar."

Herr Carsten:

„Ja, wenn die Verwaltung uns nicht entsprechend ausstatten würde, könnten wir unsere tägliche Arbeit am Patienten gar nicht leisten."

Frau Buhr:

„Am besten entwickeln wir einen Fragenkatalog, mit dem die neuen Auszubildenden ihre Vorstellungen über unser Krankenhaus zu Papier bringen können."

Im Anschluss an das Gespräch haben Frau Buhr und Herr Carsten den Fragebogen entwickelt und bitten Sie als Auszubildende der Schlossklinik, diesen zu beantworten:

Lernfeld 3

ARBEITSAUFRÄGE

1. Formulieren Sie mögliche Ziele der Schlossklinik.
2. Konkretisieren Sie die täglich anfallenden Arbeiten in der Schlossklinik.
3. Was wird zur Umsetzung der täglichen Arbeiten in der Schlossklinik benötigt (Brainwriting/ Nutzung von Karten siehe auch Seite 19 Aufgabe 1)?
4. Mit wem arbeitet die Schlossklinik deshalb zusammen?
5. Erörtern Sie die Notwendigkeit der Aufzeichnungen aller geschäftlicher Vorgänge, die sich aus diesen Beziehungen ergeben.
6. Setzen Sie Ihre oben erarbeiteten Ergebnisse in folgendem Schaubild um.

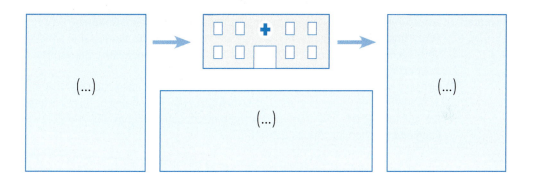

1.2 Von der Bilanz zu den Konten

1.2.1 Die Bilanz

> **SITUATIONSVORGABE**
>
> Die Personalleiterin Frau Buhr begrüßt die neuen Auszubildenden Christian und Sarah. Nachdem sie zusammen das Schaubild besprochen haben, bittet Frau Buhr den Buchhalter Herrn Walter, Christian unter seine Fittiche zu nehmen. Herr Walter hat im Vorfeld überlegt, wie er Christian die Kerngedanken der Buchführung nahebringen kann. Er hat sich entschlossen, dazu mit den entsprechenden Gesetzesauszügen zu beginnen. Folgende Auszüge legt er ihm vor:

MATERIALIEN

§ 1 HGB (Handelsgesetzbuch)
(1) Kaufmann im Sinne dieses Gesetzbuchs ist, wer ein Handelsgewerbe betreibt.
(2) Handelsgewerbe ist jeder Gewerbebetrieb, es sei denn, dass das Unternehmen nach Art oder Umfang einen in kaufmännischer Weise eingerichteten Geschäftsbetrieb nicht erfordert.

Lernfeld 3

- **§ 238 HGB**
  (1) Jeder Kaufmann ist verpflichtet, Bücher zu führen und in diesen seine Handelsgeschäfte und die Lage seines Vermögens nach den Grundsätzen ordnungsmäßiger Buchführung ersichtlich zu machen. Die Buchführung muß so beschaffen sein, daß sie einem sachverständigen Dritten innerhalb angemessener Zeit einen Überblick über die Geschäftsvorfälle und über die Lage des Unternehmens vermitteln kann. Die Geschäftsvorfälle müssen sich in ihrer Entstehung und Abwicklung verfolgen lassen.
  (2) Der Kaufmann ist verpflichtet, eine mit der Urschrift übereinstimmende Wiedergabe der abgesandten Handelsbriefe (Kopie, Abdruck, Abschrift oder sonstige Wiedergabe des Wortlauts auf einem Schrift-, Bild- oder anderen Datenträger) zurückzubehalten.

- **§ 240 HGB**
  Inventar (1): Jeder Kaufmann hat zu Beginn seines Handelsgewerbes seine Grundstücke, seine Forderungen und Schulden, den Betrag seines baren Geldes sowie seine sonstigen Vermögensgegenstände genau zu verzeichnen und dabei den Wert der einzelnen Vermögensgegenstände und Schulden anzugeben.
  (2) Er hat demnächst für den Schluß eines jeden Geschäftsjahrs ein solches Inventar aufzustellen. Die Dauer des Geschäftsjahrs darf zwölf Monate nicht überschreiten. Die Aufstellung des Inventars ist innerhalb der einem ordnungsmäßigen Geschäftsgang entsprechenden Zeit zu bewirken.

GUT ZU WISSEN - INVENTUR UND INVENTAR

Inventur	Mengen- und wertmäßige Aufnahme aller Bestände
Inventar (Ergebnis der Inventur in der Übersicht)	Im Inventar werden alle zum Bilanzstichtag festgestellten Vermögensgegenstände und Schulden eines Unternehmens nach Art, Menge und Wert ausgewiesen. Es wird in folgender Reihe aufgestellt: a) Vermögen b) Schulden c) Ermittlung des Reinvermögens
Ziel	Abgleich der so ermittelten Bestände mit den Buchungsbeständen = Ist-/Sollabgleich und ggfl. Korrekturbuchungen
Hinweis	Unter dem Begriff der Inventur wird häufig die körperliche Bestandsaufnahme (zählen, messen, wiegen, schätzen vor Ort) verstanden. In Abhängigkeit des Unternehmens und den Buchhaltungssystemen wird diese Körperlichkeit dadurch ersetzt, dass der Abgleich mittels automatischer Verbuchungen fortlaufend erfolgt (Stichwort: Anlagen- bzw. Lagerbuchhaltung).

§ 241a HGB
Einzelkaufleute, die an den Abschlussstichtagen von zwei aufeinanderfolgenden Geschäftsjahren nicht mehr als jeweils 600 000,00 EUR Umsatzerlöse und jeweils 60 000,00 EUR Jahresüberschuss aufweisen, brauchen die §§ 238 bis 241 nicht anzuwenden. Im Fall der Neugründung treten die Rechtsfolgen schon ein, wenn die Werte des Satzes 1 am ersten Abschlussstichtag nach der Neugründung nicht überschritten werden.

Lernfeld 3

- **§ 242 HGB**
  Pflicht zur Aufstellung
  (1) Der Kaufmann hat zu Beginn seines Handelsgewerbes und für den Schluss eines jeden Geschäftsjahres einen das Verhältnis seines Vermögens und seiner Schulden darstellenden Abschluss (Eröffnungsbilanz, Bilanz) auszustellen.
  (2) Er hat für den Schluss eines jeden Geschäftsjahrs eine Gegenüberstellung der Aufwendungen und Erträge des Geschäftsjahrs (Gewinn- und Verlustrechnung) aufzustellen.
  (3) Die Bilanz und die Gewinn- und Verlustrechnung bilden den Jahresabschluss.
  (4) Die Absätze 1 bis 3 sind auf Einzelkaufleute im Sinn des § 241a nicht anzuwenden. Im Fall der Neugründung treten die Rechtsfolgen nach Satz 1 schon ein, wenn die Werte des § 241a Satz 1 am ersten Abschlussstichtag nach der Neugründung nicht überschritten werden.

- **§ 247 (2) HGB**
  Beim Anlagevermögen sind nur die Gegenstände auszuweisen, die bestimmt sind, dauernd dem Geschäftsbetrieb zu dienen.

- **§ 264 HGB**
  Die gesetzlichen Vertreter einer Kapitalgesellschaft haben den Jahresabschluss (§ 242 HGB) um einen Anhang zu erweitern ..., sowie einen Lagebericht aufzustellen.

- **§ 4 EStG**
  (3) Steuerpflichtige, die nicht aufgrund gesetzlicher Vorschriften verpflichtet sind, Bücher zu führen und regelmäßig Abschlüsse zu machen, und die auch keine Bücher führen und keine Abschlüsse machen, können als Gewinn den Überschuss der Betriebseinnahmen über die Betriebsausgaben ansetzen.

- **§ 1 Abs. 1 KHBV (Krankenhausbuchführungsverordnung)**
  Die Rechnungs- und Buchführungspflichten von Krankenhäusern regeln sich nach den Vorschriften dieser Verordnung und deren Anlagen, unabhängig davon, ob das Krankenhaus Kaufmann im Sinne des HGB ist, und unabhängig von der Rechtsform des Krankenhauses. Soweit die Absätze 3 und 4 nichts anderes bestimmen, bleiben die Rechnungs- und Buchführungspflichten nach dem Handels- und Steuerrecht sowie nach anderen Vorschriften unberührt. Ausnahmen dieser Verordnung sind in § 1 Abs. 2 KHBV geregelt.

- **§ 3 KHBV**
  Das Krankenhaus führt seine Bücher nach den Regeln der kaufmännischen doppelten Buchführung, im Übrigen gelten die §§ 238 und 239 Handelsgesetzbuch. ... Für das Inventar gelten die §§ 240 und 241 des Handelsgesetzbuches.

Was gilt bei Wohlfahrtsorganisationen?

Es gilt weder die KHBV, PBV (Pflegebuchführungsverordnung) noch das HGB, weil Wohlfahrtsverbände weder Krankenhaus noch Pflegeeinrichtung oder Gewerbetreibende sind. Hier resultiert die Buchhaltungspflicht ggf. aus der Abgabenordnung (AO) oder der Satzung.

> Christian ist ein wenig ratlos, denn ihm ist noch nicht ganz klar, welche Verbindung zwischen dem Schaubild und den vorgelegten Paragrafen besteht.

Lernfeld 3

ARBEITSAUFTRÄGE

1. Nennen Sie die gesetzlichen Grundlagen der Buchführung eines Krankenhauses.
2. Beschreiben Sie die Pflichten für ein Krankenhaus, die in § 3 KHBV und § 238 HGB geregelt sind.
3. Erklären Sie die Bedeutung des Begriffes „Buchführung".
4. Klären Sie, was ein Krankenhaus gemäß § 240 HGB tun muss.
5. Nennen Sie eine sinnvolle Gliederung der ermittelten Werte.
6. Beschreiben Sie die weiteren buchhalterischen Schritte und nennen Sie den entsprechenden Paragrafen.
7. Stellen Sie nun weiterführende Fragen.

SITUATIONSVORGABE

Herr Walter legt Christian folgenden Sachverhalt eines ambulanten Pflegedienstes vor, den seine Frau vor einiger Zeit erfolgreich gegründet hat:

„Meine Frau ist examinierte Krankenschwester und beabsichtigte vor einiger Zeit, sich im Bereich des Gesundheitswesens mit einem ambulanten Pflegedienst selbstständig zu machen. Als Startkapital standen ihr unser gespartes Geld in Höhe von 5 000,00 EUR sowie das vor Kurzem von ihrer Mutter geerbte Sparguthaben in Höhe von 25 000,00 EUR zur Verfügung. Einen geeigneten Büroraum im Stadtzentrum von Neustadt hatte sie bereits gefunden und mit dem Vermieter einen Vorvertrag abgeschlossen.

Zu Beginn benötigte sie folgende Vermögensgegenstände: drei gebrauchte und gut erhaltene Pkw ca. 31 000,00 EUR, Büroausstattung ca. 5 000,00 EUR, liquide Mittel (Bankguthaben und Kassenbestand zum Ausgleich der in der Startphase notwendigen Ausgaben) ca. 5 000,00 EUR."

ARBEITSAUFTRÄGE

8. Legen Sie für Frau Walter eine Liste der benötigten Vermögensgegenstände (Investierungsplan) an.
9. Erstellen Sie dann einen Plan über die für die Gründung benötigten Finanzmittel (Finanzierungsplan).
10. Stellen Sie begründet dar, welche Aussagen sich aus den Plänen entnehmen lassen.
11. Formulieren Sie Aussagen, die diesen Plänen nicht entnommen werden können.
12. Erstellen Sie eine allgemeingültige Regel über die Beziehung zwischen Investierungs- und Finanzierungswerten.
13. Beraten Sie Frau Walter bei der Frage, inwiefern sie von der Buchführungspflicht gemäß § 238 HGB befreit werden und trotzdem den Gewinn ihres Pflegedienstes, für den sie Steuern zahlen muss, ermitteln kann.

Lernfeld 3

> Herr Walter erklärt Christian, dass die tabellarische Gegenüberstellung der Investierungs- und Finanzierungswerte die Bilanz ergibt, und zeigt ihm folgende stark vereinfachte Krankenhausbilanz:

MATERIALIEN

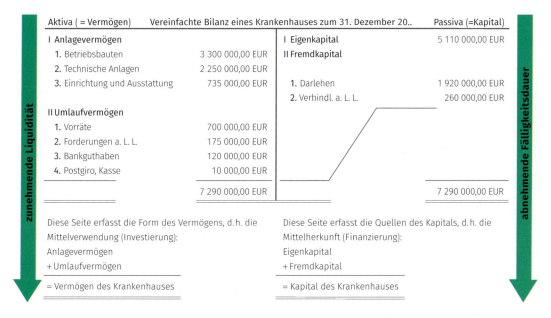

Aktiva (= Vermögen)	Vereinfachte Bilanz eines Krankenhauses zum 31. Dezember 20..		Passiva (=Kapital)
I Anlagevermögen		I Eigenkapital	5 110 000,00 EUR
1. Betriebsbauten	3 300 000,00 EUR	II Fremdkapital	
2. Technische Anlagen	2 250 000,00 EUR		
3. Einrichtung und Ausstattung	735 000,00 EUR	1. Darlehen	1 920 000,00 EUR
		2. Verbindl. a. L. L.	260 000,00 EUR
II Umlaufvermögen			
1. Vorräte	700 000,00 EUR		
2. Forderungen a. L. L.	175 000,00 EUR		
3. Bankguthaben	120 000,00 EUR		
4. Postgiro, Kasse	10 000,00 EUR		
	7 290 000,00 EUR		7 290 000,00 EUR

Diese Seite erfasst die Form des Vermögens, d. h. die Mittelverwendung (Investierung):
Anlagevermögen
+ Umlaufvermögen
_____
= Vermögen des Krankenhauses

Diese Seite erfasst die Quellen des Kapitals, d. h. die Mittelherkunft (Finanzierung):
Eigenkapital
+ Fremdkapital
_____
= Kapital des Krankenhauses

(links: zunehmende Liquidität; rechts: abnehmende Fälligkeitsdauer)

> Herr Walter erklärt Christian nun die einzelnen Bilanzpositionen

Zu den einzelnen Bilanzpositionen

Betriebsbauten
Diese dienen der Zielsetzung eines Krankenhauses, nämlich Krankenhausleistungen zu erbringen. Hierzu zählen u. a. das Krankenhausgebäude mit Bettenhaus, Funktionsbereichen und OP-Trakt und die dazugehörigen Nebengebäude wie das Wäschereigebäude, Küchengebäude und Verwaltungsgebäude sowie für den Krankenhausbetrieb unerlässliche Wohnbauten.

Technische Anlagen
Hier handelt es sich vor allem um Betriebsvorrichtungen im Sinne des Steuerrechts. Das sind technische Einbauten in das Gebäude, die erstens fest mit dem Gebäude verbunden sind – juristisch zum Gebäudebegriff gehören – und die wirtschaftlich wie eigene Wirtschaftsgüter/Vermögensgegenstände geführt werden. Zweitens sind diese Einbauten nur deshalb in das Gebäude, das grds. für den dauernden Aufenthalt von Menschen gebaut wurde, eingebaut, weil es sich um ein Krankenhausbetriebsgebäude handelt. Dazu zählen Maschinen, maschinelle Anlagen und sonstige Vorrichtungen, die zwar Bestandteil des Gebäudes sein können, jedoch nicht der allgemeinen Nutzung des

Gebäudes dienen, sondern dem spezifischen Betriebszweck eines Krankenhauses. Hierzu gehören z. B. Fahrstuhlanlagen für den Krankentransport, die Klima- und Lüftungstechnik für den OP, krankenhausspezifische Wasseraufbereitungsanlagen, Schwesternrufanlagen.

Einrichtung und Ausstattung
Hierunter fallen abnutzbare, bewegliche Anlagegüter mit unterschiedlichen Nutzungsdauern. Nach den Abschreibungsregeln sind zu unterscheiden:

- Anlagegüter mit Anschaffungskosten bis 150,00 EUR (netto)/ab 01.01.2018: 250,00 EUR (netto): sofort Aufwand, nicht zu aktivierendes Anlagevermögen
- 1. Alternative: Anlagegüter über 150,00 EUR bis 1 000,00 EUR/ab 01.01.2018 über 250,00 EUR bis 1000,00 EUR: Einrichtung eines Kontos als Sammelposten, in das alle beweglichen Anlagegüter zwischen 150,00 EUR und 1 000,00 EUR eingebucht werden.
- 2. Alternative: Anlagegüter über 150,00 EUR bis 410,00 EUR/ab 01.01.2018 über 250,00 EUR bis 800,00 EUR: Einrichtung eines GWG (Geringwertiges Wirtschaftsgut)-Kontos, das ggf. nach Nutzungsdauer (0–3 Jahre: Gebrauchsgüter; mehr als 3 Jahre: kurzfristiges Anlagevermögen) zu trennen ist.
- Anlagegüter über der Wertgrenze von 1 000,00 EUR bzw. 410,00 EUR/ab 01.01.2018 über der Wertgrenze von 1 000,00 EUR bzw. 800,00 EUR: Diese sind einzeln in der Anlagenkartei zu erfassen und später planmäßig über die Nutzungsdauer abzuschreiben. Entsprechend der Abgrenzungsverordnung werden die Anlagegüter folgenden Kategorien zugeordnet:
    - Gebrauchsgüter = Nutzungsdauer 0 bis 3 Jahre
    - kurzfristige Anlagegüter = Nutzungsdauer 3 bis 15 Jahre
    - mittelfristige Anlagegüter = Nutzungsdauer 15 bis 30 Jahre
    - langfristige Anlagegüter = Nutzungsdauer 30 bis 50 Jahre

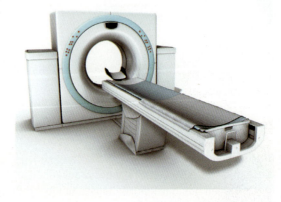

Die Verordnung über die Abgrenzung der im Pflegesatz nicht zu berücksichtigenden Investitionskosten von den pflegesatzfähigen Kosten der Krankenhäuser (Abgrenzungsverordnung – AbgrV) sieht unter dieser Bilanzposition folgende Gegenstände in einem Krankenhaus vor:

Lernfeld 3

Verzeichnis I
Gebrauchsgüter im Sinne von § 2 Nr. 2 sind zum Beispiel

1. Dienst- und Schutzkleidung, Wäsche, Textilien,
2. Glas- und Porzellanartikel,
3. Geschirr,
4. Sonstige Gebrauchsgüter des medizinischen Bedarfs wie
   » Atembeutel
   » Heizdecken und -kissen
   » Hörkissen und -muscheln
   » Magenpumpen
   » Nadelhalter
   » Narkosemasken
   » Operationstisch-Auflagen, -Polster und -Decken
   » Schienen
   » Spezialkatheter und -kanülen
   » Venendruckmesser
   » Wassermatratzen,
5. Sonstige Gebrauchsgüter des Wirtschafts- und Verwaltungsbedarfs wie
   » Bild-, Ton- und Datenträger
   » elektrische Küchenmesser, Dosenöffner und Quirle
   » Warmhaltekannen.

Das gilt nicht, soweit diese Güter nach § 2 Nr. 3 Satz 2 als Verbrauchsgüter gelten.

Verzeichnis II
Anlagegüter im Sinne von § 3 Abs. 2 Satz 1 Nr. 2 sind zum Beispiel

1. Einrichtungs- und Ausstattungsgegenstände wie
   » Fahrzeuge
   » Geräte, Apparate, Maschinen
   » Instrumente
   » Lampen
   » Mobiliar
   » Werkzeug,
2. Sonstige Einrichtungs- und Ausstattungsgegenstände des medizinischen Bedarfs wie
   » Extensionsbügel
   » Gehgestelle
   » Lehrmodelle
   » Röntgenfilm-Kassetten,
3. Sonstige Einrichtungs- und Ausstattungsgegenstände des Wirtschafts- und Verwaltungsbedarfs wie
   » Bildtafeln
   » Bücher
   » Datenverarbeitungsanlagen
   » Fernsprechapparate
   » Kochtöpfe
   » Küchenbleche
   » Lautsprecher
   » Projektionswände.

Das gilt nicht, soweit diese Güter nach § 2 Nr. 3 Satz 2 als Verbrauchsgüter gelten.

Verordnung über die Abgrenzung der im Pflegesatz nicht zu berücksichtigenden Investitionskosten von den pflegesatzfähigen Kosten der Krankenhäuser (Abgrenzungsverordnung – AbgrV); Ausfertigungsdatum 12.12.1985, zuletzt geändert durch Art. 6 des Psych-Entgeltgesetzes vom 21.12.2012.

Anschaffungs- oder Herstellungskosten in EUR (netto)	Gebrauchsgüter	kurzfristige Anlagegüter	mittelfristige Anlagegüter	langfristige Anlagegüter	
Über 410,00 EUR/ab 01.01.2018 800,00 EUR bzw. 1 000,00 EUR					
410,00 EUR/ab 01.01.2018 800,00 EUR bzw. 1 000,00 EUR (Sammelposten)	Geringwertiges Wirtschaftsgut (GWG)				
150,00 EUR/ab 01.01.2018 250,00 EUR		gewillkürte Verbrauchsgüter (geringstwertige Anlagegüter)			
	3 Jahre	15 Jahre	30 Jahre	50 Jahre Nutzungsdauer	

Lernfeld 3

Vorräte
Die als Umlaufvermögen zu aktivierenden Vorräte setzen sich aus den in den Lägern aufbewahrten, noch nicht in den Leistungsprozess einbezogenen Wirtschaftsgütern zusammen. Eine Lagerung von Wirtschaftsgütern ist notwendig, wenn eine mengen- und zeitmäßige Abstimmung zwischen Beschaffung und Verbrauch oder Verwendung für Betriebszwecke nicht sinnvoll erscheint. Sind die Materialien zum kurzfristigen Verbrauch bestimmt – sie lagern dann in der Regel in der Verbrauchsstelle selbst – werden sie nicht im Umlaufvermögen erfasst. Diese Voraussetzung ist gegeben, wenn der jeweilige Lagerbestand nicht wesentlich höher als der Verbrauch in einer Woche ist.

Forderungen
Forderungen sind Geldforderungen aufgrund des Absatzes von Dienstleistungen oder Nutzungen oder der Lieferung von Gütern aus dem Krankenhausbetrieb, z. B. ambulante und stationäre Leistungen.

Eigenkapital
Das Eigenkapital umfasst im Gegensatz zum Fremdkapital solche Mittel, die dem Eigentümer eines Unternehmens gehören und zur Eigenfinanzierung eines Unternehmens und als haftendes Kapital dienen. In einem Krankenhaus wird das Eigenkapital in fünf Hauptposten aufgegliedert.

Darlehen
Hierbei handelt es sich um eine Verbindlichkeit gegenüber einem Kreditinstitut. Es sind Geldschulden, deren Gegenleistung aus Geld besteht und die deshalb auch in Geld zurückzuzahlen sind.

Verbindlichkeiten aus Lieferungen und Leistungen
Hierbei handelt es sich um Verbindlichkeiten, die aus dem Bezug von Verbrauchsgütern, Gebrauchsgütern, Anlagegütern und der Inanspruchnahme von Dienstleistungen entstehen.

> **Merke**
>
> » Die Bilanz ist eine Gegenüberstellung von Vermögen und Kapital in T-Kontenform.
> » Das Vermögen steht auf der linken Seite (Aktivseite) der Bilanz.
> » Das Vermögen wird in Anlage- und Umlaufvermögen gegliedert und nach der Liquidität geordnet, d.h. wie schnell das Vermögen zu Geld gemacht werden kann.
> » Eigenkapital und Fremdkapital stehen auf der rechten Seite (= Passivseite) der Bilanz.
> » Die Schulden werden in langfristige und kurzfristige Schulden eingeteilt und nach der Fälligkeit geordnet, d.h. in Abhängigkeit der Laufzeit der Rückzahlung.
> » Das Eigenkapital (= Reinvermögen) bildet den Ausgleich zwischen Vermögen und Schulden.
> » Die Summen der beiden Bilanzseiten stimmen daher immer überein, Aktiv- und Passiv-Seite der Bilanz halten sich die Waage (ital: bilancia = Waage).
> » Die Bilanz übernimmt aus dem Inventar nur die Gesamtwerte gleichartiger Vermögens- und Kapitalteile.
> » Die Bilanz zeigt Kapitalquellen, Kapitalverwendung und erteilt Auskunft über das Verhältnis einzelner Vermögens- und Schuldenteile zueinander.
> » Die Bilanz ist nach Anlage 1 der Krankenhausbuchführungsverordnung zu gliedern.

Lernfeld 3

AUFGABEN

1. Erinnern Sie sich an die Fragestellung, was die Schlossklinik zur Umsetzung der täglich anfallenden Arbeit braucht (siehe Seite 11, Arbeitsauftrag 3)?
   Ordnen Sie nun die von Ihnen beschriebenen Karten den einzelnen Bilanzpositionen zu.

2. Erstellen Sie die Bilanz des Krankenhauses Rotkreuz aus den vorgegebenen Positionen zum 31.12.20...

Wäschereigebäude	200 000,00 EUR
Küchengebäude	100 000,00 EUR
Verwaltungsgebäude	125 000,00 EUR
Fahrstuhlanlagen für den Krankentransport	80 000,00 EUR
Krankenhausspezifische Wasseraufbereitungsanlage	46 000,00 EUR
Dienst- und Schutzkleidung lt. Liste	3 400,00 EUR
Technische Ausstattung s. Liste	48 000,00 EUR
Glas und Porzellan lt. Liste	13 700,00 EUR
Ausstattung der Krankenhausküche s. Liste	65 000,00 EUR
Lebensmittelvorräte	3 500,00 EUR
Mullbinden im Zentrallager	500,00 EUR
Einwegspritzen im Zentrallager	450,00 EUR
Telefonkasse	850,00 EUR
Forderung gegenüber Privatpatienten	25 000,00 EUR
Forderungen gegenüber der Berufsgenossenschaft	10 000,00 EUR
Guthaben bei der Dresdner Bank	21 000,00 EUR
Darlehen bei der Deutschen Bank, Laufzeit 6 Jahre	500 000,00 EUR
Verbindlichkeiten gegenüber Lebensmittellieferanten	7 600,00 EUR

Bilanz des Rotkreuz-Krankenhauses zum 31.12.20..

Aktiva		Passiva	
Betriebsbauten	①	Eigenkapital	②
Technische Anlagen	③	Darlehen	④
Einrichtungen	⑤	Verbindlichkeiten	⑥
Vorräte	⑦		
Forderungen	⑧		
Bank/Postgiro	⑨		
Kasse	⑩		

Lernfeld 3

3. Erstellen Sie die Bilanz der Schlosspark-Klinik aus den vorgegebenen Positionen zum 31.12.20..

Darlehen bei Stadtsparkasse xy	220 000,00 EUR
Krankenhausgebäude	5 600 000,00 EUR
Großgeräte der Röntgenabteilung	2 220 000,00 EUR
Kassenbestand	2 800,00 EUR
Kücheneinrichtung	270 000,00 EUR
Vorräte an Lebensmitteln	326 000,00 EUR
Forderungen gegenüber Krankenkassen	3 830 000,00 EUR
Kernspintomograph	260 000,00 EUR
Patientenschränke	155 000,00 EUR
Verbindlichkeiten gegenüber Lieferanten	2 410 000,00 EUR
Forderungen gegenüber Privatpatienten	630 000,00 EUR
Bankguthaben	600 200,00 EUR
Krankenbetten	1 350 000,00 EUR
med. Großgeräte Labor	380 000,00 EUR
Postgiroguthaben	318 000,00 EUR
Vorräte an medizinischem Bedarf	420 000,00 EUR
Darlehen bei der Deutschen Bank	3 870 000,00 EUR

Bilanz der Schlosspark-Klinik zum 31.12.20..

Aktiva		Passiva	
Betriebsbauten	①	Eigenkapital	②
Technische Anlagen	③	Darlehen	④
Einrichtungen	⑤	Verbindlichkeiten	⑥
Vorräte	⑦		
Forderungen	⑧		
Bank/Postgiro	⑨		
Kasse	⑩		

4. Die Schlosspark-Klinik hat – nach erfolgter Lieferung – eine Rechnung der Firma „Medico International-Krankenhausbedarf" erhalten.
Ihre Aufgabe ist es, die lt. beiliegender Rechnung neuen Güter danach einzuteilen, ob es sich um Gebrauchs- oder Verbrauchsgüter handelt.
Die Begriffe „Anlagegüter", „Gebrauchsgüter" und „Verbrauchsgüter" werden in § 2 der AbgrV (= Abgrenzungsverordnung) erläutert:
„Gebrauchsgüter" sind demnach die Anlagegüter mit einer durchschnittlichen Nutzungsdauer bis zu drei Jahren (siehe Verzeichnis I der Anlage).
„Verbrauchsgüter" sind die Wirtschaftgüter, die durch ihre bestimmungsgemäße Verwendung aufgezehrt oder unverwendbar werden oder die ausschließlich von einem Patienten genutzt werden und üblicherweise bei ihm verbleiben. Als Verbrauchsgüter gelten auch die wiederbeschafften, abnutzbaren beweglichen Anlagegüter, die einer selbstständigen Nutzung fähig sind und deren Anschaffungs- oder Herstellungskosten für das einzelne Anlagegut ohne Umsatzsteuer 150,00 EUR/ab 01.01.2018 250,00 EUR (gemeinnütziges Krankenhaus) nicht übersteigen.

Lernfeld 3

2 Herzschrittmacher, 100 l Desinfektionsmittel, 5 Leselampen, 2 Wassermatratzen, 30 Warmhaltekannen, 10 Heizdecken, 3 Flachbildschirme für PC, 250 Mullbinden, 10 Krankenbetten, 1 Werkzeugkoffer, 60 Kaffeegedecke, 5 kg Diätpudding, 10 Ärztekittel, 1 500 Einwegspritzen, 2 Gehgestelle, 5 Fl. Novalgin, 5 Fl. Tramal, 50 kg Waschmittel, 30 Kopfkissen, 50 Bettbezüge, 18 Fachbücher, 2 elektrische Küchenmesser, 1 Sonografie-Einheit, 1 Mikroskop, 40 CDs für die Datensicherung

Verbrauchsgut	Gebrauchsgut (ND bis 3 J.)	Anlagegut (ND 3–15 J.)
①	①	①
②	②	②
③	③	③
④	④	④
⑤	⑤	⑤
⑥	⑥	⑥
⑦	⑦	⑦

1.2.2 Wertveränderungen in der Bilanz

SITUATIONSVORGABE

Christian hat das System der Bilanz verstanden. Er grübelt und fragt Herrn Walter: „So eine Bilanz müsste sich doch durch die ganzen Aktivitäten im Krankenhaus ständig ändern. Wie geschieht das denn?"

ARBEITSAUFTRÄGE

1. Der Text gibt Auskunft darüber, wie sich die Bilanz verändert. Ergänzen Sie die Lücken und ändern Sie für jeden Geschäftsvorfall entsprechend die Bilanz.

Geschäftsfälle:

1. **Aktivtausch**
Wir kaufen für das Krankenhaus Medikamente für 5 000,00 EUR und überweisen den Betrag gleich aus dem Bankguthaben.
Bilanzänderung: _____
➜ die Bilanzsumme bleibt ____①____, eine Aktivposition wird ____②____, die andere ____③____.

2. **Passivtausch**
Nach Vereinbarung mit einem Lieferanten wird eine kurzfristige Verbindlichkeit aus Lieferung und Leistung in Höhe von 10 000,00 EUR in eine langfristige Darlehensschuld verwandelt.
Bilanzänderung: _____
➜ die Bilanzsumme bleibt ____④____, eine Passivposition wird ____⑤____, die andere ____⑥____.

Lernfeld 3

3. Aktiv-Passiv-Mehrung
Wir kaufen einen PC auf Ziel im Werte von 4 000,00 EUR. (Ein Zielkauf liegt vor, wenn der Kaufpreis nicht bei Lieferung, sondern erst nach vereinbarter Frist zu bezahlen ist.)
Bilanzänderung: _____
→ die Bilanzsumme ____⑦____, eine Aktivposition wird ____⑧____, eine Passivposition wird ____⑨.

4. Aktiv-Passiv-Minderung
Zum Ausgleich einer Verbindlichkeit aus Lieferung und Leistung bezahlen wir an einen Lebensmittellieferanten 4 000,00 EUR direkt aus der Kasse.
Bilanzänderung: _____
→ die Bilanzsumme ____⑩____, eine Aktivposition wird ____⑪____, eine Passivposition wird ____⑫.

AUFGABEN

1.
   - Erstellen Sie die Eröffnungsbilanz.
   - Geben Sie in der Eröffnungsbilanz sowohl die Höhe des Eigenkapitals als auch die Höhe der Bilanzsumme an.
   - Geben Sie für jeden Geschäftsfall die Veränderungen der Bilanzposten an, und stellen Sie nach jedem Geschäftsfall die Bilanz neu auf.
   - Um welche Art der Bilanzveränderung handelt es sich jeweils?

   Angaben zur Eröffnungsbilanz

Gebäude	490 000,00 EUR
Technische Anlagen	40 000,00 EUR
Einrichtung und Ausstattung	25 000,00 EUR
Vorräte	42 000,00 EUR
Forderungen aus Lieferungen und Leistungen	15 000,00 EUR
Kasse	6 000,00 EUR
Bank	28 000,00 EUR
Darlehen	30 000,00 EUR
Verbindlichkeiten aus Lieferungen und Leistungen	20 000,00 EUR

   Geschäftsfälle

1.	Wir erhalten eine Eingangsrechnung über den Zieleinkauf von Medikamenten.	1 700,00 EUR
2.	Wir überweisen die obige Liefererrechnung über den Kauf von Medikamenten durch Banküberweisung.	1 700,00 EUR
3.	Wir verkaufen einen gebrauchten PC bar für	2 500,00 EUR
4.	Ein Patient begleicht eine Liquidation bar.	4 500,00 EUR
5.	Wir begleichen eine Liefererrechnung durch Banküberweisung.	5 500,00 EUR
6.	Ein Kunde von uns begleicht unsere Rechnung durch Banküberweisung.	3 400,00 EUR
7.	Wir tilgen eine Darlehensschuld durch Banküberweisung.	8 000,00 EUR
8.	Wir verkaufen gebrauchtes Porzellan bar im Wert von	3 500,00 EUR

2. Geben Sie bei folgenden Geschäftsvorfällen an, um welche Art der Bilanzveränderung es sich handelt:
   1. Barabhebung vom Bankkonto für die Geschäftskasse
   2. Kauf von Lebensmittelvorräten auf Ziel
   3. Verkauf eines gebrauchten Stationscomputers aus dem Betriebsvermögen gegen Barzahlung an eine Krankenschwester
   4. Fällige Lieferschulden werden in eine Hypothekenschuld umgewandelt.
   5. Überweisung einer Tilgungsrate an einen Hypothekengläubiger
   6. Kauf eines Computers für die Krankenhausverwaltung mit Bankscheck
   7. Aufnahme eines Darlehens und Gutschrift auf dem Bankkonto
   8. Ein Privatpatient überweist einen Rechnungsbetrag auf das Bankkonto.
   9. Bezahlung einer Liefererrechnung durch Banküberweisung

1.2.3 Auflösen der Bilanz in Bestandskonten

SITUATIONSVORGABE

Christian fragt Herrn Walter stöhnend: „Heißt das, dass Sie und Ihre Mitarbeiter Tag für Tag Hunderte von Bilanzen erstellen?" Herr Walter schmunzelt: „Ja, eigentlich müsste man nach jedem Geschäftsfall die Bilanz neu schreiben – in der Realität mit täglich Hunderten oder (bei größeren Unternehmen) gar Tausenden von Geschäftsfällen ein Unding. Schließlich verändern sich durch jeden Geschäftsfall immer nur zwei Posten innerhalb der Bilanz. Letztlich würde eine solche Buchführung neben einem enormen Zeitaufwand auch eine schlechte Übersicht bedeuten.

Man möchte eine bessere Übersicht über Art, Ursache und Höhe der Veränderungen einzelner Bilanzposten für die einzelnen Stellen innerhalb eines Betriebes haben. Aus diesem Grund gliedert man die Bilanz in Konten auf. Prinzipiell wird für jeden Bilanzposten ein Konto eingerichtet."

MATERIALIEN

Entsprechend den beiden Seiten der Bilanz – nämlich Aktiv- und Passivseite – errichtet man **Aktiv**- bzw. **Passiv**konten.
Die beiden Seiten eines Kontos tragen jeweils die Bezeichnung **„Soll"** (linke Seite) und **„Haben"** (rechte Seite). Die Bezeichnungen **„Aktiva"** und **„Passiva"** sind nur der Bilanz vorbehalten. Da die Konten verselbstständigte Abrechnungen der einzelnen Bilanzpositionen sind, bucht man auf den Konten die Anfangsbestände auf der gleichen Seite wie in der Bilanz.

Achtung:
„Soll" bzw. „Haben" haben nichts mit dem negativen bzw. positiven Beigeschmack zu tun, wie man es z. B. mit dem eigenen Kontoauszug verbindet. Nennen Sie für sich die Seiten z. B. x und y.

Das Eröffnungsbilanzkonto
Zuerst wird die Eröffnungsbilanz in Aktiv- und Passivkonten aufgelöst und der Anfangsbestand jedes Kontos vorgetragen.

Lernfeld 3

Eröffnungsbilanz

Aktiva		Passiva	
EuA	6 000,00 EUR	Eigenkapital	15 000,00 EUR
Vorräte	12 500,00 EUR	Darlehensschulden	2 000,00 EUR
Kasse	2 500,00 EUR	Verbindlichkeiten a. L. L.	4 000,00 EUR
	21 000,00 EUR		21 000,00 EUR

Da in der doppelten Buchführung grundsätzlich stets einer Sollbuchung in gleicher Höhe eine Habenbuchung gegenübersteht, ist für die Buchung der Anfangsbestände auf den Aktiv- und Passivkonten ein Hilfskonto nötig. Dieses **Eröffnungsbilanzkonto (EBK)** nimmt die Gegenbuchungen für die aktiven und passiven Bestandskonten auf.

Die Eröffnungsbuchungssätze für die aktiven und passiven Bestandskonten lauten:
- Aktivkonten an Eröffnungsbilanzkonto (EBK)
- Eröffnungsbilanzkonto an (EBK) an Passivkonten

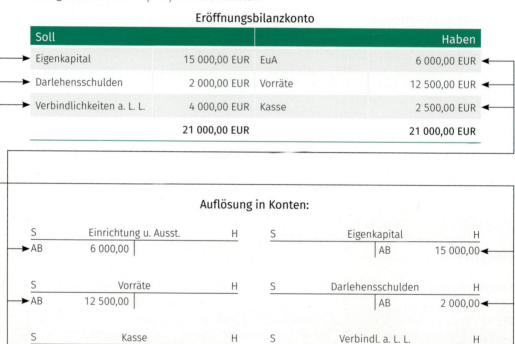

1.2.4 Buchen von Geschäftsfällen

Am Anfang eines jeden Jahres wird die Bilanz des Vorjahres (= Eröffnungsbilanz des laufenden Jahres) in aktive und passive Bestandskonten aufgelöst. Auf jedem Konto wird der Anfangsbestand aus der Bilanz eingetragen. Alle in diesem Jahr anfallenden Geschäftsfälle werden dann auch auf den Konten gebucht. Jeder Geschäftsfall ruft auch hier Veränderungen auf zwei Konten hervor.

Lernfeld 3

> **Merke**
>
> » **Zugänge** (= Mehrungen) erhöhen den vorhandenen Bestand; sie müssen auf der Seite des Kontos gebucht werden, auf der sich der Anfangsbestand befindet.
>
> » **Abgänge** (= Minderungen) vermindern den vorhandenen Bestand; sie müssen auf der Seite des Kontos gebucht werden, auf der nicht der Anfangsbestand eingetragen ist.

Vor jeder Buchung sind folgende Überlegungen anzustellen:
1. Welche Konten werden durch den Geschäftsfall berührt?
2. Um welche Konten handelt es sich (Aktiv- oder Passivkonten)?
3. Wie wirkt sich der Geschäftsfall auf den Bestand der Konten aus, d. h., kommt es zu einer Mehrung oder einer Minderung?
4. Auf welcher Kontenseite wird demnach gebucht?

> **Beispiel**
>
> Ein **Patient** zahlt per **Banküberweisung** 2 000,00 EUR. Als Zahlungsziel wurde ihm eine 4-wöchige Frist eingeräumt.
>
> **Betrachtung der Forderung, die gegenüber dem Kunden besteht**
>
> 1. Welches Konto wird durch den Geschäftsfall berührt?
>
>   Forderungen a. L. L.
>
> 2. Um welche Art von Konto handelt es sich (Aktiv-/Passivkonto)?
>
>   Aktivkonto
>
> 3. Wie wirkt sich der Geschäftsfall auf den Bestand des Kontos aus, d. h., kommt es zu einer Mehrung oder einer Minderung?
>
>   Konto nimmt ab (= Minderung)
>
> 4. Auf welcher Kontenseite wird demnach gebucht?
>
>   Habenseite
>
> **Der Patient hat die Forderung per Banküberweisung ausgeglichen.**
>
> 1. Welches Konto wird durch den Geschäftsfall berührt?
>
>   Bank
>
> 2. Um welche Art von Konto handelt es sich (Aktiv-/Passivkonto)?
>
>   Aktivkonto
>
> 3. Wie wirkt sich der Geschäftsfall auf den Bestand des Kontos aus, d. h., kommt es zu einer Mehrung oder einer Minderung?
>
>   Konto nimmt zu (= Mehrung)
>
> 4. Auf welcher Kontenseite wird demnach gebucht?
>
>   Sollseite

Lernfeld 3

Der einfache Buchungssatz

1. Einkauf eines Bürostuhls, bar – 500,00 EUR
Der Bestand an EuA **vermehrt** sich um 500,00 EUR   (= Aktivkonto)
Der Kassenbestand **vermindert** sich um 500,00 EUR   (= Aktivkonto)

Für den Kauf dieses Bürostuhls gibt es eine Rechnung oder, wie hier beim Barkauf, eine Quittung oder einen aussagefähigen Kassenzettel, d. h. einen **Beleg**. Dieser dient als Grundlage für die Buchung. Jeder Beleg wird vor dem Buchen **vorkontiert,** d. h., dass der Buchhalter auf den Belegen Anweisungen (meist mithilfe eines sog. Buchungsstempels) erteilt, wie die Geschäftsfälle zu buchen sind. Für diese Anweisungen hat sich der Begriff des **„Buchungssatzes"** entwickelt.
Der Buchungssatz gibt die Konten an, auf denen gebucht werden muss. Zuerst wird immer das Konto angegeben, bei dem im Soll gebucht werden muss, dann folgt das Konto, bei dem im Haben zu buchen ist.
Im Buchungssatz werden diese beiden Konten „angerufen"; beide Kontonennungen werden durch das Wort „an" miteinander verbunden. Man sagt demnach:

Buchung:	EuA	Soll	500,00 EUR
	an Kasse	Haben	500,00 EUR
	= Aktivtausch		

2. Umwandlung einer kurzfristigen Verbindlichkeit in eine Darlehensschuld – 1 000,00 EUR
Die Verbindlichkeiten a. L. L. **vermindern** sich um 1 000,00 EUR (= Passivkonto)
Die Darlehensschulden **vermehren** sich um 1 000,00 EUR   (= Passivkonto)

Buchung:	Verbindl. a. L. L.	Soll	1 000,00 EUR
	an Darlehensschulden	Haben	1 000,00 EUR
	= Passivtausch		

3. Kauf eines 2. Bürostuhls auf Ziel – 800,00 EUR
Der Bestand an EuA **vermehrt** sich um 800,00 EUR   (= Aktivkonto)
Die Verbindlichkeiten a. L. L. **vermehren** sich um 800,00 EUR   (= Passivkonto)

Buchung:	EuA	Soll	800,00 EUR
	an Verbindl. a. L. L.	Haben	800,00 EUR
	= Aktiv-Passiv-Mehrung		

4. Ausgleich einer Liefererrechnung bar – 700,00 EUR
Die Verbindlichkeiten a. L. L. **vermindern** sich um 700,00 EUR   (= Passivkonto)
Der Kassenbestand **vermindert** sich um 700,00 EUR   (= Aktivkonto)

Buchung:	Verbindl. a. L. L.	Soll	700,00 EUR
	an Kasse	Haben	700,00 EUR
	= Aktiv-Passiv-Minderung		

Der zusammengesetzte Buchungssatz
Beim einfachen Buchungssatz ruft der zugrunde liegende Geschäftsfall auf zwei Konten Wertveränderungen vor. Durch bestimmte Geschäftsfälle können aber auch mehr als zwei Konten berührt werden:

Lernfeld 3

Beispiel		
Ausgleich einer Liefererrechnung über	1 500,00 EUR	
per Banküberweisung	1 100,00 EUR	
der Rest wird bar beglichen	400,00 EUR	
Buchung:		
Verbindlichkeiten a. L. L.	1 500,00 EUR	
an Bank		1 100,00 EUR
an Kasse		400,00 EUR

Laufende Buchungen
Die Geschäftsfälle werden aufgrund der vorhandenen Belege (z. B. Bankauszüge, Ein- und Ausgangsrechnungen) in den entsprechenden Aktiv- bzw. Passivkonten gebucht.

Merke
WICHTIG: Bei laufenden Buchungen muss das jeweilige Gegenkonto angegeben werden.

Durch die laufenden Buchungen kommt es zu Bestandsveränderungen auf den jeweils betroffenen Konten. Die Buchungen dieser Bestandsveränderungen richten sich nach der Kontenseite, auf welcher der Anfangsbestand steht.

S	Aktiv- oder Vermögenskonten	H	S	Passiv- oder Schuldenkonten	H
Anfangsbestand	Minderungen		Minderungen	Anfangsbestand	
Mehrungen				Mehrungen	

Eröffnungsbilanz

Aktiva			Passiva
EuA	6 000,00 EUR	Eigenkapital	15 000,00 EUR
Vorräte	12 500,00 EUR	Darlehensschulden	2 000,00 EUR
Kasse	2 500,00 EUR	Verbindlichkeiten a. L. L.	4 000,00 EUR
	21 000,00 EUR		21 000,00 EUR

S	Einrichtung und Ausstattung	H	S	Eigenkapital	H
AB	6 000,00			AB	15 000,00
1 Kasse	500,00				
3 Verb. a. L. L.	800,00				

Lernfeld 3

S	Vorräte	H		S	Darlehensschulden	H
AB	12 500,00				AB	15 000,00
					2 Verb. a. L. L.	1 000,00

S	Kasse	H		S	Verbindl. a. L. L.	H
AB	2 500,00	AB 500,00		2 Darl. 1 000,00	AB	4 000,00
		4 Verb. a. L. L. 700,00		4 Kasse 700,00	3 EuA	800,00

ARBEITSAUFTRÄGE

1. Ergänzen Sie die nachfolgende Tabelle. (Nennen Sie zuerst das Konto mit der Soll- und dann das Konto mit der Habenbuchung.)
2. Übertragen Sie die Auswirkungen auf die entsprechenden Konten. (Die Schlussbilanz ist erst mit dem Arbeitsauftrag auf Seite 31 zu erstellen.)

Lfd. Nr.	Geschäftsvorfälle	I. Welche Konten werden berührt?	II. Um welche Kontenart handelt es sich?	III. Wie verändern sich die Kontenbestände?	IV. Auf welcher Seite ist zu buchen (Angabe des Betrages)?	
					Soll	Haben
1	Wir kaufen Vorräte auf Ziel 340,00 EUR	①	②	③	④	⑤
2	Wir bezahlen eine Liefererrechnung mit Bankscheck 1 210,00 EUR	⑥	⑦	⑧	⑨	⑩
3	Wir kaufen Lebensmittel auf Ziel 980,00 EUR	⑪	⑫	⑬	⑭	⑮
4	Wir tilgen einen Teil eines Bankdarlehens durch Banküberweisung 600,00 EUR	⑯	⑰	⑱	⑲	⑳
5	Ein Patient zahlt einen noch ausstehenden Rechnungsbetrag bar 55,00 EUR	㉑	㉒	㉓	㉔	㉕
6	Kauf eines PC auf Ziel 3 980,00 EUR	㉖	㉗	㉘	㉙	㉚
7	Zielkauf von Medikamentenvorräten 1 720,00 EUR.	㉛	㉜	㉝	㉞	㉟

S	Bank	H		S	Eigenkapital	H
AB	5 000,00				AB	27 000,00

S	Kasse	H		S	Darlehen	H
AB	5 000,00				AB	5 000,00

S	Einrichtung und Ausstattung	H		S	Verbindlichkeiten	H
AB	15 000,00				AB	10 000,00

S	Vorräte	H		S	Schlussbilanz	H
AB	2 000,00					

S	Forderungen	H
AB	15 000,00	

1.2.5 Abschluss der Bestandskonten

Nach dem Buchen der Geschäftsfälle werden am Jahresende alle Konten abgeschlossen, indem man den Schlussbestand (= Saldo) errechnet und jeweils auf der schwächeren Seite einsetzt. Die errechneten Schlussbestände müssen mit den am Jahresende durch die Inventur ermittelten Beständen übereinstimmen.

Am Ende des Geschäftsjahres möchte der Kaufmann wissen:
1. Wie groß ist der Bestand auf den einzelnen Konten?
2. Wie groß ist sein gesamtes Vermögen (= Anlage- + Umlaufvermögen) bzw. Kapital (= Eigen- und Fremdkapital)?
3. Wodurch wurden die Veränderungen gegenüber der Eröffnungsbilanz hervorgerufen?

Dazu werden nach Abschluss aller Geschäftsfälle die Salden (= Schlussbestände) der einzelnen Bestandskonten ermittelt und wieder in einer Bilanz zusammengefasst. Auf den Konten stehen die Schlussbestände (= SB) zum Ausgleich auf der wertmäßig kleineren Seite.

Formel

Die Schlussbestände (= SB) werden folgendermaßen errechnet:

```
    Anfangsbestand
+   Mehrungen
−   Minderungen
=   Schlussbestand (= Saldo)
```

Dabei stehen
- die Schlussbestände der **Aktivkonten** im **Haben**,
- die Schlussbestände der **Passivkonten** im **Soll**.

Lernfeld 3

Die Schlussbilanz wird aufgestellt, indem die Schlussbestände der Aktivkonten auf die Aktivseite der Schlussbilanz und die der Passivkonten auf die Passivseite der Schlussbilanz übertragen werden. Dabei dient das **Schlussbilanzkonto** dem buchhalterischen Abschluss der Konten. Sind die kontenmäßigen **Schlussbestände** mit den Inventurwerten abgeglichen, kann die **Schlussbilanz** erstellt werden.

Eröffnungsbilanz

Aktiva			Passiva
EuA	6 000,00 EUR	Eigenkapital	15 000,00 EUR
Vorräte	12 500,00 EUR	Darlehensschulden	2 000,00 EUR
Kasse	2 500,00 EUR	Verbindlichkeiten a. L. L.	4 000,00 EUR
	21 000,00 EUR		21 000,00 EUR

S	Einrichtung u. Ausst.		H		S	Eigenkapital		H
AB	6 000,00	SB	7 300,00		SB	15 000,00	AB	15 000,00
1 Kasse	500,00							
3 Verb. a. L. L.	800,00							
	7 300,00		7 300,00			15 000,00		15 000,00

S	Vorräte		H		S	Darlehensschulden		H
AB	12 500,00	SB	12 500,00		SB	3 000,00	AB	2 000,00
							2 Verb. a. L. L.	1 000,00
	12 500,00		12 500,00			3 000,00		3 000,00

S	Kasse		H		S	Verbindlichkeiten a. L. L.		H
AB	2 500,00	1 EuA	500,00		2 Darl.	1 000,00	AB	4 000,00
		4 Verb. a. L. L.	700,00		4 Kasse	700,00	3 EuA	800,00
		SB	1 300,00		SB	3 100,00		
	2 500,00		2 500,00			4 800,00		4 800,00

Schlussbilanzkonto

 (Nach Abgleich mit den Inventurwerten)

Schlussbilanz

Aktiva			Passiva
EuA	7 300,00 EUR	Eigenkapital	15 000,00 EUR
Vorräte	12 500,00 EUR	Darlehensschulden	3 000,00 EUR
Kasse	1 300,00 EUR	Verbindlichkeiten a. L. L.	3 100,00 EUR
	21 100,00 EUR		21 100,00 EUR

Lernfeld 3

ARBEITSAUFTRÄGE

1. Schließen Sie die Konten aus Arbeitsauftrag 2 (siehe Seite 28) ab und erstellen Sie die Schlussbilanz.

> **Merke**
>
> » Die **Aktivkonten** werden durch Auflösung der Aktiv- oder Vermögensseite der Bilanz gebildet. Bei ihnen wird der Anfangsbestand auf der Sollseite gebucht, weil er in der Bilanz auch auf der linken Seite steht.
>
> » Die **Passivkonten** werden durch Auflösung der Passiv- oder Kapitalseite der Bilanz gebildet. Bei ihnen wird der Anfangsbestand auf der Habenseite gebucht, weil er in der Bilanz auch auf der rechten Seite steht.
>
> » Bei **Aktivkonten** werden Mehrungen auf der Sollseite (= linke Seite) gebucht, Minderungen auf der Habenseite (= rechte Seite) gebucht.
>
> » Bei **Passivkonten** werden Mehrungen auf der Habenseite (= rechte Seite) gebucht, Minderungen auf der Sollseite (= linke Seite) gebucht.
>
> » Jeder Geschäftsfall ruft Veränderungen auf zwei Konten hervor. Bei dem einen Konto wird im **Soll**, bei dem anderen im **Haben** gebucht.
>
> » Mehrungen stehen immer unter dem Anfangsbestand, **Minderungen** stets auf der Gegenseite.
>
> » Der Buchungsvermerk ist der Beweis, dass die Buchung ausgeführt worden ist.
>
> » Dieser Vermerk schließt Doppelbuchungen aus und zeigt zugleich an, wo der Beleg gebucht wurde.
>
> » Der Buchungsvermerk ruft die Konten an, die durch einen Geschäftsfall berührt werden.
>
> » Zuerst werden die Konten angerufen, auf denen im Soll, dann die Konten, auf denen im Haben gebucht wird.
>
> » Der Schlussbestand wird immer auf der wertmäßig kleineren Seite des Kontos eingetragen. Dadurch weisen die beiden Seiten jedes Kontos am Ende des Rechnungszeitraumes die gleiche Summe aus (= Waage, ähnlich der Bilanz).
>
> » Die Summen der Aktiv- und Passivseite der Schlussbilanz müssen gleich sein, da bei jedem Geschäftsfall der gleiche Betrag im Soll und im Haben gebucht wurde.
>
> » Lösungsweg von der Eröffnungs- zur Schlussbilanz:
>   - Aufstellen der Eröffnungsbilanz
>   - Auflösen der Eröffnungsbilanz in Konten
>   - Vortragen der Anfangsbestände auf die Konten
>   - Buchen der Geschäftsfälle
>   - Abschließen der Konten
>   - Aufstellen der Schlussbilanz (nach Abgleich mit den Inventurwerten)

Lernfeld 3

AUFGABEN

1. a. Bilden Sie die Buchungssätze für die Geschäftsfälle.
   b. Stellen Sie die Eröffnungsbilanz auf.
   c. Richten Sie die erforderlichen Konten ein.
   d. Buchen Sie die Geschäftsvorfälle auf den Konten.
   e. Schließen Sie die Konten ab.
   f. Stellen Sie das Schlussbilanzkonto auf.
   g. Bilden Sie die Buchungssätze für die Eröffnung und den Abschluss der Konten.

Anfangsbestände	EUR
Einrichtung und Ausstattung	10 000,00
Vorräte	15 000,00
Forderungen a. L. L.	3 000,00
Bankguthaben	2 500,00
Kasse	1 000,00
Eigenkapital	?
Darlehensschulden	4 000,00
Verbindlichkeiten a. L. L.	3 500,00

Geschäftsfälle

1.	Ein Kunde begleicht eine Liquidation durch Banküberweisung.	540,00
2.	Kauf einer Schreibmaschine bar	680,00
3.	Einkauf von Desinfektionsmitteln auf Ziel	900,00
4.	Ausgleich einer Liefererrechnung durch Banküberweisung	775,00
5.	Ein Patient zahlt bar.	630,00
6.	Das Krankenhaus tilgt ein Darlehen durch Banküberweisung.	500,00

2. a. Bilden Sie die Buchungssätze für die Geschäftsfälle.
   b. Stellen Sie die Eröffnungsbilanz auf.
   c. Richten Sie die erforderlichen Konten ein.
   d. Buchen Sie die Geschäftsvorfälle auf den Konten.
   e. Schließen Sie die Konten ab.
   f. Stellen Sie das Schlussbilanzkonto auf.
   g. Bilden Sie die Buchungssätze für die Eröffnung und den Abschluss der Konten.

Anfangsbestände	EUR
Einrichtung und Ausstattung	28 000,00
Vorräte	67 000,00
Forderungen a. L. L.	26 000,00
Postbank	19 000,00
Kasse	5 400,00
Eigenkapital	?
Darlehensschulden	20 000,00
Verbindlichkeiten a. L. L.	29 000,00

Geschäftsfälle	
1. Kauf von Lebensmittelvorräten auf Ziel	2 000,00
2. Postüberweisung an einen Lieferer	3 200,00
3. Banküberweisung eines Patienten	2 200,00
4. Barverkauf eines gebrauchten PC von der Neurologie	800,00
5. Kauf von Gemüsekonserven gegen Bankscheck	1 500,00
6. Postüberweisung einer Darlehensrate	1 000,00
7. Postüberweisung der Liquidation eines Patienten	1 800,00
8. Einzahlung aus der Tageskasse auf das Bankkonto	2 000,00

1.2.6 Grundsätze ordnungsgemäßer Buchführung (GoB)

ARBEITSAUFTRAG

1. Ergänzen Sie im nachfolgenden Text die Lücken. Nehmen Sie dazu die Auszüge aus dem Handelsgesetzbuch zu Hilfe.

Jeder Kaufmann ist ____①____, Bücher zu führen. Alle Geschäftsvorfälle müssen in ihrer ____②____ und ____③____ nachvollziehbar sein. Deshalb müssen alle Belege ____④____ werden.

§ 239 (1) _____⑤_____
Der Kaufmann muss sich einer ____⑥____ Sprache bedienen. Die Verwendung von ____⑦____, ____⑧____, Buchstaben oder ____⑨____ ist erlaubt, wenn deren ____⑩____ eindeutig festgelegt ist.

§ 239 (2) Buchführung soll sein:
➡ ____⑪____, d. h. ohne Lücken.
➡ Wahr, d. h. den Beleginhalten entsprechend ____⑫____.
➡ ____⑬____, d. h., Kasseneinnahmen sollen täglich, andere Geschäfte bis zum Ablauf des folgenden Monats erfasst sein.
➡ Klar, d. h., die Belege sollen fortlaufend ____⑭____ sein.

§ 239 (3) Kein Vertuschen
Berichtigungen sind so durchzuführen, dass der ____⑮____ stets nachvollziehbar ist.

§ 257 ____⑯____ pflicht und Aufbewahrungs ____⑰____
➡ Handelsbücher, Inventare, Bilanzen, Buchungsbelege etc. sind ____⑱____ Jahre aufzubewahren
➡ Handelsbriefe (empfangene und abgesandte) sind ____⑲____ Jahre aufzubewahren.

MATERIALIEN

- **§ 238 HGB Buchführungspflicht**
  siehe Lernfeld 3, Kapitel 1.2.1

- **§ 239 HGB Führung der Handelsbücher**
  (1) Bei der Führung der Handelsbücher und bei den sonst erforderlichen Aufzeichnungen hat sich der Kaufmann einer lebenden Sprache zu bedienen. Werden Abkürzungen, Ziffern, Buchstaben oder Symbole verwendet, muss im Einzelfall deren Bedeutung eindeutig festliegen.
  (2) Die Eintragungen in Büchern und die sonst erforderlichen Aufzeichnungen müssen vollständig, richtig, zeitgerecht und geordnet vorgenommen werden.
  (3) Eine Eintragung oder eine Aufzeichnung darf nicht in einer Weise verändert werden, dass der ursprüngliche Inhalt nicht mehr feststellbar ist. Auch solche Veränderungen dürfen nicht vorgenommen werden, deren Beschaffenheit es ungewiss lässt, ob sie ursprünglich oder erst später gemacht worden sind.
  (4) Die Handelsbücher und die sonst erforderlichen Aufzeichnungen können auch in der geordneten Ablage von Belegen bestehen oder auf Datenträgern geführt werden, soweit diese Formen der Buchführung einschließlich des dabei angewandten Verfahrens den Grundsätzen ordnungsmäßiger Buchführung entsprechen. Bei der Führung der Handelsbücher und der sonst erforderlichen Aufzeichnungen auf Datenträgern muss insbesondere sichergestellt sein, dass die Daten während der Dauer der Aufbewahrungsfrist verfügbar sind und jederzeit innerhalb angemessener Frist lesbar gemacht werden können. Absätze 1 bis 3 gelten sinngemäß.

- **§ 257 HGB Aufbewahrung von Unterlagen. Aufbewahrungsfristen**
  (1) Jeder Kaufmann ist verpflichtet, die folgenden Unterlagen geordnet aufzubewahren:
    1. Handelsbücher, Inventare, Eröffnungsbilanzen, Jahresabschlüsse, Einzelabschlüsse nach § 325 Abs. 2a, Lageberichte, Konzernabschlüsse, Konzernlageberichte sowie die zu ihrem Verständnis erforderlichen Arbeitsanweisungen und sonstigen Organisationsunterlagen,
    2. die empfangenen Handelsbriefe,
    3. Wiedergaben der abgesandten Handelsbriefe,
    4. Belege für Buchungen in den von ihm nach § 238 Abs. 1 zu führenden Büchern (Buchungsbelege).
  (2) Handelsbriefe sind nur Schriftstücke, die ein Handelsgeschäft betreffen.
  (3) Mit Ausnahme der Eröffnungsbilanzen und Abschlüsse können die in Absatz 1 aufgeführten Unterlagen auch als Wiedergabe auf einem Bildträger oder auf anderen Datenträgern aufbewahrt werden, wenn dies den Grundsätzen ordnungsmäßiger Buchführung entspricht und sichergestellt ist, dass die Wiedergabe oder die Daten
    1. mit den empfangenen Handelsbriefen und den Buchungsbelegen bildlich und mit den anderen Unterlagen inhaltlich übereinstimmen, wenn sie lesbar gemacht werden,
    2. während der Dauer der Aufbewahrungsfrist verfügbar sind und jederzeit innerhalb angemessener Frist lesbar gemacht werden können.
  Sind Unterlagen aufgrund des § 239 Abs. 4 Satz 1 auf Datenträger hergestellt worden, können statt des Datenträgers die Daten auch ausgedruckt aufbewahrt werden.
  (4) Die in Absatz 1 Nr. 1 und 4 aufgeführten Unterlagen sind zehn Jahre, die sonstigen in Absatz 1 aufgeführten Unterlagen sechs Jahre aufzubewahren.

Lernfeld 3

(5) Die Aufbewahrungsfrist beginnt mit dem Schluss des Kalenderjahrs, in dem die letzte Eintragung in das Handelsbuch gemacht, das Inventar aufgestellt, die Eröffnungsbilanz oder der Jahresabschluss festgestellt, der Einzelabschluss nach § 325 Abs. 2a oder der Konzernabschluss aufgestellt, der Handelsbrief empfangen oder abgesandt worden oder der Buchungsbeleg entstanden ist.

1.2.7 Die Buchführungsbücher (Grund- und Hauptbuch, Nebenbücher)

SITUATIONSVORGABE

Konto	Soll	Haben
Einrichtung + Ausst.	500,00 EUR	
Kasse		500,00 EUR
Gebucht: 26.01.20xx JI/8 Ta		

Christian soll in den folgenden Tagen die Belege in der Finanzbuchhaltung vorkontieren. Herr Walter erklärt Christian daher anhand eines ausgefüllten Buchungsstempels auf einer Quittung die Systematik der Vorkontierung.

MATERIALIEN

Jeder Beleg erhält einen sogenannten Buchungsstempel. Auf diesem sind vermerkt:

- die angesprochenen Konten im Soll und im Haben „E+A im Soll und Kasse im Haben",
- die Beträge „500,00 EUR",
- der Buchungsvermerk (d. h., der Buchende gibt an, wann er gebucht hat „26.01.20xx", auf welcher Seite des Grundbuches die Buchung eingetragen wurde „Journal Januar Seite 8", außerdem sein Namenszeichen „Sachbearbeiter Taler").

Nachdem die Belege mithilfe des Buchungsstempels „vorkontiert" wurden, kann gebucht werden.

Nach der Ordnung der Buchungen sind Grundbuch und Hauptbuch zu unterscheiden.
Die Bezeichnung „Buch" bzw. „Bücher" ist seit Jahrzehnten nicht mehr wörtlich als gebundenes „Papier"-Buch zu verstehen. Grundsätzlich können Buchungen in entsprechenden EDV-Programmen vorgenommen werden. Das Führen von „Papierbüchern" ist entbehrlich.
Alle Geschäftsfälle müssen erfasst werden und mindestens im Grundbuch und im Hauptbuch eingetragen werden.
Ausgangspunkt dafür sind z. B. Rechnungen, Überweisungen, Kontoauszüge, Eigenbelege.

Grundbuch
Das Grundbuch wird auch Journal, Memorial oder Prima nota genannt.
Hier werden die Buchungssätze in chronologischer (= zeitlicher) Reihenfolge festgehalten.
Die Darstellung des Grundbuches ist nicht einheitlich geregelt, da Grundbücher nach Inhaltsbereichen oder Abteilungen gegliedert und somit arbeitsteilig eingesetzt werden (z. B. Kassenbuch, Eingangsrechnungen, Ausgangsrechnungen, Bank- und Postbankauszüge). Dementsprechend gibt es im Fachhandel die unterschiedlichsten Ausführungen von Buchungsjournalen, wie sie allgemein auch genannt werden.

Lernfeld 3

Für jeden Geschäftsfall muss aus dem Grundbuch ablesbar sein:
- Belegvermerk (Belegart und Nummer)
- Datum
- ggf.: Buchungstext (Kurzbeschreibung des Geschäftsfalles)
- Buchungssatz (Kontierung)
- Betrag

Da in diesem Buch alle Geschäftsfälle fortlaufend und lückenlos gebucht werden, bildet es die Grundlage für alle Prüfungen durch Behörden. Gleichzeitig liefert das Grundbuch alle Unterlagen für die Buchung der Geschäftsfälle auf den Konten.

Im Grundbuch werden eingetragen:
1. Eröffnungsbuchungen
2. Laufende Buchungen
3. Vorbereitende Abschlussbuchungen
   - Buchungen der Abschreibung
   - Abschluss der Unterkonten
   - Verrechnung von Vor- bzw. Umsatzsteuer
4. Abschlussbuchungen
   - Abschluss der Erfolgskonten
   - Abschluss des GuV-Kontos
   - Abschluss der Bestandskonten über das SBK

Darstellung unseres Grundbuches von Januar, Auszug Seite 8

Nr.	Datum	Beleg	Buchungstext	Soll	EUR	Haben	EUR
1	26.01.20xx	Quittung	Barzahlung an Braun OHG	Einrichtung + Ausstattung	500,00 EUR	Kasse	500,00 EUR
2	26.01.20xx	BA[1]	Umwandlung einer kurzfristigen in eine langfr. Verbindl. bei Sanicare	Verb. a. L. L.	1 000,00 EUR	Darlehensschulden	1 000,00 EUR
3	26.01.20xx	ER[2]	Kauf von Schreibtischen bei Pohl	Einrichtung + Ausstattung	800,00 EUR	Verb. a. L. L.	800,00 EUR
4	27.01.20xx	Quittung	Barzahlung einer ausstehenden Lieferantenschuld bei Grünkern	Verb. a. L. L.	700,00 EUR	Kasse	700,00 EUR

[1] Bankauszug
[2] Eingangsrechnung

Hauptbuch

Diese chronologische Buchung im Grundbuch vermittelt dem Krankenhaus aber keinen Überblick über die Veränderung der einzelnen Bilanzposten, d. h. der Vermögens- und Kapitalposten.
Daher werden alle Geschäftsfälle – neben der Buchung im Grundbuch – auch noch auf einzelnen Konten (= Sachkonten) gebucht. Die Konten befinden sich im Hauptbuch.
Dabei lässt die Eintragung des Gegenkontos auf den zugrunde liegenden Geschäftsfall schließen und damit auf die Ursache der Änderung.

Eingetragen werden hier (ähnlich wie im Grundbuch, nur in anderer Ordnung): Datum, Belegvermerk, Buchungstext, Gegenkonto, Betrag im Soll bzw. im Haben.
Bezeichnet werden die Konten nach dem jeweiligen Kontenplan (zu finden in der Anlage IV der Krankenhausbuchführungsverordnung), wobei jedes Konto nach einem bestimmten Schema mit einer Zahl bezeichnet wird.

Beispiel

Auf dem Konto „Einrichtung und Ausstattung" geht durch die Angabe des Gegenkontos „Kasse" hervor, dass ein Gegenstand im Bereich der Einrichtung gekauft wurde und bar bezahlt wurde.

Das Konto „Kasse" zeigt durch die Gegenbuchung „Einrichtung und Ausstattung" an, dass der Barkauf für einen Gegenstand getätigt wurde, der im Bereich „Einrichtung und Ausstattung" wiederzufinden ist.

Die Angabe der Belegnummer sowie des Datums vor der Gegenbuchung ermöglicht ein schnelles Auffinden des Beleges, der der Buchung zugrunde gelegen hat.

Aktive Bestandskonten				Passive Bestandskonten			
S	Einrichtung u. Ausst.		H	S	Eigenkapital		H
AB	6 000,00					AB	15 000,00
1 Kasse	500,00						
3 Verb. a. L. L.	800,00						
S	Vorräte		H	S	Darlehensschulden		H
AB	12 500,00					AB	2 000,00
						2 Verb. a. L. L.	1 000,00
S	Kasse		H	S	Verb. a. L. L.		H
AB	2 500,00	1 Einr. + A	500,00	2 Darl.	1 000,00	AB	4 000,00
		4 Verb. a. L. L.	700,00	4 Kasse	700,00	3 Einr. + A.	800,00

Nebenbücher

Zur Entlastung des Hauptbuches und zur besseren Information über wichtige Einzelheiten können Nebenbücher geführt werden. Diese Nebenbücher ergänzen die Informationen aus Grund- und Hauptbuch.

Folgende Nebenbücher sind möglich:
1. Kundenbuch: Kontokorrentbuch (conto corrente, ital: = laufende Rechnung)
2. Lieferantenbuch
3. Kassenbuch
4. Lagerbuch (= Lagerkartei)
5. Anlagenbuch (= Anlagenkartei)
6. Lohn- und Gehaltsbuchhaltung

> Kundenkonten werden Debitorenkonten (Debitor = Schuldner) genannt.

Lernfeld 3

Beispiel: In dem Konto **Forderungen aus Lieferungen und Leistungen** sind die Kunden mit den jeweils noch ausstehenden Forderungen verzeichnet, d. h., die Außenstände des Krankenhauses (= Forderungen gegenüber dem Kunden) sind hier verzeichnet.

> Liefererkonten werden Kreditorenkonten (wir haben von unseren Lieferern Kredit eingeräumt bekommen) genannt.

Beispiel: In dem Konto **Verbindlichkeiten aus Lieferungen und Leistungen** sind die Namen der Firmen verzeichnet, an die ausstehende Zahlungen noch überwiesen werden müssen, d. h., unsere Zahlungsverpflichtungen (= Verbindlichkeiten an Lieferanten) sind hier verzeichnet.

Jede Buchung, die auf den Konten Ford. a. L. L. bzw. Verbindlichkeiten a. L. L. vorgenommen worden ist, muss gleichzeitig auf dem entsprechenden Kunden- bzw. Liefererkonto vermerkt werden. Beim Kontenabschluss werden die Salden der Kunden- und Liefererkonten jeweils in einer Saldenliste zusammengestellt.

Die Summe der Einzelsalden aller Kundenkonten muss mit dem Saldo des Kontos „Ford. a. L. L." übereinstimmen, die Summe der Einzelsalden aller Liefererkonten muss mit dem Saldo des Kontos „Verbindlichkeiten a. L. L." übereinstimmen.

Dies bedeutet auch, dass jedem Nebenbuch ein Konto im Hauptbuch entsprechen muss. Im Nebenbuch werden die einzelnen Buchungen eingetragen, im Hauptbuch nur die Salden des Nebenbuches im entsprechenden Konto. Meist geschieht dies elektronisch.

Merke

» Durch die Vorkontierung wird der Buchungssatz bereits auf dem Beleg angegeben.

» Der Buchungsvermerk ist der Beweis, dass die Buchung ausgeführt worden ist.

» Dieser Vermerk schließt Doppelbuchungen aus und zeigt zugleich an, wo der Beleg gebucht wurde.

» Im Grundbuch werden alle Geschäftsfälle in Form von Buchungssätzen in zeitlicher Reihenfolge (= chronologisch) eingetragen.

» Im Hauptbuch werden alle Geschäftsfälle nach sachlichen Gesichtspunkten auf die einzelnen Konten verteilt. Die Ursache jeder Buchung wird durch die Angabe des Gegenkontos und der Belegnummer zum Ausdruck gebracht.

» Durch die wechselseitigen Hinweise wird der Beleg zum Bindeglied zwischen Geschäftsfall und Buchung.

1.2.8 Anlage IV der Krankenhausbuchführungsverordnung: Kontenrahmen für die Krankenhausbuchführung

MATERIALIEN

Der Kontenrahmen ist der Organisations- und Gliederungsrahmen für das gesamte Rechnungswesen unserer Schlossklinik und somit Grundlage der ordnungsgemäßen kaufmännischen Buchführung. Er ist als Anlage 4 Teil der Krankenhausbuchführungsverordnung (KHBV) und hat als solcher

Verordnungscharakter. So schreibt auch § 3 KHBV ausdrücklich vor, dass die Konten nach dem Kontenrahmen der Anlage 4 einzurichten sind.

Der Kontenrahmen der KHBV sieht für die Buchführung der Krankenhäuser die Kontenklassen 0 bis 8 vor:

Kontenklasse		
0	Ausstehende Einlagen und Anlagevermögen	
1	Umlaufvermögen, Rechnungsabgrenzung	Bilanz
2	Eigenkapital, Sonderposten, Rückstellungen	
3	Verbindlichkeiten, Rechnungsabgrenzung	
4	Betriebliche Erträge	
5	Andere Erträge	Erfolgsrechnung
6	Aufwendungen	
7	Aufwendungen	
8	Eröffnungs- und Abschlusskonten, Abgrenzungsposten, kalkulatorische Kosten, „freie" Konten	

Die Kontenklassen werden jeweils weiter unterteilt in **Kontengruppen,** und diese wiederum in **Kontenuntergruppen** differenziert.

Beispiel	
Kontenklasse 1:	Umlaufvermögen, Rechnungsabgrenzung
Kontengruppe 10:	Vorräte
Kontenuntergruppe 100:	Vorräte an Lebensmitteln
Kontenuntergruppe 101:	Vorräte des medizinischen Bedarfs

Der Kontenrahmen ist Grundlage für den krankenhausindividuellen Kontenplan, der entsprechend den Erfordernissen des einzelnen Krankenhauses die Konten weiter differenziert, so z. B. die Kontenuntergruppe 101 (Vorräte des medizinischen Bedarfs) in Konten je Aufwandsart innerhalb des medizinischen Bedarfs. Krankenhäuser nehmen auch Differenzierungen vor, wenn der Kontenrahmen noch nicht an gültige Regelungen angepasst wurde.

Lernfeld 3

AUFGABEN

1. Ergänzen Sie im Lückentext die nachstehenden Begriffe so, dass sich ein sinnvoller Zusammenhang ergibt.

   Alle Geschäftsfälle müssen ____①____, ____②____ und ____③____ aufgezeichnet werden. Man spricht auch von ____④____ Aufzeichnungspflicht. Dies geschieht im sogenannten Grundbuch, auch ____⑤____ oder ____⑥____ genannt. Im ____⑦____ werden die Geschäftsfälle dann auf Sachkonten gebucht. Das Hauptbuch ist das ____⑧____ der Buchhaltung. Es enthält die ____⑨____ aller Buchungen auf den Sachkonten. Keine Buchung darf dabei ohne ____⑩____ durchgeführt werden. Erst nachdem die Belege zur Buchung ____⑪____ wurden, erfolgt die ____⑫____ in das Grund- und Hauptbuch. Mithilfe entsprechender ____⑬____ ist es jederzeit möglich, von der Buchung auf den Beleg und/oder umgekehrt zu schließen. Letztendlich kann die ____⑭____ der Buchungen nur anhand der Belege überprüft werden. Zur besseren Übersicht und Nachvollziehbarkeit bedürfen die Buchungen im Hauptbuch teilweise genauerer Erläuterungen in Form von ____⑮____ . So umfasst die ____⑯____ z. B. den Geschäftsverkehr mit Kunden und Lieferanten, wobei jeder einzelne Kunde bzw. Lieferant sein ____⑰____ Konto hat. So kann jederzeit nachvollzogen werden, wie hoch die Forderungen gegenüber den einzelnen Kunden, auch ____⑱____ genannt, und die Schulden gegenüber den einzelnen Lieferern, auch ____⑲____ genannt, sind. In der EDV-Buchführung werden bei Abschluss die Summen der Kreditoren und Debitoren automatisch auf die entsprechenden ____⑳____ - ____.____ im Hauptbuch übertragen. Zu den Nebenbüchern zählen des Weiteren die ____㉑____ - _____ der Arbeitnehmer, die ____㉒____ und die ____㉓____ für entsprechende Güter des Anlagevermögens. Auf der Anlagenkartei werden die Anschaffungskosten, die Nutzungsdauer, der Abschreibungsbetrag und der ____㉔____ am Ende des Geschäftsjahres eingetragen.

   Zu verwendende Begriffe:
   Herzstück | Eintragung | Buchwert | Kreditoren | Journal | Primanota | Lohn- und Gehaltskonten | Kontokorrentbuchhaltung | Vermerke | Lagerkartei | geordnet | chronologischer | vorbereitet | richtig | zeitgerecht | sachliche Ordnung | Anlagenkartei | Hauptbuch | Nebenaufzeichnungen | Beleg | Richtigkeit | Debitoren | Forderungs- bzw. Verbindlichkeitskonten | eigenes |

1.3 Die Erfolgskonten

1.3.1 Buchen von Aufwendungen und Erträgen auf Erfolgskonten

*Lernfeld 1
Rechtsformen der Unternehmung Profit- und Nonprofit-Unternehmen*

SITUATIONSVORGABE

In der Mittagspause liest Christian im überregionalen Teil des Neustädter Tagesanzeigers folgende Nachricht:

Lernfeld 3

> **Hoher Gewinn lässt bei Klinikträger wieder die Kassen klingeln**
>
> Ein börsennotierter Klinikträger in Frankfurt und Offenburg hat im ersten Halbjahr wieder Gewinn erwirtschaftet. Das Unternehmen teilte mit, dass es seine Erlöse auf 181,4 Millionen Euro steigern konnte und dabei einen Gewinn von 3,2 Millionen Euro erwirtschaftete. Im ersten Halbjahr des Vorjahres hatte der Klinikbetreiber noch ein Minus von 4,2 Millionen Euro ausgewiesen.

Christian stellt Herrn Walter, der neben ihm sitzt, nun folgende Fragen:
1. Wer ist Träger der Schlossklinik?
2. Darf die Schlossklinik einen Gewinn erwirtschaften?
3. Wie erwirtschaftet ein Krankenhaus Gewinn?
4. Was ist ein börsennotiertes Krankenhaus?

INFORMATIONSTEXT

Für den Betrieb eines Krankenhauses gibt es die unterschiedlichsten Motive. Es wird daher zwischen öffentlichen, freigemeinnützigen und privaten Krankenhäusern unterschieden.

Öffentliche Krankenhäuser erfüllen die staatliche Aufgabe, die Versorgung der Bevölkerung bedarfsgerecht sicherzustellen. Ist dies das vorrangige Ziel, spricht man von der Verfolgung gemeinnütziger Zwecke (siehe § 52 Abgabenordnung). Träger solcher Krankenhäuser sind häufig der Kreis oder die Stadt.

Freigemeinnützige Krankenhäuser haben als Leitmotiv die Verfolgung ideeller Zwecke, Träger sind hier z. B. Kirchengemeinden oder nichtkirchliche Hilfsorganisationen wie z. B. das Deutsche Rote Kreuz.

Der Zweck privater Krankenhäuser liegt in der erwerbswirtschaftlichen Zielsetzung, also der Gewinnerzielung, um das zur Verfügung gestellte Kapital verzinsen zu können. Träger sind hier natürliche oder juristische Personen des Privatrechtes wie z. B. die Rhön-Klinikum AG oder die MediClin AG.

Grundsätzlich ist ein Krankenhaus ein wirtschaftlicher Geschäftsbetrieb, der demzufolge auch Gewinn erwirtschaften darf. Dies wird erreicht, indem in einer Abrechnungsperiode die Erlöse höher sind als die Aufwendungen.

Krankenhäuser werden dann steuerbegünstigt, wenn ihre Gesamtausrichtung und demzufolge die Verwendung des Gewinns darauf ausgerichtet ist, (frei-)gemeinnützige Zwecke zu verfolgen. Man spricht dann von einer steuerbegünstigten Mittelbindung. Krankenhäuser, die die Bedingungen der steuerbegünstigten Mittelbindung erfüllen, können als gemeinnützige Zweckbetriebe geführt werden.

Rein erwerbswirtschaftliche Betriebe wollen und müssen die Verzinsung des Kapitals in den Mittelpunkt ihrer Tätigkeit rücken und z. B. für eine attraktive Ausschüttung des Gewinns an die jeweiligen

Lernfeld 3

Anteilseigner sorgen. Bei börsennotierten Unternehmen ist dies z. B. die jährliche Dividendenausschüttung. Für Krankenhäuser mit rein erwerbswirtschaftlicher Ausrichtung bzw. Krankenhäuser mit erwerbswirtschaftlichen Geschäftsbetrieben gilt die unbeschränkte Steuerpflicht.

Die erwerbswirtschaftliche Betätigung muss nicht das einzige Motiv privater Krankenhausbetreiber sein, jedoch wird sie schon deshalb ein stärkeres Gewicht gegenüber möglichen anderen Motiven haben, weil diese Art von Krankenhausträgern in der Regel verstärkt auf Gelder des freien Kapitalmarktes zurückgreifen und weniger auf öffentliche Fördermittel. Somit hat der Aspekt der Wirtschaftlichkeit von Hause aus einen höheren Stellenwert als mögliche andere Motive.[1] In Abstimmung mit der jeweiligen Trägerschaft eines Krankenhauses sind übliche Steuerungskriterien zur Unternehmensführung:

- das Ergebnis (Monatsergebnis, Quartalsergebnis, Jahresergebnis)
- die Liquidität (Bestandsliquidität zum Stichtag verglichen mit der Bestandsliquidität Vorperiode)
- der Umsatz (EUR) bzw. die umgesetzten Leistungsmengen (Fälle oder Tage)

Diese Steuerungskriterien sind bei jeder Einrichtung anwendbar; sie sollten mit den Grundsätzen der Trägerschaft in Einklang stehen.

Die Problematik, dass die öffentliche Hand grundsätzlich nicht genügend Fördermittel zur Verfügung stellt, hat auch bei öffentlichen bzw. freigemeinnützigen Krankenhäusern vermehrt das Gewinnstreben in den Vordergrund gerückt. Ziel ist es, aus den laufenden Erlösen die Investitionen finanzieren zu können, die für die Wettbewerbsfähigkeit und damit das Überleben der Häuser vonnöten sind.[2]

ARBEITSAUFTRAG

1. Beantworten Sie die o. g. Fragen mithilfe des vorstehenden Informationstextes.

INFORMATIONSTEXT

Geschäftsfälle, die den Erfolg eines Krankenhauses im positiven oder im negativen Sinne beeinflussen, werden **Erfolgsvorgänge** genannt. Durch diese Vorgänge wird das **Eigenkapital** verändert. Diese Änderungen können durch **Erträge** zu **Eigenkapitalmehrungen** oder durch **Aufwendungen** zu **Eigenkapitalminderungen** führen.

Die Buchung aller Erfolgsvorgänge auf das Eigenkapitalkonto wäre sehr unübersichtlich, daher werden sogenannte **Unterkonten** zum **Eigenkapitalkonto** eingerichtet, die Erfolgskonten. Bei den Erfolgskonten werden **Aufwandskonten** und **Ertragskonten** unterschieden. Auf Aufwandskonten wird als Ableitung des Eigenkapitalkontos im Soll, auf Ertragskonten im Haben gebucht.

---

[1] Auch private Krankenhäuser können in den Krankenhausplan als Voraussetzung für eine öffentliche Förderung aufgenommen werden.
[2] siehe Lernfeld 7 und 8, Kapitel 4.3.

Lernfeld 3

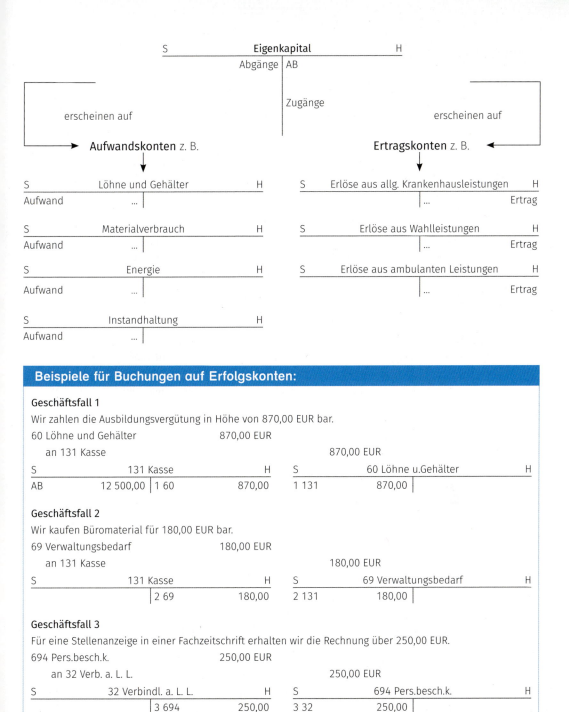

Beispiele für Buchungen auf Erfolgskonten:

Geschäftsfall 1
Wir zahlen die Ausbildungsvergütung in Höhe von 870,00 EUR bar.
60 Löhne und Gehälter   870,00 EUR
    an 131 Kasse   870,00 EUR

S	131 Kasse	H		S	60 Löhne u.Gehälter	H
AB	12 500,00	1 60 870,00		1 131	870,00	

Geschäftsfall 2
Wir kaufen Büromaterial für 180,00 EUR bar.
69 Verwaltungsbedarf   180,00 EUR
    an 131 Kasse   180,00 EUR

S	131 Kasse	H		S	69 Verwaltungsbedarf	H
		2 69 180,00		2 131	180,00	

Geschäftsfall 3
Für eine Stellenanzeige in einer Fachzeitschrift erhalten wir die Rechnung über 250,00 EUR.
694 Pers.besch.k.   250,00 EUR
    an 32 Verb. a. L. L.   250,00 EUR

S	32 Verbindl. a. L. L.	H		S	694 Pers.besch.k.	H
		3 694 250,00		3 32	250,00	

Lernfeld 3

Geschäftsfall 4
Wir erhalten eine Rechnung über Wartungsarbeiten an den Fahrstühlen im Krankenhaus in Höhe von 1 750,00 EUR.

72 Instandhaltung u. Reparaturen 1 750,00 EUR
   an 32 Verb. a. L. L. 1 750,00 EUR

S	32 Verbindl. a. L. L.	H	S	72 Instandhaltung	H
	4 72	1 750,00	4 32	1 750,00	

Geschäftsfall 5
Wir versenden eine Rechnung über eine DRG-Fallpauschale in Höhe von 3 200,00 EUR an die AOK.

12 Ford. a. L. L. 3 200,00 EUR
   an 408 Erlöse aus DRG-Fallpauschalen 3 200,00 EUR

S	12 Ford. a. L. L.	H	S	408 Erl.a.DRG-F.	H
5 408	3 200,00			5 12	3 200,00

Geschäftsfall 6
Die Bank schreibt uns Zinsen in Höhe von 950,00 EUR gut.

135 Bank 950,00 EUR
   an 51 Zinserträge 950,00 EUR

S	135 Bank	H	S	51 Zinserträge	H
6 41	950,00			6 135	950,00

1.3.2 Erfolgskonto „Umsatzerlös" – Ein Krankenhausbeispiel

*Lernfeld 5
Vertragsstörungen,
Mahnwesen*

INFORMATIONSTEXT

Als **Umsatzprozess** bezeichnet man die Leistungsabrechnung. Für erbrachte Leistungen (entlassene Fälle bzw. erbrachte Behandlungen oder erbrachte Behandlungstage) erhält die Schlossklinik Geld, wenn sie vorher eine Rechnung schreibt.

Merke
» Wann darf eine Rechnung geschrieben werden? → Wenn die Leistung endgültig erbracht ist!

Die GoB bezeichnen diesen Vorgang als **Realisationsprinzip**. Eine Leistung ist dann erbracht, wenn nur noch das **Delkredererisiko**[1] der Forderung besteht. Mit dem **Delkredererisiko** wird der Umstand bezeichnet, dass eine Forderung, die rechtlich unzweideutig (die Prüfstellen der Krankenkassen haben dieser Rechnung zugestimmt) besteht, trotzdem nicht bezahlt wird.

---
[1] *Delkredererisiko = Ausfallrisiko.*

Lernfeld 3

Alle Maßnahmen zum Inkasso der Forderung bleiben zwecklos, ein gerichtliches Mahnverfahren führt zum Offenbarungseid des Privatpatienten. Die Forderung fällt aus, d. h., sie wird endgültig nicht bezahlt. Dies erfährt das Krankenhaus aber erst im Zeitverlauf.

Wie ist nun mit dieser Forderung bei Erstellung der Bilanz des Krankenhauses umzugehen?[1]

1. Zunächst ist die Forderung zu bewerten.
2. Wenn die Forderung Zweifel an der Bezahlung aufkommen lässt, ist der Forderungsbetrag abzuwerten. Die Abwertung muss auf den Wert vorgenommen werden, der voraussichtlich bezahlt wird.

1. Beispiel

Eine Krankenhausforderung aus stationärer Behandlung beläuft sich auf 3 762,00 EUR. Die Krankenkasse prüft die Forderung und korrigiert diese nach Abstimmung mit dem Krankenhaus auf 2 811,00 EUR.

Frage:
Was liegt in Höhe der Differenz von 951,00 EUR vor?

a. ein Aufwand
b. eine falsche Abrechnung, die durch die Krankenkasse korrigiert wurde

Lösung:
Es handelt sich um eine falsche Abrechnung. Die alte Rechnung ist zu stornieren. Die neue Rechnung ist zu buchen.

Buchungssätze:

1. Bei Rechnungsstellung

12	Ford. a. L. L.	3 762,00 EUR	
	an 408 Erl.a.DRG-F.		3 762,00 EUR

2. Bei Stornierung

408	Erl. a. DRG-F.	3 762,00 EUR	
	an 12 Ford. a. L. L.		3 762,00 EUR

3. Buchen der neuen Rechnung

12	Ford. a. L. L.	2 811,00 EUR	
	an 408 Erl.a.DRG-F.		2 811,00 EUR

---

[1] Weitere Bewertungen zum Jahresabschluss siehe Lernfeld 3, Kapitel 6.2.

Lernfeld 3

2. Beispiel

Eine Krankenhausforderung aus stationärer Behandlung beläuft sich abermals auf 3 762,00 EUR. Die Rechnung ist an einen Privatpatienten gerichtet. Der Patient bezahlt die Rechnung nicht. Auf die 1. und 2. Mahnung (Zahlungserinnerung) hat der ehemalige Patient nicht reagiert. Bei solchen Fällen arbeitet man in der Buchhaltung der Schlossklinik aus Erfahrung mit einer Quote von 45 % Forderungsausfall.

Frage:

Mit welchem Wert fließt diese Forderung in die Bilanz?

a. Forderung steht zum Nennwert

b. Forderung ist wertzuberichtigen (In welcher Höhe? In welchem Jahr?)

Lösung:

Die Forderung ist wertzuberichtigen, denn die Forderung ist rechtlich entstanden und kann eingeklagt werden. Dennoch ist die Forderung so lange wertlos, wie sie nicht bezahlt wird. Es liegt im Ermessen des Bilanzierenden, den Wertansatz der Forderung zu schätzen. Bei dieser Schätzung sind der Zinsverlust, die Kosten der Beitreibung der Zahlung und das Ausfallrisiko zu berücksichtigen.

Aus Gründen der Klarheit und Übersichtlichkeit werden Forderungen, deren Eingang ungewiss ist, von den einwandfreien Forderungen getrennt und auf das Konto „**Zweifelhafte Forderungen**" **129** gebucht.

Buchungssätze:

1. Bei Rechnungsstellung

    12 Ford. a. L. L.   3 762,00 EUR
        an 408 Erl.a.DRG-F.   3 762,00 EUR

2. Umbuchen der zweifelhaften Forderung

    129 Zweifelhafte Forderung   3 762,00 EUR
         an 12 Ford. a. L. L.   3 762,00 EUR

3. Wertberichtigung der Forderung

    763 Abschreibung (Ausbuchen) der Forderung 1 692,90 EUR
         an 129 zweifelhafte Forderung   1 692,90 EUR

Hinweis: Sollte dieser vermutete Forderungsausfall wider Erwarten im neuen Jahr doch beglichen werden, ist in der entsprechenden Höhe ein periodenfremder Ertrag (591) zu buchen.[1]

---

[1] siehe Lernfeld 9, Kapitel 1.2.

Lernfeld 3

3. Beispiel

Eine Krankenhausforderung aus stationärer Behandlung beläuft sich abermals auf 3 762,00 EUR. Die Rechnung müsste an den Obdachlosen Herrn F. gerichtet werden. Bevor die Adresse bzw. das zuständige Sozialamt von Herrn F. festgestellt werden kann, entfernt sich Herr F. aus dem Krankenhaus.

Frage:

Mit welchem Wert fließt diese Forderung in die Bilanz?

a. Die Forderung ist gar nicht entstanden.

b. Die Forderung ist wertzuberichtigen.

c. Die Forderung ist auszubuchen.

Lösung:

Die Forderung ist entstanden, weil Herr F. die Krankenhausleistung erhalten hat. Das Problem ist, dass es keine postalische Adresse gibt, wohin die Rechnung gesandt werden kann. Selbst wenn man Herrn F. als stadtbekannten Obdachlosen die Rechnung in die Hand drückt, wird er diese niemals bezahlen. Die Kosten für ein gerichtliches Mahnverfahren sind geradezu zwecklos. Die Forderung zu verfolgen, kostet nur unnötiges Geld. Es empfiehlt sich, diese Forderung auszubuchen.

Buchungssätze:

1. Bei Rechnungsstellung

12	Ford. a. L. L.	3 762,00 EUR	
	an 408 Erl. a. DRG-F.		3 762,00 EUR

2. Umbuchen der zweifelhaften Forderung

129	Zweifelhafte Forderung	3 762,00 EUR	
	an 12 Ford. a. L. L.		3 762,00 EUR

3. Ausbuchen der Forderung

763	Abschreibung (Ausbuchen) der Forderung	3 762,00 EUR	
	an 129 zweifelhafte Forderung		3 762,00 EUR

ARBEITSAUFTRÄGE

1. Bilden Sie zu folgendem Geschäftsvorfall die Buchungssätze:
   Geschäftsfall
   Ein Privatpatient, der über eine Forderung der Schlossklinik in Höhe von 2 680,00 EUR in Zahlungsverzug geraten ist, hat am 04.02. das Verbraucher-Insolvenzverfahren (Privatinsolvenz)

Lernfeld 3

beantragt. Am 04.05. wird das Insolvenzverfahren wegen nicht ausreichender Insolvenzmasse eingestellt. Der Treuhänder des Insolvenzverfahrens überweist der Schlossklinik ein Jahr später einen Betrag in Höhe von 550,00 EUR auf das Bankkonto.

2. Erarbeiten Sie selbstständig weitere Beispiele, die zu den drei Möglichkeiten passen. Orientieren Sie sich dabei, soweit möglich, an entsprechenden Praxisfällen Ihres Ausbildungsbetriebs.
3. Lassen Sie die dazu passenden Buchungssätze von einem Mitschüler oder einer Mitschülerin formulieren.

1.3.3 Abschluss der Erfolgskonten

INFORMATIONSTEXT

Am Ende des Geschäftsjahres wird der Erfolg des Unternehmens ermittelt, indem zunächst die Aufwands- und **Ertragskonten** über das **Gewinn-und-Verlust-Konto (G+V-Konto)** abgeschlossen werden.

Das **G+V-Konto** weist auf der **Sollseite** alle **Aufwendungen** aus, auf der **Habenseite** die **Erträge**.

Der entsprechende Saldo der beiden Seiten bildet dann den Gewinn bzw. Verlust.

Im Sinne des Prinzips der doppelten Buchführung gibt es auch für diesen Saldo das entsprechende Gegenkonto, das Eigenkapitalkonto.

Der Gewinn bzw. Verlust erhöht bzw. vermindert das **Eigenkapital**.

Beispiele für den Abschluss der Erfolgskonten:

S	60 Löhne u. Gehälter		H	S	408 Erl. a.DRG-F.		H
1 131	870,00	857	870,00	857	3 200,00	5 12	3 200,00

S	69 Verwaltungsbedarf		H	S	51 Zinserträge		H
2 131	180,00	857	180,00	857	950,00	6 135	950,00

Lernfeld 3

S	694 Pers.besch.k.	H
3 32	250,00	857 250,00

S	72 Instandhaltung	H
4 32	1 750,00	857 1 750,00

S	131 Kasse	H
850	4 000,00	1 60 3 000,00
		2 69 180,00

S	12 Ford. a. L. L.	H
850	1 500,00	
5 408	3 200,00	

S	135 Bank	H
850	8 000,00	
6 51	950,00	

S	32 Verb. a. L. L.	H
		850 7 500,00
		3 694 250,00
		4 72 1 750,00

S	857 G+V-Konto	H
60	870,00	408 3 200,00
69	180,00	51 950,00
694	250,00	
72	1 750,00	
20	1 100,00	
	4 150,00	4 150,00

S	20 Eigenkapital	H
8580	21 500,00	850 20 400,00
		857 1 100,00
	21 500,00	21 500,00

- **Buchungssätze bei Abschluss der Erfolgskonten:**
  G+V-Konto an alle Aufwandskonten   Alle Ertragskonten an G+V-Konto

- **Beispiel: Buchungssatz bei Abschluss des G+V-Kontos:**
  857 G+V-Konto   1 100,00 EUR
      an 20 Eigenkapital   1 100,00 EUR

- **Beispiel: Buchungssatz bei Abschluss des Eigenkapitalkontos:**
  20 Eigenkapital   21 500,00 EUR
      an 8580 Schlussbilanzkonto   21 500,00 EUR

Merke

» Geschäftsvorfälle, die den Erfolg beeinflussen, werden Erfolgsvorgänge genannt.
» Erfolgswirksame Geschäftsfälle verändern das Eigenkapital.

Lernfeld 3

> » Zur besseren Übersicht wird nicht direkt auf dem Eigenkapitalkonto gebucht, sondern auf Aufwands- und Ertragskonten, die Unterkonten des Eigenkapitalkontos sind.
>
> » Den Verzehr an Gütern oder Leistungen bezeichnet man als Aufwendungen. Durch sie erfolgt die Verminderung von Vermögensposten (Vorräte, Bankguthaben usw.) bei gleichzeitiger Verminderung des Eigenkapitals.
>
> » Einnahmen, die der Betrieb aus der Leistungserbringung erzielt, werden als Erträge bezeichnet. Durch sie erfolgt die Vermehrung von Vermögensposten (Bankguthaben, Kasse, Forderungen) bei gleichzeitiger Vermehrung des Eigenkapitals.
>
> » Am Ende des Jahres werden die Konten abgeschlossen. Aufwendungen und Erträge sind Veränderungen des Eigenkapitals und dienen der Erfolgsermittlung. Der Saldo von Aufwendungen und Erträgen wird zunächst auf das Gewinn-und-Verlust-Konto gebucht.
>
> » Die Abschlussbuchung des G+V-Kontos lautet dann:
>   – Bei Gewinn: G+V-Konto an Eigenkapital   – Bei Verlust: Eigenkapital an G+V-Konto

AUFGABEN

1. Bilden Sie zu den folgenden erfolgswirksamen Geschäftsvorfällen die Buchungssätze!

   Geschäftsfälle
   1. Wir haben Lagerräume zur Vorratshaltung gemietet; die Miete wird durch Banküberweisung beglichen: 2 550,00 EUR
   2. Die Bank schreibt uns Zinsen auf unserem Bankkonto gut: 800,00 EUR
   3. Wir überweisen dem Auszubildenden M. Meyer die Ausbildungsvergütung von unserem Bankkonto: 650,00 EUR
   4. Wir senden der AOK die Rechnungen über die Behandlung verschiedener Patienten zu: 12 600,00 EUR
   5. Die Bank bucht von unserem Bankkonto Zinsen ab für ein Darlehen: 3 000,00 EUR
   6. Wir erhalten die Rechnung über die Strom- und Wasserkosten von den Stadtwerken zugesandt: 5 600,00 EUR
   7. Wir senden dem Belegarzt Dr. Gruner die Quartalsrechnung: 740,00 EUR
   8. Wir haben Büromaterial bar gekauft: 110,00 EUR
   9. Wir erhalten die Jahresrechnung über die Kfz-Steuer unserer Fahrzeuge zugesandt: 1 400,00 EUR

   Zu verwendende Konten:
   12 Forderungen a. L. L., 131 Kasse, 135 Bank, 32 Verbindlichkeiten aus a. L. L., 408 Erlöse aus DRG-Fallpauschalen, 433 Nutzungsentgelte der Belegärzte, 51 Zinserträge, 6010 Personal der Ausbildungsstätten, 671 Energieaufwandsleistungen, 690 Büromaterial, 730 Steuern, 7820 Mieten, Pachten, Zinsen

2. Bilden Sie für die folgenden erfolgsneutralen und erfolgswirksamen Geschäftsvorfälle die Buchungssätze. Geben Sie für jeden Buchungssatz zusätzlich an, ob der Geschäftsfall erfolgswirksam oder erfolgsneutral ist!

Lernfeld 3

Geschäftsfälle

1. Wir zahlen an den Mitarbeiter W. Harting die von ihm ausgelegten Reisekosten zu einer Fortbildungsveranstaltung bar:	430,00 EUR
2. Die Barmer überweist den Rechnungsbetrag der ihr vor drei Wochen übersandten Rechnungen für diverse Patienten auf unser Bankkonto:	12 800,00 EUR
3. Die Ausbildungsvergütung für den Auszubildenden Udo Kampir wird auf dessen Wunsch im Monat März ausnahmsweise bar ausgezahlt:	660,00 EUR
4. Wir kaufen medizinische Vorräte auf Ziel:	3 200,00 EUR
5. Wir zahlen die bereits gebuchte Rechnung über die Kfz-Steuer von unserem Bankkonto:	880,00 EUR
6. Wir kaufen einige Schreibtische und Bürostühle auf Ziel:	2 200,00 EUR
7. Wir kaufen Heizöl für das Krankenhaus auf Ziel:	3 360,00 EUR
8. Der Patient Karl Unta zahlt den bereits in Rechnung gestellten Einbettzimmerzuschlag per Banküberweisung:	920,00 EUR

Zu verwendende Konten:
0762 Wiederbeschaffte Gebrauchsgüter, 101 Vorräte des medizinischen Bedarfs, 12 Forderungen a. L. L., 131 Kasse, 135 Bank, 32 Verbindlichkeiten a. L. L., 6010 Personal der Ausbildungsstätten, 671 Energieaufwandsleistungen, 7824 Sachaufwendungen für die Fort- und Weiterbildung

1.3.4 Erfassen von Materialverbrauch

Lernfeld 5
Dienstleistungen und Güter beschaffen und verwalten

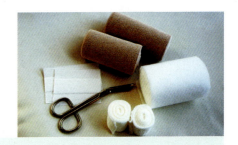

SITUATIONSVORGABE

Anfordernde Abteilung: Chirurgische Ambulanz   Besteller: Herr Sager   Telefon:

Materialentnahmeschein Beleg-Nr.: MA 480				Schlossklinik
Menge	Mengeneinheit	Artikelbezeichnung	Preis pro Einheit/EUR	
100	Pakete	Verbandzellstoff	1,00 EUR	
ausgegeben am:	durch:	Aussteller:	genehmigt:	Bitte die Karte sauber halten und nicht knicken!

Lernfeld 3

> **Merke**
>
> Vorräte stellen zunächst Vermögen dar. Sie befinden sich auf Lager und werden erst durch den Verbrauch zu Kosten. Das Medikament, das der Patient einnimmt, verursacht die Verminderung des Vorratsvermögens und – aus bilanzieller Sicht gesehen – die gleichzeitige Minderung des Eigenkapitals und somit eine Aktiv-Passiv-Minderung. Buchungstechnisch bedeutet das, dass der Verbrauch an Verbandsmaterial die Buchung Aufwendungen Medizinischer Bedarf an Vorräte Medizinischer Bedarf auslöst. Die Buchung erfolgt entweder direkt anhand von Materialentnahmescheinen als Belegen (fortlaufende Lagerbuchhaltung) oder durch die ermittelte Differenz zwischen Anfangs- und Schlussbestand der jeweiligen Materialien bei der Inventur.[1]

ARBEITSAUFTRÄGE

1. Buchen Sie die Geschäftsfälle auf den Konten.
2. Schließen Sie die Konten ab.

1. Geschäftsfall:
Buchung von Aufwendungen für Lebensmittel nach der **indirekten Verbrauchsmethode**:
Verbrauch von Lebensmitteln, wenn der Schlussbestand laut Inventur 50 000,00 EUR beträgt.

Konten	Soll	Haben
650 Lebensmittel	65 000,00 EUR	
an 100 Vorräte Lebensmittel		65 000,00 EUR

```
S        100 Vorräte Lebensmittel        H      S        650 Lebensmittel        H
AB          35 000,00  | 65 Lebensmittel
32          80 000,00  |
```

2. Geschäftsfall:
Buchung von Aufwendungen für Lebensmittel nach der **direkten Verbrauchsermittlung**:
Verbrauch von Lebensmitteln lt. Materialentnahmeschein in Höhe von 65 000,00 EUR.

Konten	Soll	Haben
650 Lebensmittel	65 000,00 EUR	
an 100 Vorräte Lebensmittel		65 000,00 EUR

```
S        100 Vorräte Lebensmittel        H      S        650 Lebensmittel        H
AB          35 000,00  | 65 Lebensmittel
32          80 000,00  |
```

---

[1] siehe Lernfeld 3, Kapitel 1.2.1 (Hinweise zur Inventur).

Lernfeld 3

3. Geschäftsfall:
Wir verbrauchen Blutkonserven lt. Materialentnahmeschein in Höhe von 8 000,00 EUR.

Konten	Soll	Haben
6602 Blut, Blutk., Blutpl.	8 000,00 EUR	
an 101 Vorräte med. Bedarf		8 000,00 EUR

S	101 Vorräte med. Bedarf	H	S	6602 Blut, Blutk., Blutpl.	H
AB	20 000,00				

4. Geschäftsfall:
Für ein Darlehen zahlen wir Zinsen über 1 250,00 EUR durch Banküberweisung.

Konten	Soll	Haben
740 Zinsen für Betriebmittelkredit	1 250,00 EUR	
an 135 Bank		1 250,00 EUR

S	135 Bank	H	S	740 Zinsen für Betriebsmittelk.	H
AB	3 000,00				

5. Geschäftsfall:
Wir zahlen die monatliche Rechnung der Zentralwäscherei in Höhe von 1 750,00 EUR durch Banküberweisung.

Konten	Soll	Haben
7010 Zentrale Wäscherei	1 750,00 EUR	
an 135 Bank		1 750,00 EUR

S	7010 Zentrale Wäscherei	H	S	135 Bank	H
			AB	3 000,00	

6. Geschäftsfall:
Die Bank schreibt uns Zinsen in Höhe von 1 750,00 EUR gut.

Konten	Soll	Haben
135 Bank	1 750,00 EUR	
an 51 Sonstige Zinsen		1 750,00 EUR

S	135 Bank	H	S	51 Sonstige Zinsen	H
AB	2 000,00				

Lernfeld 3

7. Geschäftsfall:
Die BEK überweist uns den in Rechnung gestellten Basispflegesatz von 8 500,00 EUR für einen vollstationären Aufenthalt in der Psychiatrie gegen Bankscheck.

Konten	Soll	Haben
135 Bank	8 500,00 EUR	
an 4001 Erlöse aus Basispflegesatz		8 500,00 EUR

S	135 Bank	H	S	4001 Erlöse aus Basispflegesatz	H
AB	2 000,00				

3. Bilden Sie die Buchungssätze zu nachfolgenden Beispielen.
4. Buchen Sie die Geschäftsfälle auf den Konten.
5. Schließen Sie die Konten ab.
6. Tragen Sie den Saldo der Erfolgskonten auf das G+V-Konto.
7. Ermitteln Sie den Gewinn oder Verlust.
8. Bilden Sie die Buchungssätze für den Abschluss der Erfolgskonten.
9. Bilden Sie den Buchungssatz für den Abschluss des G+V-Kontos.

Beispiele für Geschäftsfälle:	
Stationsanforderung und Entnahmeschein Apotheke über medizinischen Sachbedarf	2 000,00 EUR
Küchenanforderung und Entnahmeschein Wirtschaftslager über Lebensmittel	1 100,00 EUR
Gehaltszahlung für eine Extrawache bar	1 200,00 EUR
Rechnung an eine Allgemeine Ortskrankenkasse für stationäre Leistungen	3 000,00 EUR

Zu verwendende Konten: 100 Vorräte an Lebensmitteln, 101 Vorräte medizinischer Bedarf, 12 Forderungen a. L. L., 131 Kasse, 20 Eigenkapital, 40 Erlöse aus Krankenhausleistungen, 6008 Sonderdienst, 650 Lebensmittel, 66 Medizinischer Bedarf, 850 Eröffnungsbilanzkonto, 857 G+V-Konto, 8580 Schlussbilanzkonto

S	101 Vorräte med. Bedarf	H	S	650 Lebensmittel	H
AB	13 000,00				

S	100 Vorräte Lebensmittel	H
AB	4 700,00	

S	6008 Sonderdienst	H

S	131 Kasse	H
AB	2 000,00	

S	40 Erlöse aus K.l.	H

S	12 Forderungen a. L. L.	H
AB	3 000,00	

S	857 G+V	H
6008 Sonderd.		40 Erlöse a.K.l.
65 Lebensmittel		
66 Med. Bedarf		

S	66 Med. Bedarf	H

Lernfeld 3

AUFGABEN

1. a. Richten Sie die Konten ein.
b. Eröffnen Sie die Bestandskonten.
c. Buchen Sie die Geschäftsvorfälle sowie die Abschlussangaben in das Grund- und Hauptbuch.
d. Führen Sie den Abschluss durch.

Geschäftsfälle

1. Kauf von Geschirr auf Ziel (Bruttowert)	464,00 EUR
2. Es werden Blutkonserven geliefert.	5 500,00 EUR
20 % werden im Kühlregallager deponiert.	
80 % werden sofort auf den Stationen verbraucht.	
3. Die Rechnung für einen Bildträger für unser Röntgengerät geht ein.	50,00 EUR
4. Wund- und Heilpflaster werden laut Materialentnahmeschein von der Inneren Station verbraucht.	100,00 EUR
5. Das Elektrizitätswerk bucht die Stromrechnung von unserem Bankkonto ab.	4 000,00 EUR
6. Der Krankenkasse wird nach Erstellen der Entlassungsdiagnose eine Fallpauschale in Rechnung gestellt.	4 000,00 EUR
7. Wir zahlen eine bereits eingegangene Rechnung an die Wäscherei „Gänseblüm" bar.	250,00 EUR
8. Wir zahlen die monatlichen Postgebühren per Bank.	3 500,00 EUR
9. Wir erteilen einer Krankenkasse eine Rechnung über vollstationäre Basispflegesätze in Höhe von	3 300,00 EUR

Anfangsbestände:

Bebaute Grundstücke mit Betriebsbauten	3 200 000,00 EUR
Technische Anlagen	210 000,00 EUR
Einrichtung und Ausstattung	300 000,00 EUR
Wiederbeschaffte geringw. Gebrauchsgüter	45 000,00 EUR
Wiederbeschaffte Gebrauchsgüter	23 000,00 EUR
Vorräte Lebensmittel	54 000,00 EUR
Vorräte med. Bedarf	56 000,00 EUR
Forderungen a. L. L.	140 000,00 EUR
Bank	430 000,00 EUR
Kasse	10 000,00 EUR
Eigenkapital	2 848 000,00 EUR
Sonstige Verbindlichkeiten	1 500 000,00 EUR
Verbindlichkeiten a. L. L.	120 000,00 EUR

Zu verwendende Konten: 010 Bebaute Grundstücke, 060 Betriebsbauten, 070 Einrichtungen und Ausstattungen in Betriebsbauten, 0761 Wiederbeschaffte, geringwertige Gebrauchsgüter, 0762 Wiederbeschaffte Gebrauchsgüter, 100 Vorräte an Lebensmitteln, 101 Vorräte medizinischer Bedarf, 12 Forderungen a. L. L., 131 Kasse, 135 Bank, 20 Eigenkapital, 32 Verbindlichkeiten a. L. L., 37 Sonstige Verbindlichkeiten, 4001 Erlöse aus Basispflegesatz, vollstationär,

408 Erlöse aus DRG-Fallpauschalen, 6602 Blut, Blutkonserven und Blutplasma, 6603 Verbandmittel, Heil- und Hilfsmittel, 6607 Bedarf für Röntgen- und Nuklearmedizin, 6710 Strom, 692 Postgebühren, 850 Eröffnungsbilanzkonto, 857 G+V-Konto, 8580 Schlussbilanzkonto

2. Ergänzen Sie im nachfolgenden Text die Lücken, indem Sie die Begriffe richtig einordnen.

Geschäftsvorfälle, die den Erfolg eines Krankenhauses nicht beeinflussen, verändern die _____①_____ in der Bilanz. Eine Bilanzposition wird durch solche Geschäftsvorfälle nicht berührt, das _____②_____. Dieses wird jedoch durch die eigentliche Krankenhaustätigkeit (Erstellen und Abrechnen von Dienstleistungen) laufend verändert.
Denn mit diesen Tätigkeiten will das Krankenhaus das eingesetzte Kapital _____③_____, also Gewinn erzielen. Das Krankenhaus setzt sich aber auch dem Risiko aus, durch _____④_____ das Eigenkapital zu verlieren.
Um Dienstleistungen anbieten zu können, muss ein Krankenhaus z. B. _____⑤_____, _____⑥_____ und _____⑦_____ einsetzen. Alle _____⑧_____ für die eingesetzten Faktoren mindern das Vermögen des Krankenhauses und zugleich das Eigenkapital. Solche Werteverzehre an Faktoren werden _____⑨_____ genannt.

Das Ergebnis eines Dienstleistungsprozesses ist _____⑩_____. Sie werden mit den _____⑪_____ oder _____⑫_____ oder _____⑬_____ abgerechnet. Die dadurch erzielten _____⑭_____ sollen den gesetzten Werteverzehr an Faktoren ersetzen und darüber hinaus dem Krankenhaus einen _____⑮_____ bringen. Damit dieses Ziel erreicht wird, müssen die _____⑯_____ größer sein als die gesamten _____⑰_____.

_____⑱_____ und _____⑲_____ werden zur besseren Übersicht auf _____⑳_____ des Eigenkapitalkontos gebucht. Das Eigenkapitalkonto ist ein _____㉑_____, Mehrungen stehen im _____㉒_____ und _____㉓_____ im Soll. Aufwendungen werden daher auf dem entsprechenden Konto im _____㉔_____ gebucht, Erträge auf den entsprechenden Konten im _____㉕_____. Weil die _____㉖_____ und _____㉗_____ den Erfolg eines Krankenhauses bestimmen, werden sie als Erfolgskonten bezeichnet.

Am Ende des Geschäftsjahres werden die Erfolgskonten, genauso wie die _____㉘_____ abgeschlossen. Die Erfolgskonten werden über das _____㉙_____ abgeschlossen. Ist die linke Seite des G+V-Kontos größer als die rechte Seite, so hat das Untenehmen einen _____㉚_____ gemacht. Ist die linke Seite des G+V-Kontos kleiner als die rechte Seite, so hat das Unternehmen einen _____㉛_____ gemacht. Der entsprechende Saldo des G+V-Kontos wird auf das Konto _____㉜_____ übertragen. Erst dann kann das _____㉝_____ abgeschlossen werden.

Zu verwendende Begriffe:
Energie | Krankenkassen | Aufwendungen | Minderungen | G+V-Konto | Verlust | Aufwendungen | Aufwendungen | Personal | Unterkonten | Gewinn | Berufsgenossenschaften | Haben | Passivkonto | Eigenkapital | vermehren | Schlussbilanzkonto | Soll | Erträge | Bestandskonten | Bestände | der/die geheilte Patient/geheilte Patientin | Ausgaben | Haben | Vorräte | Erlöse | Aufwendungen | Eigenkapital | Gewinn | Privatpersonen | Aufwendungen | Erträge | Erträge |

Lernfeld 3

3. a. Richten Sie die Konten ein.
b. Eröffnen Sie die Bestandskonten.
c. Buchen Sie die Geschäftsvorfälle sowie die Abschlussangaben in das Grund- und Hauptbuch.
d. Führen Sie den Abschluss durch.

Geschäftsfälle

1. Banküberweisung an die Zentralwäscherei	25 000,00 EUR
2. Zieleinkauf von Lebensmitteln zum sofortigen Verbrauch	151 200,00 EUR
3. Bareinkauf eines Schreibtisches	940,00 EUR
4. Darlehnsaufnahme bei der Bank	200 000,00 EUR
5. Lohnzahlung durch Banküberweisung	252 000,00 EUR
6. Banküberweisung der Grundsteuer	8 400,00 EUR
7. Bankscheck der AOK Rheinland für Erlöse aus DRGs	545 000,00 EUR
8. Banküberweisung der Gehälter	42 000,00 EUR
9. Zieleinkauf von Arzneimitteln zur Lagerung	33 600,00 EUR
10. Barabhebung von der Bank	17 600,00 EUR
11. Barzahlung der Chemikalien zum sofortigen Verbrauch für den Wasseraufbereiter	2 060,00 EUR
12. Banküberweisung für den Strom- und Gasverbrauch	16 800,00 EUR
13. Bankscheck der Berufsgenossenschaft	394 000,00 EUR
14. Banküberweisung der Zinsen für Betriebsmittelkredite	140 000,00 EUR
15. Einkauf von OP-Bedarf zum sofortigen Einsatz im OP	168 940,00 EUR
16. Barzahlung der BEK für den Ausgleich von Rechnungskürzungen	6 000,00 EUR

Anfangsbestände:

Bebaute Grundstücke mit Betriebsbauten	300 000,00 EUR
Technische Anlagen	45 000,00 EUR
Einrichtung und Ausstattung	55 000,00 EUR
Forderungen a. L. L.	30 000,00 EUR
Bank	180 000,00 EUR
Kasse	5 400,00 EUR
Eigenkapital	430 780,00 EUR
Darlehensschulden	150 000,00 EUR
Verbindlichkeiten a. L. L.	34 620,00 EUR

Zu verwendende Konten:

010 Bebaute Grundstücke, 060 Techn. Anlagen in Betriebsbauten, 070 Einrichtung und Ausstattung in Betriebsbauten, 101 Vorräte medizinischer Bedarf (ohne Anfangsbestand), 12 Forderungen a. L. L., 131 Kasse, 135 Bank, 20 Eigenkapital, 32 Verbindlichkeiten a. L. L., 34 Verbindlichkeiten gegenüber Kreditinstituten, 408 Erlöse aus DRG-Fallpauschalen, 60 Löhne und Gehälter, 65 Lebensmittel und bezogene Leistungen, 66 Medizinischer Bedarf, 67 Wasser, Energie, Brennstoffe, 70 Aufwendungen für zentrale Dienstleistungen, 730 Steuern, 74 Zinsen und ähnliche Aufwendungen, 850 Eröffnungsbilanzkonto, 857 G+V-Konto, 8580 Schlussbilanzkonto

Lernfeld 3

2 Das System der Umsatzsteuer in einem Krankenhaus

2.1 Allgemeine Grundlagen

*Lernfeld 10
Konjunkturzyklus*

SITUATIONSVORGABE

Christian sieht in einer Fachzeitschrift nachfolgende Abbildung. „Die Mehrwertsteuer macht ja einen großen Teil der Steuereinnahmen aus", sprudelt es aus ihm in einem Gespräch mit Herrn Walter heraus, „da müssen wir als Krankenhaus sicherlich auch ganz schön tief in die Tasche greifen." Herr Walter erklärt: „Das Krankenhaus hat bei dieser Steuer nur dann eine finanzielle Belastung, wenn die Umsätze direkt etwas mit dem eigentlichen Zweck unseres Krankenhauses zu tun haben." Christian ist verwundert: „Ja, was hat denn nichts damit zu tun? Und wer muss die ganze Mehrwertsteuer denn dann tragen?"

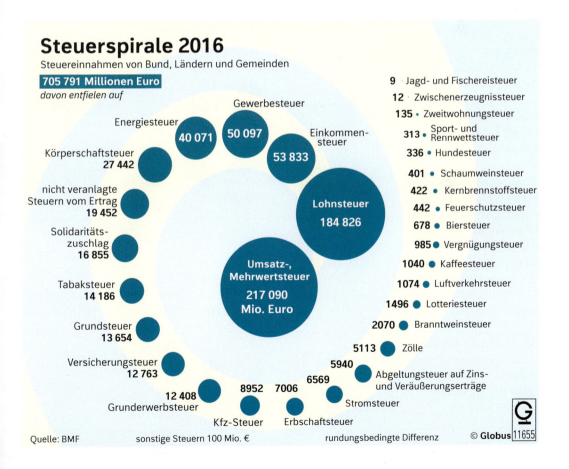

59

Lernfeld 3

2.2 Umsatzsteuer bei eng mit dem Krankenhaus verbundenen Umsätzen

ARBEITSAUFTRÄGE

1. Ergänzen Sie die Tabelle.
2. Ordnen Sie die Begriffe „Vorsteuer" und „Umsatzsteuer" den Konten „Verbindlichkeiten" und „Forderungen" zu und erläutern Sie diese Zuordnung.
3. Erklären Sie den Begriff der Mehrwertsteuer.
4. Beschreiben Sie, wie das jeweilige Unternehmen die Zahllast an das Finanzamt ermittelt.
5. Erläutern Sie, welche Bedeutung die Mehrwertsteuer für ein Krankenhaus hat.
6. Begründen Sie, warum die Umsatzsteuer für die Unternehmen „erfolgsneutral" ist.

			Finanzamt	
			Rückvergütung	Einnahme
Erzeuger liefert an Großhändler				
Warenwert		1 000,00 EUR		
19 % Mehrwertsteuer		190,00 EUR		190,00 EUR
Rechnungsbetrag		1 190,00 EUR		
Großhändler liefert an Einzelhändler				
Einkaufspreis (netto)		1 000,00 EUR		
60 % Gewinn	600,00 EUR	1 600,00 EUR		
19 % Mehrwertsteuer		304,00 EUR	190,00 EUR	304,00 EUR
Rechnungsbetrag		1 904,00 EUR		
Einzelhändler liefert an das Krankenhaus				
Einkaufspreis (netto)	1 600,00 EUR			
100 % Gewinn	1 600,00 EUR	3 200,00 EUR		
19 % Mehrwertsteuer		608,00 EUR	304,00 EUR	608,00 EUR
Rechnungsbetrag		3 808,00 EUR	494,00 EUR	1 102,00 EUR
Das Finanzamt hat aus diesem Vorgang Einnahmen aus der Mehrwertsteuer in Höhe von	1 102,00 EUR			
Vergütete Vorsteuer	494,00 EUR			
Steuer-Einnahme	608,00 EUR			
Das Krankenhaus trägt als Endverbraucher	3 200,00 EUR			
19 % Mehrwertsteuer	608,00 EUR			
	3 808,00 EUR			

Lernfeld 3

Stufen der Wirtschaftlichkeitskette	Verkaufspreise netto	Anschaffungspreise der Vorleistungen (netto)	Wertschöpfung (Mehrwert)	Umsatzsteuer	Vorsteuer	Zahllast
Erzeuger	①	②	③	④	⑤	⑥
Großhändler	⑦	⑧	⑨	⑩	⑪	⑫
Einzelhändler	⑬	⑭	⑮	⑯	⑰	⑱
Nettopreis für den Endverbraucher			⑲			
+ Umsatzsteuer für den Endverbraucher		⑳				
Kaufpreis für den Endverbraucher		㉑				

GUT ZU WISSEN – WANN GREIFT DAS SYSTEM DER UMSATZSTEUER

Unternehmer → Verkauf → Steuersubjekt

- Leistungsaustausch (Lieferung von Waren/Erbringen von Leistungen)
- Mindestens zwei verschiedene Personen
- im Inland
- Leistung und Gegenleistung (Entgelt) muss gegeben sein

Merke

» Krankenhausbehandlungen und ärztliche Heilbehandlungen sind unter bestimmten Voraussetzungen umsatzsteuerbefreit. Zur Umsatzsteuerbefreiung im Sinne des Umsatzsteuergesetzes (UStG) wird auch von mit dem Krankenhaus „eng verbundenen Umsätzen" gesprochen. Diese sind für das Krankenhaus typisch und unerlässlich, regelmäßig und kommen allgemein beim laufenden Betrieb vor und hängen damit unmittelbar oder mittelbar zusammen. (Für die Umsatzsteuerbefreiung ist dabei grundsätzlich eine heilkundliche Leistung notwendig.) Zur Ausübung der Heilkunde gehören nach dem Umsatzsteueranwendungserlass – Stand 31.12.2016 – Tätigkeiten, die zum Zweck der Vorbeugung, Diagnose, Behandlung und, soweit möglich, der Heilung von Krankheiten oder Gesundheitsstörungen bei Menschen vorgenommen werden.[1,2] Die eingehenden Lieferantenrechnungen setzen sich zusammen aus den reinen Nettopreisen und der in Rechnung gestellten Mehrwertsteuer.

---

[1] Die befreiten Leistungen müssen der medizinischen Behandlung einer Krankheit oder einer anderen Gesundheitsstörung dienen. Sie müssen dem Schutz der Gesundheit des Betroffenen dienen. Dies gilt unabhängig davon, um welche konkrete heilberufliche Leistung es sich handelt (Untersuchung, Gutachten, Attest usw.), für wen sie erbracht wird (Patient, Gericht, Sozialversicherung) und wer sie erbringt (freiberuflicher oder angestellter Arzt, Heilpraktiker, Physiotherapeut oder Unternehmer, der ähnliche heilberufliche Tätigkeiten ausübt, bzw. Krankenhäuser, Kliniken usw.). Heilberufliche Leistungen sind daher nur steuerfrei, wenn bei der Tätigkeit ein therapeutisches Ziel im Vordergrund steht.

[2] Im Umsatzsteuergesetz sowie in dem dazugehörigen Umsatzsteueranwendungserlass sind die Voraussetzungen zur Umsatzsteuerbefreiung für weitere Einrichtungen des Gesundheitswesens geregelt, so z. B. für Leistungen der Alten- und Pflegeheime, Medizinischer Versorgungszentren sowie der Vorsorge- und Rehabilitationseinrichtungen.

Lernfeld 3

» Die Mehrwertsteuer ist bei Krankenhäusern, wenn sie umsatzsteuerbefreit sind, nicht als Vorsteuer absetzbar und somit Bestandteil des Einkaufspreises. Umsatzsteuerlich gesehen ist das Krankenhaus damit dem Endverbraucher gleichzusetzen.

» Umsätze, die nach steuerlicher Auffassung nicht dem Krankenhausbetrieb „eng verbunden" sind, sind die sogenannten sekundären Leistungen. Nicht befreit sind zum Beispiel mit diesen Leistungen erzielte Umsätze, mit denen das Krankenhaus mit anderen Unternehmen in Wettbewerb tritt, wie beispielsweise die kurzfristige Beherbergung (Wettbewerb mit dem Hotel-Gewerbe) und insbesondere die Betreibung wirtschaftlicher Geschäftsbetriebe. Derartige Umsätze sind umsatzsteuerpflichtig und aus den dafür getätigten Einkäufen auch von der Vorsteuer abzugsberechtigt. Beispiele für nicht eng verbundene Umsätze:

1. die entgeltliche Abgabe von Speisen und Getränken an Besucher;

2. die Lieferungen von Arzneimitteln an das Personal oder Besucher sowie die Abgabe von Medikamenten gegen gesondertes Entgelt an ehemals ambulante oder stationäre Patienten zur Überbrückung;

3. die Arzneimittellieferungen einer Krankenhausapotheke an Krankenhäuser anderer Träger sowie die entgeltlichen Medikamentenlieferungen an ermächtigte Ambulanzen des Krankenhauses, an Polikliniken, an Institutsambulanzen, an sozialpädiatrische Zentren – soweit es sich in diesen Fällen nicht um steuerbare Innenumsätze des Trägers der jeweiligen Krankenhausapotheke handelt – und an öffentliche Apotheken;

4. die Abgabe von nicht patientenindividuell hergestellten Medikamenten zur unmittelbaren Anwendung durch ermächtigte Krankenhausambulanzen an Patienten während der ambulanten Behandlung sowie die Abgabe von Medikamenten durch Krankenhausapotheken an Patienten im Rahmen der ambulanten Behandlung im Krankenhaus;

5. die Erstellung von Alkohol-Gutachten, Zeugnissen oder Gutachten über das Sehvermögen, über Berufstauglichkeit oder in Versicherungsangelegenheiten; Untersuchungsleistungen wie z.B. Röntgenaufnahmen zur Erstellung eines umsatzsteuerpflichtigen Gutachtens;

6. ästhetisch-plastische Leistungen, soweit ein therapeutisches Ziel nicht im Vordergrund steht. Indiz hierfür kann sein, dass die Kosten regelmäßig nicht durch Krankenversicherungen übernommen werden;

7. Leistungen zur Prävention und Selbsthilfe im Sinne des § 20 SGB V, die keinen unmittelbaren Krankheitsbezug haben, weil sie lediglich „den allgemeinen Gesundheitszustand verbessern und insbesondere einen Beitrag zur Verminderung sozial bedingter Ungleichheiten von Gesundheitschancen erbringen" sollen – § 20 Abs.1 Satz 2 SGB V;

8. Supervisionsleistungen;

9. die Leistungen der Zentralwäscherei. Dies gilt sowohl für Fälle, in denen ein Krankenhaus in seiner Wäscherei auch die Wäsche anderer Krankenhäuser reinigt, als auch für die Fälle, in denen die Wäsche mehrerer Krankenhäuser in einer verselbstständigten Wäscherei gereinigt wird;

10. die Telefongestellung an Patienten, die Vermietung von Fernsehgeräten und die Unterbringung und Verpflegung von Begleitpersonen;

11. Die Veräußerung des gesamten beweglichen Anlagevermögens und der Warenvorräte nach Einstellung des Betriebs (es kann jedoch die Steuerbefreiung nach § 4 Nr. 28 UStG in Betracht kommen).

Lernfeld 3

ZUSAMMENFASSUNG

- Eng mit dem Krankenhaus verbundene Umsätze sind umsatzsteuerbefreit". Für eine „klassische" Krankenhausbehandlung muss das Krankenhaus also keine Umsatzsteuer an das Finanzamt abführen. Im Gegenzug bucht das Krankenhaus bei den für diese „klassischen" Leistungen eingehenden Eingangsrechnungen den Bruttopreis (Nettopreis zuzüglich in Rechnung gestellter Mehrwertsteuer), weil es wegen der Umsatzsteuerbefreiung auch nicht vorsteuerabzugsberechtigt ist, sich die in Rechnung gestellte Mehrwertsteuer für die in diesem Zusammenhang getätigten Einkäufe nicht vom Finanzamt wiederholen kann.

- Bei nicht befreiten Umsätzen muss das Krankenhaus die Umsatzsteuer an das Finanzamt abführen und holt sich diese von seinen Kunden wieder zurück. Die finanzielle Last liegt also beim Privatkunden. Die von den Lieferanten in Rechnung gestellte Umsatzsteuer holt sich das Krankenhaus bei nicht eng verbundenen Umsätzen als Vorsteuer vom Finanzamt wieder.

- Mehrwertsteuer bedeutet, dass jeweils der „Mehrwert" versteuert wird (Umsatzsteuer – Vorsteuer).

- Das Finanzamt erhält in der Regel bis zum 10. des Folgemonats die Meldung über die abzuführende Umsatzsteuer. Eventuelle Differenzen werden am Jahresende mit der Jahressteuererklärung korrigiert.

- Übersteigt der Vorsteuerbetrag den gebuchten Umsatzsteuerbetrag, tritt ein sogenannter „Vorsteuerüberhang" auf. Das Finanzamt muss die Differenz auszahlen. Am 31.12. ist diese Differenz auf der Habenseite des Vorsteuerkontos auf der Sollseite des Schlussbilanzkontos gegenzubuchen.

- Der allgemeine Umsatzsteuersatz beträgt 19 %, der ermäßigte, z. B. für Lebensmittel und Bücher 7 %.

2.3 Umsatzsteuer bei nicht eng mit dem Krankenhaus verbundenen Umsätzen

SITUATIONSVORGABE

Die Schossklinik beliefert zwei weitere Krankenhäuser im näheren Umkreis mit Lebensmitteln und Apothekenwaren aus der hauseigenen Apotheke. Für den Monat Dezember ist die entsprechende Umsatzsteuer zu buchen. Ihnen liegt der nachfolgende Auszug aus der Anlage zur Umsatzsteuervoranmeldung für Dezember vor:

MATERIALIEN

Institution	Wareneinsatz	Aufschlag 14 %	UST	Vorsteuer
St. Elisabeth 19 %	56 280,88 EUR (1)	7 879,14 EUR (2)	12 190,40 EUR (3)	10 693,36 EUR (4)
St. Elisabeth 7 %	458,07 EUR (5)	64,13 EUR (6)	36,55 EUR (7)	32,06 EUR (8)
Paracelsus 19 %	4 297,07 EUR	601,59 EUR	930,74 EUR	816,44 EUR
Paracelsus 7 %	4,87 EUR	0,68 EUR	0,39 EUR	0,34 EUR
Gesamt	61 040,89 EUR	8 545,54 EUR	13 158,08 EUR	11 542,20 EUR
Zahllast: 1 615,88 EUR				

Lernfeld 3

Folgende Buchungen fanden auf der Grundlage der Geschäftsbeziehungen mit dem St. Elisabeth Hospital in der Finanzbuchhaltung der Schlossklinik statt:[1]

1. Buchung bei Beschaffung der Waren durch die Schlossklinik[2]

669970 Wareneinsatz	67 464,37 EUR (1 + 4 + 5 + 8)
an 32 Verbindl. a. L. L.	67 464,37 EUR (1 + 4 + 5 + 8)

S	669970 Wareneinsatz	H	S	32 Verbindl. L. L.	H
32	67 464,37			669970	67 464,37

2. Buchung beim Absatz der Waren an das St. Elisabeth Hospital

12 Forderungen a. L. L.	76 909,17 EUR (1 + 2 + 3 + 5 + 6 + 7)
an 45 Erträge aus Hilfs- und Nebenbetrieben	64 682,22 EUR (1 + 2 + 5 + 6)
an 372450 USt 19 %	12 190,40 EUR (3)
an 372500 USt 7 %	36,55 EUR (7)

163150 Vorsteuer 19 %	10 693,36 EUR (4)
163200 Vorsteuer 7 %	32,06 EUR (8)
an 669970 Wareneinsatz	10 725,42 EUR (4 + 8)

S	12 Forderungen a. L. L.	H	S	45 Erträge aus Hilfs- und Nebenbetrieben	H
45/372450/ 372500	76 909,17			12	64 682,22

S	372450 USt 19 %	H	S	372500 USt 7 %	H
	12	12 190,40		12	36,55

S	163150 VSt 19 %	H	S	163200 VSt 7 %	H
669970	10 693,36		669970	32,06	

S	669970 W.einsatz	H
32	67 464,37	163150	10 693,36
		163200	32,06

---

[1] Hinweis: Der Kontenrahmen der KHBV wurde hier, entsprechend den Erfordernissen für nicht eng mit dem Krankenhaus verbundene Umsätze, krankenhausindividuell differenziert.

[2] Hier erfolgt zunächst eine Bruttobuchung, weil die Lieferung auch Waren enthalten könnte, die für hauseigene Zwecke genutzt werden. Für diese Waren würde der Vorsteuerabzug entfallen (in diesem Beispiel ist das nicht der Fall).

Lernfeld 3

3. Ermittlung und Buchung der Zahllast

   372450 UST 19 %   10 693,36 EUR
       an 163150 Vorsteuer 19 %   10 693,36 EUR
   372500 UST 7 %   32,06 EUR
       an 163200 Vorsteuer 7 %   32,06 EUR

S	372450 USt 19 %	H	S	372500 USt 7 %	H
163150	10 693,36 | 12	12 190,40	163200	32,06 | 12	36,55

S	163150 VSt 19 %	H	S	163200 VSt 7 %	H
669970	10 693,36 | 372450	10 693,36	669970	32,06 | 372500	32,06

4. Am 10. des Folgemonats ist die Zahllast von der Schlossklinik an das Finanzamt abzuführen:

   a. Bei Überweisung der Zahllast wird gebucht:
      372450 Umsatzsteuer 19 %   1 497,04 EUR
      372500 Umsatzsteuer 7 %   4,49 EUR
          an 135 Bank   1 501,53 EUR

S	372450 USt 19 %	H	S	372500 USt 7 %	H
163150	10 693,36 | 12	12 190,40	163200	32,06 | 12	36,55
135	1 497,04 |		135	4,49 |	

S	163150 VSt 19 %	H	S	163200 VSt 7 %	H
669970	10 693,36 | 372450	10 693,36	669970	32,06 | 372500	32,06

   b. Bilanzierung der Zahllast (Buchung im Monat Dezember)
      372450 Umsatzsteuer 19 %   1 497,04 EUR
      372500 Umsatzsteuer 7 %   4,49 EUR
          an 8580 SBK   1 501,53 EUR

S	372450 USt 19 %	H	S	372500 USt 7 %	H
163150	10 693,36 | 12	12 190,40	163200	32,06 | 12	36,55
8580	1 497,04 |		8580	4,49 |	

S	163150 VSt 19 %	H	S	163200 VSt 7 %	H
669970	10 693,36 | 372450	10 693,36	669970	32,06 | 372500	32,06

ARBEITSAUFTRAG

Bilden Sie die entsprechenden Buchungssätze, wenn der Geschäftspartner das Paracelsus Hospital ist, und führen Sie die Buchungen durch.

Lernfeld 3

AUFGABEN

1. Ein Krankenhaus hat in einem Monat Apothekenbedarf im Nettowert von 80 000,00 EUR + 19 % USt zum weiteren Verkauf eingekauft.
   Im selben Monat wurden diese Waren zum Nettopreis von 120 000,00 EUR + 19 % USt an zwei umliegende Krankenhäuser verkauft.
   a. Wie lauten die Buchungssätze für die Einkaufs- und Verkaufsvorgänge, wenn die Bezahlung jeweils mit Bankscheck erfolgte?
   b. Richten Sie die Konten 163150 Vorsteuer und 372450 Umsatzsteuer ein, und buchen Sie die Steuerbeträge auf diesen Konten.
   c. Wie hoch ist die Wertschöpfung des Krankenhauses bei diesem Vorgang?
   d. Ermitteln Sie die Zahllast buchhalterisch.
   e. Wie lautet der Buchungssatz, wenn die Zahllast
      – durch Banküberweisung beglichen wird?
      – passiviert werden soll?

2. Die Lebensmitteleinkäufe für ein umliegendes Krankenhaus betragen im Monat Dezember 320 000,00 EUR und die Verkäufe dieser Waren an das nahe gelegene Altenheim im gleichen Zeitraum 445 000,00 EUR. Es handelt sich um Nettobeträge, Einkauf und Verkauf wurden noch nicht bezahlt.
   a. Wie hoch ist der Umsatzsteuersatz?
   b. Wie hoch ist die Wertschöpfung des Krankenhauses bei diesem Vorgang?
   c. Richten Sie die für die Buchung erforderlichen Konten ein und buchen Sie auf diesen Konten.
   d. Schließen Sie die Konten zum Bilanzstichtag (31. Dezember) ab.

3. Sie sind Angestellte des Krankenhauses Buxtehude und bekommen folgenden Buchungssatz von Ihrem Vorgesetzten, dem Leiter der Finanzabteilung, vorgelegt.

   372450 USt 19 % **687,53 EUR**
       an 163150 Vorsteuer 19 % **687,53 EUR**

   „So", sagt dieser, „wollen wir doch mal sehen, was Sie in der Schule bisher gelernt haben."
   Beantworten Sie bitte folgende Fragen:

   a. Schildern Sie mit eigenen Worten den Geschäftsvorfall, der hinter diesem Buchungssatz steckt, und begründen Sie die Notwendigkeit dieser Buchung.
   b. Ergänzen Sie die Konten (mit Ermittlung der Zahllast).

S	163150 Vorsteuer	H	S	372450 USt	H
669970	372450		163150	12	800,00
			135		

   c. Bilden Sie für den zugrunde liegenden Einkaufs- bzw. Verkaufsvorgang den jeweils passenden Geschäftsfall.
   d. Wie lautet der Buchungssatz, wenn die Zahllast am 10. des Folgemonates an das Finanzamt überwiesen wird?

Lernfeld 3

4. Der Krankenhaus-Kiosk der Schlossklinik hat Anfang Dezember diverse Süßwaren geliefert bekommen, die zum Teil auch erst in den Folgemonaten verkauft werden.

   a. Ermitteln Sie buchhalterisch den Vorsteuerüberhang.

S	163200 Vorsteuer	H	S	372500 Umsatzsteuer	H
6501	1 050,00 EUR			131	350,00 EUR

   b. Bilden Sie den Buchungssatz für den Abschluss des Vorsteuerkontos am 31.12.
   c. Wie lautet der Buchungssatz, wenn das Finanzamt den Betrag im Januar nächsten Jahres überweist?

Lernfeld 3

3 Besonderheiten bei Buchungen im Beschaffungsbereich

SITUATIONSVORGABE

In der Buchhaltung der Schlossklinik soll eine Rechnung über den Netto-Listenpreis von 2 400,00 EUR für Vorräte des medizinischen Bedarfs beglichen werden. Des Weiteren werden 120,00 EUR brutto Transportkosten separat vom Spediteur in Rechnung gestellt. Die Anweisung des kaufmännischen Leiters lautet: „Nutzen Sie alle Konditionen aus." Die Rechnung beinhaltet einen Treuerabatt von 5 %. Des Weiteren werden 2 % Skonto eingeräumt.

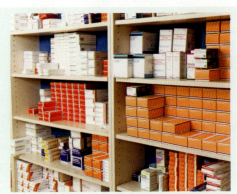

MATERIALIEN

Gemäß der Wertansätze der Vermögensgegenstände und Schulden gilt § 255 HGB (KHBV regelt hier nichts anderes). Dort hat der Gesetzgeber die Anschaffungskosten wie folgt definiert: Anschaffungskosten sind die Aufwendungen, die geleistet werden, um einen Vermögensgegenstand zu erwerben und ihn in einen betriebsbereiten Zustand zu versetzen, soweit sie dem Vermögensgegenstand einzeln zugeordnet werden können. Zu den Anschaffungskosten gehören auch die Nebenkosten sowie die nachträglichen Anschaffungskosten. Anschaffungspreisminderungen sind abzusetzen.

Kalkulationsschema:

Stufe 1	Listenpreis (netto) Rabatt	(100 %) (100 %)	
Stufe 2	= Zieleinkaufspreis (netto) + Umsatzsteuer	(95 %)	(100 %) (19 %)
Stufe 3	= Zieleinkaufspreis (brutto) − Skonto	(119 %)	(100 %) (2 %)
Stufe 4	= Bareinkaufspreis + Bezugskosten brutto	(98 %)	(100 %)
	= Bezugspreis		

Lösungsschritte
Stufe 1
100 % entsprechen 2 400,00 EUR
 95 % entsprechen   X   EUR

$$X = \frac{2\,400 \cdot 95}{100} = 2\,280{,}00 \text{ EUR}$$

Stufe 2
100 % entsprechen 2 280,00 EUR
119 % entsprechen X EUR

$$X = \frac{2\,280,00 \cdot 119}{100} = 2\,713,20 \text{ EUR}$$

Stufe 3
100 % entsprechen 2 713,20 EUR
 98 % entsprechen X EUR

$$X = \frac{2\,713,20 \cdot 98}{100} = 2\,658,93 \text{ EUR}$$

Bezugspreis: 2 778,93 EUR

Buchungssatz bei Eingang der Rechnung:		
101 Vorräte medizinischer Bedarf	2 833,20 EUR	
an 32 Verbindlichkeiten a. L. L.		2 833,20 EUR
Buchungssatz bei Rechnungsausgleich:		
32 Verbindlichkeiten a. L. L.	2 833,20 EUR	
an 135 Guthaben bei Kreditinstituten		2 778,93 EUR
an 571 Skonti		54,26 EUR

INFORMATIONSTEXT

Zu den Anschaffungskosten eines Wirtschaftsgutes gehören außer dem Anschaffungspreis (Rechnungspreis) alle bei der Beschaffung anfallenden Nebenkosten. **Anschaffungsnebenkosten** sind insbesondere Rollgeld, Fracht, Transportversicherung. Wird Verpackung, die zur Schonung der Güter während des Transportes benötigt wird, in Rechnung gestellt, so zählt man diese auch dazu. Buchhalterisch sind die Anschaffungsnebenkosten als Bezugskosten zu bezeichnen. Sie müssen zusammen mit den Anschaffungskosten aktiviert werden.

Die **Rücksendungen** an Lieferanten und auch Gutschriften, die von Lieferanten aufgrund von Mängelrügen und Umsatzbonifikationen gewährt werden, mindern den Bezugspreis der bezogenen Wirtschaftsgüter. Die Rücksendungen und Gutschriften werden den Bestandskonten unmittelbar gutgeschrieben, da ein besonderes Unterkonto für diese Vorgänge meistens nicht geführt wird.

Skonto ist ein Preisnachlass für vorzeitige Zahlung. Der vom Käufer erzielte Preisnachlass ist erheblich. In den meisten Fällen lohnt es sich sogar, einen Kredit aufzunehmen und den Abzug von Skonto in Anspruch zu nehmen. Folgende Beispielrechnung zeigt diesen Vorteil bei einem Rechnungsbetrag von 10 000,00 EUR und Zinsen von 10 %, die die Bank für den Kredit berechnet. Bei sofortiger Zahlung konnten 2 % Skonto in Anspruch genommen werden, ansonsten 30 Tage auf Ziel.

Lernfeld 3

Skontoertrag: 2 % von	10 000,00 EUR	= 200,00 EUR Skontoertrag
Kreditkosten: 10 % von	9 800,00 EUR für 28 T. =	76,22 EUR Kreditkosten
Gewinn:		123,78 EUR

Skonto ist ein Preisnachlass für vorzeitige Zahlung und somit ein Zinsersatz.

In der Krankenhausbuchführung werden insbesondere bei den geförderten Anlagegütern direkt die um den Skontobetrag reduzierten Anschaffungskosten auf das entsprechende Anlagekonto gebucht. Dies ist, neben den gesetzlichen Vorschriften der KHBV bzw. des HGB, notwendig, um die Fördermittelverwendung sauber darstellen zu können.

Dagegen werden in der Praxis die Skontobeträge bei Materialeinkäufen, insbesondere wegen fehlender Nachlasskonten, als Erträge, wie in obigem Beispiel, gebucht.

Rabatt ist ein Preisnachlass, der aus besonderen Gründen gewährt wird. Folgende Gründe sind für die Gewährung von Rabatten üblich:

Rabattgrund	Erläuterung
Mengenrabatt	Wird beim Bezug großer Mengen gewährt.
Treuerabatt	Laufender Bezug bei einem Lieferer, wird oft am Ende des Jahres gewährt.
Sonderrabatt	Wird aus besonderen Anlässen gewährt, wie Firmenjubiläum, Räumungsverkauf.
Personalrabatt	Die Angestellten eines Unternehmens erhalten beim Einkauf einen besonderen Rabatt.
Naturalrabatt	Dies ist eine Sonderform des Mengenrabattes. Bei Abnahme einer bestimmten Menge erhält der Käufer kostenlos eine bestimmte Menge der bestellten Ware.

Bei der Materialbeschaffung auf den Rechnungspreis gewährte Rabatte, z. B. ein Treuerabatt, werden buchhalterisch nicht gesondert erfasst. Gebucht wird der um den Rabatt verminderte Nettopreis zuzüglich der in Rechnung gestellten Mehrwertsteuer.

> **Merke**
>
> » Alle Wirtschaftsgüter sind bei Erwerb mit ihren Anschaffungskosten zu aktivieren.
>
> » Die Anschaffungskosten setzen sich zusammen aus dem Anschaffungspreis (Listenpreis ./. Sofortrabatte), abzüglich Anschaffungspreisminderungen (nachträgliche Preisnachlässe, Skonti), zuzüglich den Anschaffungsnebenkosten (Bezugskosten).
>
> » Sofortrabatte werden buchhalterisch nicht gesondert erfasst.
>
> » Die Anschaffungsnebenkosten sind zusammen mit dem Anschaffungspreis auf dem entsprechenden Konto zu aktivieren.
>
> » Rücksendungen, Gutschriften und Umsatzbonifikationen werden dem entsprechenden Bestandskonto unmittelbar gutgeschrieben. Ein separates Konto existiert in der KHBV nicht.
>
> » Bei Anlagegütern wird direkt der um den Skontobetrag geminderte Anschaffungspreis auf das Anlagekonto gebucht.
>
> » In der Praxis wird bei Materialkäufen der Skontobetrag bei entsprechender Fristeinhaltung auf das Konto „571 Skonti" gebucht und so der entsprechende Überweisungsbetrag gemindert.

Lernfeld 3

ARBEITSAUFTRÄGE

Gruppe 1:
1. Stellen Sie die buchhalterische Auswirkung von in Rechnung gestellten Anschaffungsnebenkosten in eigenen Worten dar.
2. Finden Sie konkrete Beispiele aus dem Krankenhausalltag für solche Bezugskosten.
3. Bilden Sie den Buchungssatz für folgenden Geschäftsvorfall: Die Fracht vom Bezug Vorräte med. Bedarf in Höhe von 50,00 Eur netto + 19 % MwSt wird bar bezahlt.

Gruppe 2:
1. Stellen Sie die buchhalterischen Auswirkungen von Rücksendungen und Gutschriften in eigenen Worten dar.
2. Bilden Sie einen Geschäftsvorfall für eine Gutschrift in Höhe von 200,00 Eur netto aufgrund teilweise verdorbener Lebensmittel und formulieren Sie anschließend den dazu passenden Buchungssatz.
3. Bilden Sie den Buchungssatz für folgenden Geschäftsvorfall: Gutschriftsanzeige eines Lieferanten für Boni aufgrund einer vereinbarten vierteljährlichen Abrechnung, Umsatzvergütung 4 %. Nettowarenwert des bezogenen Wirtschaftsbedarfs 75 000,00 Eur.

Gruppe 3:
1. Stellen Sie die buchhalterische Auswirkung von Skonti in eigenen Worten dar.
2. Bilden Sie einen Geschäftsvorfall für eine Banküberweisung an einen Lieferanten, Zieleinkaufspreis brutto 11 000,00 Eur unter Abzug von 3 % Skonto und formulieren Sie anschließend den dazu passenden Buchungssatz (571 – Skonti).
3. Ihnen liegt folgende Rechnung vor:

1 PC Fujitsu Celsius 7550	600,00 EUR
1 LED-Monitor 28" U28E590D	300,00 EUR
1 Tastatur ASUS Cerberus USB	40,00 EUR
1 Maus Logitech M 705 Wireless	20,00 EUR
Zwischensumme	960,00 EUR
+ MwSt 19 %	182,40 EUR
Gesamtsumme	**1 142,40 EUR**

Des Weiteren stellen wir Ihnen 119,00 EUR Anschlusskosten in Rechnung.
Buchen Sie den Erhalt der Rechnung unter Berücksichtigung von 3 % Skonto.

Gruppe 4:
1. Stellen Sie die buchhalterische Auswirkung von Rabatten in eigenen Worten dar.
2. Formulieren Sie den passenden Buchungssatz für einen Zieleinkauf von Verbandsmaterial zu einem Listenpreis von 6 000,00 EUR, das nicht sofort verbraucht wird, unter Berücksichtigung von 20 % Rabatt.

Achtung: Die Ergebnisse sind im Plenum mithilfe des Tafeleinsatzes zu präsentieren.

Lernfeld 3

AUFGABEN

1. Nachfolgende Geschäftsfälle sind in einem Krankenhaus in Buxtehude im vergangenen Geschäftsjahr angefallen. Bilden Sie die Buchungssätze.

    a. Eine Rechnung für gekaufte medizinische Geräte geht ein, Bareinkaufspreis brutto 10 000,00 EUR.

    b. Arzneimittel, die von der Station erst im nächsten Monat benötigt werden, werden uns zu einem Nettopreis von 4 000,00 EUR gegen Rechnung geliefert.

    c. Fracht und Rollgeld (Kosten für die Anfuhr) für Reinigungsmittelverbrauch in Höhe von 50,00 EUR netto werden bar bezahlt.

    d. Die Sparkasse belastet uns mit Zinsen in Höhe von 6 450,00 EUR für ein Darlehen.

    e. Die Rechnung an einen Privatpatienten in Höhe von 4 300,00 EUR für ambulante Behandlung wird erteilt.

    f. Die Anschaffung eines Kopiergerätes in Höhe von 500,00 EUR netto bezahlen wir mit Bankscheck.

    g. Wir bezahlen Waschmittel zum sofortigen Verbrauch in Höhe von 100,00 EUR brutto bar.

    h. Rücksendung von irrtümlich doppelt gelieferten Reinigungsmitteln in Höhe 60,00 EUR netto.

    i. Es wird eine Ausgangsrechnung an die Krankenkasse für die ambulante Behandlung von Patienten in Höhe von 11 450,00 EUR verschickt.

    j. Die Miete für einen Lehrsaal, der für Fortbildungsveranstaltungen der Ärztekammer vermietet wird, geht in Höhe von 1 000,00 EUR auf unser Bankkonto ein.

    k. Eine Rechnung in Höhe 4 000,00 EUR netto wird unter Abzug von 3 % Rabatt und 2 % Skonto per Bankscheck bezahlt (hierbei wird unterstellt, dass es sich um Materialeinkäufe handelt).

    l. Der Stammzulieferer sendet 1000 Paar Einmalhandschuhe zu folgenden Bedingungen:
    Listenpreis netto je 100 Paar Einmalhandschuhe: 77,00 EUR
    Mengenrabatt ab 800 Paar Handschuhe 5 %
    Verpackung und Lieferung, netto: 30,00 EUR

Zu verwendende Konten: 070 Einrichtung und Ausstattungen in Betriebsbauten, 101 Vorräte medizinischer Bedarf, 103 Vorräte Wirtschaftsbedarf, 12 Forderungen a. L. L., 131 Kasse, 135 Bank, 32 Verbindlichkeiten a. L. L., 42 Erlöse aus ambulanten Leistungen, 57 Sonstige ordentliche Erträge, 571 Skonti, 6604 Ärztliches und pflegerisches Verbrauchsmaterial, Instrumente, 68 Wirtschaftsbedarf, 742 Zinsaufwendungen

4 Wertverlust bei abnutzbaren Anlagegütern

SITUATIONSVORGABE

Das private Krankentransportunternehmen „Gelbes Kreuz" nutzt seine Krankenwagen gewöhnlich 5 Jahre. Am 2. Januar des Geschäftsjahres kauft das Gelbe Kreuz einen Krankenwagen mit einem Kaufpreis in Höhe von 70 000,00 EUR. Das Gelbe Kreuz denkt darüber nach, wie sich die Abnutzung und der Werteverzehr des Fahrzeuges in der Buchführung widerspiegeln.

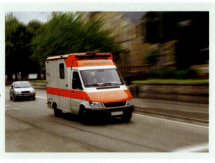

Merke

» Es gibt abnutzbares und nicht abnutzbares Anlagevermögen. Zum nicht abnutzbaren Anlagevermögen zählen z. B. Betriebsgrundstücke (nur der Grund und Boden). Beim abnutzbaren Anlagevermögen (z. B. Gebäude, Technische Anlagen in Gebäuden sowie Einrichtungen und Ausstattungen) wird die in der Wirklichkeit stattfindende Abnutzung dadurch in der Buchhaltung nachvollzogen, indem die Werte dieser Anlagegüter vermindert werden.

INFORMATIONSTEXT

Ursachen für die Abnutzung der Anlagegüter sind beispielsweise: ihr Gebrauch, Witterungseinflüsse (z. B. Rost), der technische Fortschritt.

Der Abnutzung der Anlagegüter wird durch (planmäßige) Abschreibungen Rechnung getragen.

Die Höhe der Abschreibungen ergibt sich aus der Höhe der Anschaffungs- oder Herstellungskosten des Anlagevermögens, der Nutzungsdauer und der Abschreibungsmethode.

Abschreibungen stellen Aufwendungen dar, die in der Erfolgsrechnung zu berücksichtigen sind. Im Steuerrecht (Einkommensteuergesetz) spricht man von Absetzung für Abnutzung (AfA).

Abschreibungen sind Aufwendungen, die zur Erfassung des Werteverzehrs bei abnutzbaren Anlagegütern in die Gewinn-und-Verlust-Rechnung eingehen.

Die Notwendigkeit, im Krankenhaus für wiederbeschaffte Gebrauchsgüter, d. h. Güter, deren betriebsgewöhnliche Nutzungsdauer 3 Jahre nicht überschreitet, über den verbindlichen Kontenrahmen gemäß Krankenhausbuchführungsverordnung (KHBV) zwingend eigene Konten (0761: Wiederbeschaffte, geringwertige Gebrauchsgüter und 0762: Wiederbeschaffte Gebrauchsgüter) vorzuschreiben, liegt darin begründet, dass die Aufwendungen für Abschreibungen auf wiederbeschaffte Gebrauchsgüter DRG-fähig sind. Abschreibungen auf Anlagegüter, welche gefördert oder mit Eigenmitteln finanziert wurden, sind dies nicht. Diese müssen über den Sonderposten entsprechend neutralisiert werden.[1]

---

[1] siehe Lernfeld 3, Kapitel 6.3.

MATERIALIEN

- **§ 253 HGB Wertansätze der Vermögensgegenstände und Schulden**
  (1) Vermögensgegenstände sind höchstens mit den Anschaffungs- oder Herstellungskosten, vermindert um Abschreibungen nach den Absätzen 3 und 5 anzusetzen.
  (3) Bei Vermögensgegenständen des Anlagevermögens, deren Nutzung zeitlich begrenzt ist, sind die Anschaffungs- oder die Herstellungskosten um planmäßige Abschreibungen zu vermindern. Der Plan muss die Anschaffungs- oder Herstellungskosten auf die Geschäftsjahre verteilen, in denen der Vermögensgegenstand voraussichtlich genutzt werden kann. Kann in Ausnahmefällen die voraussichtliche Nutzungsdauer eines selbst geschaffenen immateriellen Vermögensgegenstands des Anlagevermögens nicht verlässlich geschätzt werden, sind planmäßige Abschreibungen auf die Herstellungskosten über einen Zeitraum von zehn Jahren vorzunehmen. Satz 3 findet auf einen entgeltlich erworbenen Geschäfts- oder Firmenwert entsprechende Anwendung. Ohne Rücksicht darauf, ob ihre Nutzung zeitlich begrenzt ist, sind bei Vermögensgegenständen des Anlagevermögens bei voraussichtlich dauernder Wertminderung außerplanmäßige Abschreibungen vorzunehmen, um diese mit dem niedrigeren Wert anzusetzen, der ihnen am Abschlussstichtag beizulegen ist. Bei Finanzanlagen können außerplanmäßige Abschreibungen auch bei voraussichtlich nicht dauernder Wertminderung vorgenommen werden.

- **§ 6 Abs. 2 EStG**
  ¹Die Anschaffungs- oder Herstellungskosten oder der nach Absatz 1 Nr. 5 bis 6 an deren Stelle tretende Wert von abnutzbaren beweglichen Wirtschaftsgütern des Anlagevermögens, die einer selbstständigen Nutzung fähig sind, sind im Wirtschaftsjahr der Anschaffung, Herstellung oder Einlage des Wirtschaftsgutes oder der Eröffnung des Betriebes in voller Höhe als Betriebsausgaben abzusetzen, wenn die Anschaffungs- oder Herstellungskosten, vermindert um einen darin enthaltenen Vorsteuerbetrag (§ 9b Abs. 1), oder der nach Absatz 1 Nr. 5 bis 6 an deren Stelle tretende Wert für das einzelne Wirtschaftsgut 800,00 EUR nicht übersteigen. [...]

- **§ 6 Abs. 2a EStG**
  ¹Abweichend von Absatz 2 Satz 1 kann für die abnutzbaren beweglichen Wirtschaftsgüter des Anlagevermögens, die einer selbständigen Nutzung fähig sind, im Wirtschaftsjahr der Anschaffung, Herstellung oder Einlage des Wirtschaftsguts oder der Eröffnung des Betriebs ein Sammelposten gebildet werden, wenn die Anschaffungs- oder Herstellungskosten, vermindert um einen darin enthaltenen Vorsteuerbetrag (§ 9b Absatz 1), oder der nach Absatz 1 Nummer 5 bis 6 an deren Stelle tretende Wert für das einzelne Wirtschaftsgut 250,00 EUR, aber nicht 1 000,00 EUR übersteigen. ²Der Sammelposten ist im Wirtschaftsjahr der Bildung und den folgenden vier Wirtschaftsjahren mit jeweils einem Fünftel gewinnmindernd aufzulösen.

- **§ 7 Abs. 1 EStG**
  ¹Bei Wirtschaftsgütern, deren Verwendung oder Nutzung durch den Steuerpflichtigen zur Erzielung von Einkünften sich erfahrungsgemäß auf einen Zeitraum von mehr als einem Jahr erstreckt, ist jeweils für ein Jahr der Teil der Anschaffungs- oder Herstellungskosten abzusetzen, der bei gleichmäßiger Verteilung dieser Kosten auf die Gesamtdauer der Ver-

wendung oder Nutzung auf ein Jahr entfällt (Absetzung für Abnutzung in gleich bleibenden Jahresbeträgen). ²Die Absetzung bemisst sich hierbei nach der betriebsgewöhnlichen Nutzungsdauer des Wirtschaftsgutes. [...]

- **§ 7 Abs. 2 EStG**
  ¹Bei beweglichen Wirtschaftsgütern des Anlagevermögens, die nach dem 31. Dezember 2008 und vor dem 1. Januar 2011 angeschafft oder hergestellt worden sind, kann der Steuerpflichtige statt der Absetzung für Abnutzung in gleichen Jahresbeträgen die Absetzung für Abnutzung in fallenden Jahresbeträgen bemessen. ²Die Absetzung für Abnutzung in fallenden Jahresbeträgen kann nach einem unveränderlichen Prozentsatz vom jeweiligen Buchwert (Restwert) vorgenommen werden; der dabei anzuwendende Prozentsatz darf höchstens das Zweieinhalbfache des bei der Absetzung für Abnutzung in gleichen Jahresbeträgen in Betracht kommenden Prozentsatzes betragen und 25 Prozent nicht übersteigen.

- **§ 7 Abs. 3 EStG**
  ¹Der Übergang von der Absetzung für Abnutzung in fallenden Jahresbeträgen zur Absetzung in gleichen Jahresbeträgen ist zulässig. ²In diesem Fall bemisst sich die Absetzung für Abnutzung vom Zeitpunkt des Übergangs an den nach dem dann noch vorhandenen Restwert und Restnutzungsdauer des einzelnen Wirtschaftsguts. ³Der Übergang von der Absetzung für Abnutzung in gleichen Jahresbeträgen zur Absetzung für Abnutzung in fallenden Jahresbeträgen ist nicht zulässig.

INFORMATIONSTEXT

Lineare Abschreibung

Die Anschaffungs- bzw. Herstellungskosten werden gleichmäßig auf die Jahre der Nutzung verteilt. Die Abschreibung wird in jedem Jahr mit einem gleichbleibenden Abschreibungssatz von den Anschaffungs- bzw. Herstellungskosten berechnet. Somit sind die Abschreibungsbeträge jedes Jahr gleich hoch. Nach Ablauf der Nutzungsdauer ist der Buchwert gleich null.

$$\text{Linearer Abschreibungssatz in \%} = \frac{100}{\text{Voraussichtliche Nutzungsdauer in Jahren}}$$

Übliche Werte im Rahmen einer linearen AfA in Krankenhäusern

Langfristige Anlagegüter:
Nutzungsdauer über 30 Jahre AfA bis 3,32 %
z. B. Betriebsbauten ND 50 Jahre AfA 2 %

Mittelfristige Anlagegüter:
Nutzungsdauer über 15 bis 30 Jahre AfA 3,33 – 6,67 %
z. B. Technische Anlagen ND 15 Jahre AfA 6,67 %

Kurzfristige Anlagegüter:
Nutzungsdauer 3 bis 15 Jahre AfA 6,66 – 33,34 %
z. B. med. Geräte 10 Jahre AfA 10 %

Gebrauchsgüter:
Nutzungsdauer 1 bis 3 Jahre AfA 33,34 – 100 %
z. B. Anschaffungskosten bis 410,00 EUR/ab 01.01.2018 800,00 EUR 100 %
Anschaffungskosten von 150,00 EUR bis 1 000,00 EUR/ab 01.01.2018 von 250,00 EUR bis 1 000,00 EUR 20 %

Lernfeld 3

Degressive Abschreibung

Bei der degressiven Abschreibung wird die Abschreibung nur im ersten Nutzungsjahr von den Anschaffungs- bzw. Herstellungskosten berechnet. In den folgenden Jahren wird sie vom jeweiligen Buchwert bzw. Restwert (Anschaffungs- bzw. Herstellungskosten − Abschreibung) ermittelt. Dadurch ergeben sich jährlich fallende Abschreibungsbeträge. Der Nullwert wird nach Ablauf der Nutzungsdauer nicht erreicht. Damit auch bei degressiver Abschreibung die Anschaffungs- oder Herstellkosten innerhalb der Nutzungsdauer annähernd vollständig abgeschrieben werden, muss der Abschreibungssatz bei degressiver AfA höher sein als bei linearer Abschreibung. Steuerrechtlich darf der degressive Abschreibungssatz höchstens das 2,5-Fache des linearen Abschreibungssatzes betragen, 25 % jedoch nicht überschreiten (abweichende Regelung siehe § 7 Abs. 2 EStG).

Steuerrechtlich kann die degressive Abschreibung bei beweglichen Wirtschaftsgütern des Anlagevermögens, die nach dem 31. Dezember 2008 und vor dem 1. Januar 2011 angeschafft oder hergestellt worden sind, angewendet werden.

Handelsrechtlich ist jede degressive Abschreibung zulässig, die den Grundsätzen ordnungsgemäßer Buchführung (GoB) entspricht.

Aus Vereinfachungsgründen werden für die Schlossklinik, die den Regelungen der KHBV und den Bewertungsgrundsätzen des HGB unterliegt, die steuerlichen Regelungen zur degressiven Abschreibung zugrunde gelegt.

GUT ZU WISSEN – DIE DEGRESSIVE ABSCHREIBUNG IN DER ENTWICKLUNG

Die Vorschrift über die steuerrechtlich zulässige degressive AfA wurde in den letzten Jahren mehrfach für steuerbilanzpolitische Zwecke genutzt. Die degressive AfA wurde abgeschafft, dann wieder eingeführt und schließlich wieder abgeschafft. Auch die steuerlich zulässigen Abschreibungssätze wurden oft geändert.

Anschaffungszeitraum abnutzbarer beweglicher Wirtschaftsgüter	degressiver AfA-Satz
01.01.2001 bis 31.12.2005	das 2-fache des linearen Satzes, jedoch maximal 20 % (Obergrenze) der Anschaffungs- oder Herstellungskosten bzw. des Restbuchwerts
01.01.2006 bis 31.12.2007 und vor dem 01.01.2001	das 3-fache der linearen AfA, jedoch maximal 30 % (Obergrenze) der Anschaffungs- oder Herstellungskosten bzw. des Restbuchwerts
01.01.2008 bis 31.12.2008	keine degressive Abschreibung.
01.01.2009 bis 31.12.2010	das 2,5-fache der linearen AfA, jedoch maximal 25 % (Obergrenze) der Anschaffungs- oder Herstellungskosten bzw. des Restbuchwerts
01.01.2011 bis auf weiteres	keine degressive Abschreibung

Übergang von der degressiven zur linearen Abschreibung

Zur Erreichung des Nullwertes kann man nach Ablauf eines Teiles der Nutzungsdauer von der degressiven zur linearen Abschreibung übergehen. Ein Übergang von der linearen zur degressiven AfA ist nicht erlaubt (§7 Abs. 3 EStG).

Der günstigste Zeitpunkt für den Übergang von der degressiven Abschreibung zur linearen Abschreibung liegt in dem Jahr, in dem der Abschreibungsbetrag bei der linearen Abschreibung für die Restlaufzeit größer ist als bei der degressiven Abschreibung. Nach dem Wechsel der Abschreibungsmethode wird der Restwert in gleichen Jahresbeträgen auf die Restnutzungsjahre verteilt.

Außerplanmäßige Abschreibungen
Diese müssen im Falle einer voraussichtlich dauernden Wertminderung neben der planmäßigen Abschreibung vorgenommen werden, so z. B. bei einem Brandschaden. Bei Finanzanlagen können diese auch bei voraussichtlich nicht dauernder Wertminderung vorgenommen werden.

Der Anlagennachweis
Zum Einzelnachweis des Anlagevermögens und dessen Fortschreibung ist ein Anlagennachweis vorgeschrieben. Er dient als Nebenbuchführung (Anlagenbuchhaltung) der näheren Erläuterung der Anlagen- und Abschreibungskosten (ein Beispiel für einen Anlagennachweis ist im Anhang dieses Buches zu finden).

ARBEITSAUFTRÄGE

1. Sammeln Sie Ursachen für Wertveränderungen des Krankenwagens im Laufe der Jahre.
2. Diskutieren Sie die Notwendigkeit der Erfassung eines Wertverlustes von Anlagegütern für die Buchführung und für die Preiskalkulation eines Unternehmens.
3. Stellen Sie für den gekauften Krankenwagen einen Abschreibungsplan nach folgendem Muster und berücksichtigen Sie dabei die steuerlichen Abschreibungshöchstsätze.
4. Buchen Sie den Kauf des Krankenwagens gegen Bankscheck im Grundbuch sowie die lineare Abschreibung für das 1. Jahr.
5. Nennen Sie die Vorteile, die die Anwendung der degressiven Abschreibung für ein Unternehmen mit sich bringt.

Jahr	Lineare Abschreibung	Degressive Abschreibung
Anschaffungskosten		
– Abschreibung im ersten Jahr		
Buchwert nach dem ersten Jahr		
– Abschreibung im zweiten Jahr		
Buchwert nach dem zweiten Jahr		
…		
Buchwert nach dem fünften Jahr		

INFORMATIONSTEXT

Sonderregelungen im Rahmen der Abschreibung
Hier ist grundsätzlich eine Unterscheidung zwischen gemeinnützigen und steuerpflichtigen Geschäftsbetrieben erforderlich. Für ein rein gemeinnütziges Krankenhaus sind auf der Grundlage der KHBV die Bilanzierungsvorschriften nach § 253 HGB und die GoB (Grundsätze ordnungsgemäßer Buchführung)

Lernfeld 3

anzuwenden. Das HGB schreibt keine Wertgrenzen zur Bilanzierung vor. Grundsätzlich ist für gemeinnützige Krankenhäuser eine Übernahme des Wertes aus der Abgrenzungsverordnung zulässig. In der Abgrenzungsverordnung ist als einzige Wertgrenze die des Geringstwertigen Anlagegutes zu finden (bis 150,00 EUR netto), weitere Wertgrenzen sind im EStG geregelt. Für ein steuerpflichtiges Krankenhaus sollten die Regelungen des Einkommensteuergesetzes, hier insbesondere § 6 Absätze 2 und 2a des EStG angewandt werden. Aus Wirtschaftlichkeitsgründen werden in der gegenwärtigen Praxis auch für KHBV-Jahresabschlüsse nach Handelsrecht die Wertgrenzen des EStG akzeptiert.

Abschreibung auf geringwertige Anlagegüter
Zu den geringwertigen Anlagegütern – steuerlich Geringwertige Wirtschaftsgüter (GwG) – zählen:

- bewegliche Güter des abnutzbaren Anlagevermögens,
- die selbstständig bewertbar oder abnutzbar sind,
- deren Anschaffungs- bzw. Herstellungskosten 410,00 EUR bzw. 1 000,00 EUR/ab 01.01.2018 800,00 EUR bzw. 1 000,00 EUR netto nicht überschreiten.

Für die Abschreibung geringwertiger Wirtschaftsgüter bestehen nach dem EStG folgende Wahlmöglichkeiten:

- volle Abschreibung im Jahr der Anschaffung oder Herstellung; Wertgrenze 150,00 EUR – 410,00 EUR/ab 01.01.2018 250,00 EUR - 800,00 EUR
- Bildung eines Sammelpostens und Pauschalabschreibung über 5 Jahre; Wertgrenze 150,00 EUR – 1 000,00 EUR/ab 01.01.2018 250,00 EUR - 1 000,00 EUR

Geringstwertige Wirtschaftsgüter mit Anschaffungs- oder Herstellkosten bis 150,00 EUR/ab 01.01.2018 bis 250,00 EUR können ohne vorherige Aktivierung sofort als Aufwand gebucht werden.

Bilanzielle Behandlung von Wirtschaftsgütern[1]

Begriff	Bilanzierung nach handelsrechtlichen Grundsätzen		Bilanzierung nach steuerlichen Grundsätzen
	Wertgrenzen nach Abgrenzungsverordnung (im Krankenhaus)	Grundlagen: HGB	Wertgrenzen und Grundlagen nach § 6 EStG
Geringstwertige Anlagegüter	Anschaffungswert bis 150,00 EUR netto	möglich: GoB	Anschaffungswert bis 150,00 EUR netto/ab 01.01.2018 bis 250,00 EUR netto/direkt als Aufwand zu buchen

---

[1] Achtung: Bei Redaktionsschluss lag noch keine aktualisierte Abgrenzungsverordnung vor, die die aktuellen steuerlichen Wertgrenzen übernimmt. Insoweit weicht KHBV/Abgrenzungsverordnung von den steuerlichen Wertgrenzen ab 01. Januar 2018 ab.
Ein Krankenhaus benötigt für eine Zuordnung zu den Wertgrenzen die jeweiligen Nettowerte der Wirtschaftsgüter. Die Abschreibung erfolgt, je nach Buchung, vom Brutto- oder Nettowert (siehe hierzu Lernfeld 3, Kapitel 2.2-2.3).

Lernfeld 3

Bilanzielle Behandlung von Wirtschaftsgütern

Begriff	Bilanzierung nach handelsrechtlichen Grundsätzen		Bilanzierung nach steuerlichen Grundsätzen
Geringwertige Anlagegüter	möglich: Übernahme der Wertansätze des EStG	möglich: GoB = siehe Regelungen des EStG	1. Alternative: Anschaffungswert bis 410,00 EUR netto/ab 01.01.2018 bis 800,00 EUR netto/ Sofortabschreibung im Zugangsjahr 2. Alternative: Sammelposten bis 1 000,00 EUR netto/keine Sofortabschreibung/pauschal über 5 Jahre
„Normale" Anlagegüter	möglich: Übernahme der Wertansätze des EStG	planmäßige Abschreibung nach § 253 (3) HGB	1. Alternative: Anschaffungswert größer 410,00 EUR netto/ab 01.01.2018 größer 800,00 EUR netto/ Abschreibung nach amtlichen AfA-Tabellen 2. Alternative: Anschaffungswert größer 1000,00 EUR netto/Abschreibung nach amtlichen AfA-Tabellen

ARBEITSAUFTRAG

6. Die Anschaffungskosten einer neuen Maschine für den OP, die zwischen 2009 und 2010 gekauft wurde, betragen 100 000,00 EUR, die voraussichtliche Nutzungsdauer ist 10 Jahre. Bei der degressiven Abschreibung wird mit dem steuerlichen Satz von 25 % abgeschrieben. Zur Erreichung des Nullwertes soll rechtzeitig von der degressiven zur linearen Abschreibung übergegangen werden. Stellen Sie einen Abschreibungsplan nach beigefügtem Muster auf.

Jahr	Lineare Abschreibung	Degressive Abschreibung	Übergang degressiv zu linear
Anschaffungskosten	①	②	③
−Abschreibung im ersten Jahr	④	⑤	⑥
Buchwert nach dem ersten Jahr	⑦	⑧	⑨
−Abschreibung im zweiten Jahr	⑩	⑪	⑫
Buchwert nach dem zweiten Jahr	⑬	⑭	⑮
−Abschreibung im dritten Jahr	⑯	⑰	⑱
Buchwert nach dem dritten Jahr	⑲	⑳	㉑
−Abschreibung im vierten Jahr	㉒	㉓	㉔
Buchwert nach dem vierten Jahr	㉕	㉖	㉗
−Abschreibung im fünften Jahr	㉘	㉙	㉚
Buchwert nach dem fünften Jahr	㉛	㉜	㉝
−Abschreibung im sechsten Jahr	㉞	㉟	㊱
Buchwert nach dem sechsten Jahr	㊲	㊳	㊴
−Abschreibung im siebten Jahr	㊵	㊶	㊷
Buchwert nach dem siebten Jahr	㊸	㊹	㊺
−Abschreibung im achten Jahr	㊻	㊼	㊽

Jahr	Lineare Abschreibung	Degressive Abschreibung	Übergang degressiv zu linear
Buchwert nach dem achten Jahr	㊾	(50)	(51)
–Abschreibung im neunten Jahr	(52)	(53)	(54)
Buchwert nach dem neunten Jahr	(55)	(56)	(57)
–Abschreibung im zehnten Jahr	(58)	(59)	(60)
Buchwert nach dem zehnten Jahr	(61)	(62)	(63)

Merke

» Zu Beginn und zum Ende einer Abschreibungsdauer wird die Abschreibung exakt nach Monaten berechnet (Ausnahme: Sammelposten; hier wird das Jahr der Anschaffung voll gerechnet).

» Beispiel: Anschaffung eines Krankenwagens zum 07.04.2017; dann sind für 2017 9/12 einer Jahresabschreibungsrate zu verrechnen. Bei einer 6-jährigen Nutzungsdauer ist die letzte Abschreibungsrate für März 2023 zu verrechnen.

AUFGABEN

1. Die Schlossklinik schafft in diesem Jahr für die Besuchercafeteria einen DVD-Rekorder im Wert von 300,00 EUR netto an.
Buchen Sie den Kauf des DVD-Rekorders sowie die Abschreibung im ersten Jahr (über Sammelposten).

Hinweis für die Aufgaben 2-4:
Die Anschaffungen wurden jeweils zwischen 2009 und 2010 getätigt.

2. Die Anschaffungskosten eines Röntgengerätes betragen 60 000,00 EUR, die Nutzungsdauer wird auf 10 Jahre geschätzt.
   a) Füllen Sie die Abschreibungstabellen für die lineare und degressive AfA aus. Wählen Sie für die degressive AfA das 2,5-Fache der linearen AfA.
   b) In welchem Jahr ist ein Wechsel von der degressiven zur linearen Abschreibung sinnvoll?
   c) Richten Sie die Konten 070 und 761 ein. Buchen Sie die lineare Abschreibung für das erste Jahr und schließen Sie die Konten ab.

3. Die Anschaffungskosten einer Lüftungsanlage für den Zentralen OP betragen 80 000,00 EUR, die Nutzungsdauer wird auf 15 Jahre geschätzt.
   a) Wählen Sie für die Abschreibung der Anlage den steuerlich zulässigen Höchstsatz und erstellen Sie die Abschreibungstabelle. Runden Sie die Abschreibungssätze auf zwei Stellen nach dem Komma.
   b) In welchem Jahr ist ein Wechsel von der degressiven zur linearen AfA sinnvoll?

Lernfeld 3

4. Der Jahresanfangsbestand auf dem Konto Einrichtung und Ausstattung 070 beträgt 38 400,00 EUR. Von den Anschaffungskosten (48 000,00 EUR) sind jährlich 10 % abzuschreiben. Im Februar kaufen wir eine Buchungsmaschine im Wert von 15 000,00 EUR gegen Bankscheck. Die Buchungsmaschine ist linear mit 10 % jährlich abzuschreiben.
   a) Richten Sie die Konten 070 Einrichtung und Ausstattung, 761 Abschreibungen auf Sachanlagen, 857 GuV und 8580 SBK ein.
   b) Buchen Sie die Anschaffung der Buchungsmaschine.
   c) Berechnen und buchen Sie die Abschreibung für diese Maschine im ersten Jahr.
   d) Schließen Sie das entsprechende Bestands- sowie Aufwandskonto ordnungsgemäß ab.

5. Barkauf von Bettwäsche zur kurzfristigen Beherbergung von Angehörigen im März des laufenden Geschäftsjahres zum Rechnungspreis von 500,00 EUR netto.
   a) Buchen Sie die Anschaffung im März 20...
   b) Buchen Sie am Bilanzstichtag (unter Inanspruchnahme des Sammelpostens).

6. Buchen Sie den Barkauf eines elektronischen Taschenrechners am 2. September 20.. für 60,00 EUR brutto.

7. Kauf einer OP-Tischauflage zum Rechnungspreis von 480,00 EUR brutto zu Beginn des Jahres. Die Tischauflage wird im Jahr des Kaufs voll abgeschrieben.
   a) Buchen Sie die Anschaffung im Januar.
   b) Buchen Sie am Bilanzstichtag.

Allgemeiner Hinweis[1]:
0761 Wiederbeschaffte GwGs, 0763 Sammelposten GWG, 7611 Abschreibung auf Sammelposten GWG, 761 Abschreibungen auf Sachanlagen

---

[1] *Der gültige Kontenrahmen der KHBV, Anlage 4, wurde hier noch nicht an die aktuelle Rechtslage angepasst (siehe Faltblatt im Anhang des Buchs).*

Lernfeld 3

5 Buchungen im Personalbereich

5.1 Buchen der Löhne und Gehälter[1]

> Lernfeld 10
> Personalwirtschaftliche
> Aufgaben wahrnehmen

> **SITUATIONSVORGABE**
> Herr Hermanns wurde in der Schlossklinik neu eingestellt. Folgender Auszug aus seiner ersten Gehaltsbuchung wird Sarah vorgelegt:

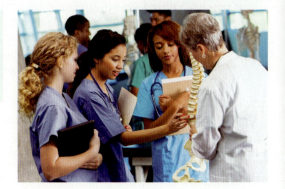

Name	Brutto-gehalt	Lohn-steuer	Solida-ritätszu-schlag	Kirchen-steuer	Steuer-abzüge	Sozial-versi-cherung	Gesamt-abzüge	Netto-gehalt
Udo Hermanns	2 925,00	298,25	16,40	26,84	341,50	596,80	938,30	1 986,70

INFORMATIONSTEXT

Die Bruttolöhne und -gehälter werden monatlich im Soll auf dem Aufwandskonto
60 Löhne und Gehälter (weitere Differenzierung siehe KHBV Anlage 4)
erfasst.

Die entsprechende Lohn- und Kirchensteuer sowie den Solidaritätszuschlag muss der Arbeitgeber bis zum 10. eines Folgemonats an das entsprechende Finanzamt überweisen.
Die Abgaben zur Sozialversicherung, die sowohl den Arbeitgeber- als auch den Arbeitnehmeranteil umfassen, sind spätestens bis zum drittletzten Bankarbeitstag des Monats, in dem die Beschäftigung, mit der das Arbeitsentgelt erzielt wird, ausgeübt worden ist oder als ausgeübt gilt, fällig. Bis zur jeweiligen Überweisung werden die abzuführenden Beträge auf dem jeweiligen Verbindlichkeitskonto erfasst:
3742 Verbindlichkeiten gegenüber Sozialversicherungsträgern
3743 Verbindlichkeiten gegenüber Finanzbehörden

Der Arbeitgeberanteil zur Sozialversicherung wird als Aufwand auf dem Konto
61 Gesetzliche Sozialabgaben Arbeitgeberanteil
und auf dem Konto
3742 Verbindlichkeiten gegenüber Sozialversicherungsträgern
gegengebucht.

---

[1] Die in diesem Kapitel ausgewiesenen Sozialversicherungsbeiträge sind rein exemplarisch.

Lernfeld 3

Merke

» Bei der Vorauszahlung der sozialversicherungspflichtigen Beiträge am drittletzten Bankarbeitstag werden in der Regel die tatsächlich gezahlten SV-Beiträge des Vormonats zugrunde gelegt. Bei monatlich unterschiedlichem Anfall von Löhnen und Gehältern aufgrund von Zuschlägen, Überstunden oder Änderungen im Personalbestand können die vorausgezahlten SV-Beiträge von den tatsächlichen SV-Beiträgen diesen Monats abweichen. Diese Abweichung wird vom EDV-Programm über die SV-Vorauszahlung im Folgemonat ausgeglichen. (In den Fällen dieses Kapitels wird davon ausgegangen, dass die Abrechnungsgrundlagen konstant sind und sich daher keine Abweichungen zwischen Vorauszahlung und tatsächlich anfallen SV-Beiträgen ergeben.)

Beispiele

1. Buchung bei Gehaltszahlung

60 Löhne und Gehälter	2 925,00 EUR	
an 3742 Verbindl. gegenüber Sozialversicherungsträgern		596,80 EUR
an 3743 Verbindl. gegenüber Finanzbehörden		341,50 EUR
an 135 Bank		1 986,70 EUR

2. Buchung der Arbeitgeberanteils zur Sozialversicherung

61 Gesetzliche Sozialabgaben Arbeitgeberanteil	570,48 EUR	
an 3742 Verbindl. gegenüber Sozialversicherungsträgern		570,48 EUR

3. Überweisung der einbehaltenen und noch abzuführenden Beträge

3742 Verbindl. gegenüber Sozialversicherungsträgern	1 167,28 EUR	
3743 Verbindl. gegenüber Finanzbehörden	341,50 EUR	
an 135 Bank		1 508,78 EUR

GUT ZU WISSEN - WOHER KOMMT DIE DIFFERENZ ZWISCHEN AG- UND AN-ANTEIL

Die Differenz in Höhe von 26,32 € zwischen AG- und AN-Anteil zur Sozialversicherung ergibt sich durch den Beitragssatz zur gesetzlichen Krankenversicherung. Es gibt einen bundeseinheitlichen Beitragssatz zur Krankenversicherung, den der Arbeitgeber hälftig trägt (wird jedes Jahr neu festgelegt). Der Arbeitnehmer muss nun prozentual zum individuellen Krankenversicherungsbeitragssatz aufstocken (auch der Zusatzbeitrag wird -nach Krankenkassen differenziert- jährlich neu festgelegt). Dies begründet den unterschiedlich zu leistenden Beitrag von Arbeitgeber und Arbeitnehmer zur Sozialversicherung.

Lernfeld 3

AUFGABE

1. Der Personalabteilung der Schlossklinik liegt folgender unvollständiger Auszug aus der Gehaltsliste vor:

	In EUR
Bruttogehälter	2 225 000,00
Lohnsteuer	534 000,00
Kirchensteuer (9 %)	
Solidaritätszuschlag (5,5 %)	
Sozialversicherungsbeiträge (Arbeitnehmeranteil)	467 500,00
Gesamtabzüge	
Nettogehälter	
Arbeitgeberanteil zur Sozialversicherung	447 475,00

   a. Ermitteln Sie die Summe der Nettogehälter.
   b. Kontieren Sie die Überweisung der Gehälter per Bank.
   c. Kontieren Sie den Arbeitgeberanteil zur Sozialversicherung.
   d. Kontieren Sie die Überweisung der Lohn- und Kirchensteuer und des Solidaritätszuschlages an das Finanzamt.
   e. Ermitteln Sie die Summe der an die Sozialversicherungsträger zu übermittelnden Sozialversicherungsbeiträge.
   f. Kontieren Sie die Überweisung der Sozialversicherungsbeiträge an die Krankenkassen.

5.2 Vermögenswirksame Leistungen

SITUATIONSVORGABE

Auch für Heike Müller muss die letzte Gehaltsabrechnung noch gebucht werden.

Beispiel: Auszug aus der Gehaltsliste Heike Müller

Name	Tarifgehalt	Zuschuss VL	Steuer u. sozialversicherungspfl. Bruttobezüge	Lohnsteuer	Solidaritätszuschlag	Kirchensteuer	Steuerabzüge	Sozialversicherung	Gesamtabzüge	Nettogehalt	VL insgesamt	Auszahlung
Heike Müller	1 784,00	26,00	1 810,00	223,50	12,29	20,11	255,90	378,31	634,21	1 175,79	40,00	1 135,79

Lernfeld 3

GUT ZU WISSEN - WAS SIND VERMÖGENSWIRKSAME LEISTUNGEN

Vermögenswirksame Leistungen sind Geldleistungen des Arbeitgebers, die er für den Arbeitnehmer nach den im 5. Vermögensbildungsgesetz (VermBG) aufgeführten Anlageformen erbringt. Es handelt sich um eine zusätzliche Leistung des Arbeitgebers zum Vermögensaufbau. Die Verwendung von Teilen des üblichen Arbeitslohns ist auch zulässig. Grundsätzlich dürfen die vermögenswirksamen Leistungen nicht an den Arbeitnehmer ausgezahlt werden, sondern werden der entsprechenden Sparform direkt zugeführt (z. B. Bausparvertrag). Für vermögenswirksame Leistungen werden vom Finanzamt auf Antrag **Arbeitnehmersparzulagen** an den Arbeitnehmer ausgezahlt, soweit die vermögenswirksamen Leistungen einen bestimmten Betrag im Kalenderjahr nicht übersteigen.

Merke

» Die Vermögenswirksame Leistung des Arbeitgebers erhöht das Bruttoentgelt und ist steuer- und sozialversicherungspflichtig.

» Die gesamte Sparleistung (im Beispiel 40,00 EUR), zusammengesetzt aus dem Betrag des Arbeitgebers (im Beispiel 26,00 EUR) und dem Aufstockungsbetrag des Arbeitnehmers (im Beispiel 14,00 EUR), wird vom Gehalt/Lohn einbehalten und der entsprechenden Vermögensanlage des Arbeitnehmers zugeführt. Die Buchung erfolgt auf dem Konto **3745 Sonstige Verbindlichkeiten**.

Beispiele

1. Buchung bei Gehaltszahlung

60 Löhne und Gehälter	1 810,00 EUR	
an 3742 Verbindl. gegenüber Sozialversicherungsträgern		378,31 EUR
an 3743 Verbindl. gegenüber Finanzbehörden		255,90 EUR
an 3745 Sonstige Verbindl.		40,00 EUR
an 135 Bank		1 135,79 EUR

2. Buchung des Arbeitgeberanteils zur Sozialversicherung

61 Gesetzliche Sozialabgaben Arbeitgeberanteil	362,02 EUR	
an 3742 Verbindl. gegenüber Sozialversicherungsträgern		362,02 EUR

3. Überweisung der einbehaltenen und noch abzuführenden Beträge

3742 Verbindl. gegenüber Sozialversicherungsträgern	740,33 EUR	
3743 Verbindl. gegenüber Finanzbehörden	255,90 EUR	
3745 Sonstige Verbindl.	40,00 EUR	
an 135 Bank		1 036,23 EUR

Lernfeld 3

5.3 Lohn- und Gehaltsvorschüsse

SITUATIONSVORGABE

Der Krankenpfleger Constantin Kirschbaum erhält mit seinem Gehalt von 1 500,00 Eur ein Bar-Vorschuss in Höhe von 250,00 EUR, der bei der nächsten Gehaltszahlung einbehalten wird.

Verrechnung des Vorschusses bei der nächsten Gehaltsabrechnung:

Bruttogehalt: − Lohn-, Kirchensteuer und Solidaritätszuschlag − Sozialversicherung	1 500,00 EUR 136,07 EUR 120,00 EUR
= Nettogehalt − Vorschuss	1 500,00 EUR 250,00 EUR
= Auszahlung (Bank)	993,93 EUR

Merke

» Gehaltsvorschüsse sind Darlehen, die den Arbeitnehmern aus bestimmten Gründen kurzfristig gewährt werden.

» Vorschüsse werden bei der nächsten Lohn- und Gehaltszahlung verrechnet.

» Vorschüsse stellen eine Forderung gegenüber dem Mitarbeiter da und werden deshalb auf dem Konto 1631 Gehaltsvorschüsse erfasst.

Beispiele

1. Buchung des Vorschusses

   1631 Gehaltsvorschüsse   250,00 EUR
      an 131 Kasse   250,00 EUR

2. Buchung bei Gehaltszahlung im nächsten Monat

   60 Löhne und Gehälter   1 500,00 EUR
      an 3742 Verbindl. gegenüber Sozialversicherungsträgern   120,00 EUR
      an 3743 Verbindl. gegenüber Finanzbehörden   136,07 EUR
      an 1631 Gehaltsvorschüsse   250,00 EUR
      an 135 Bank   993,93 EUR

3. Buchung der Arbeitgeberanteils zur Sozialversicherung

61 Gesetzliche Sozialabgaben Arbeitgeberanteil	106,50 EUR
an 3742 Verbindl. gegenüber Sozialversicherungsträgern	106,50 EUR

4. Überweisung der einbehaltenen und noch abzuführenden Beträge

3742 Verbindl. gegenüber Sozialversicherungsträgern	226,50 EUR
3743 Verbindl. gegenüber Finanzbehörden	136,07 EUR
an 135 Bank	362,57 EUR

AUFGABE

1. Der Personalabteilung der Schlossklinik liegt folgender unvollständiger Auszug aus der Gehaltsliste vor:

Position	Text	Betrag	
01	Löhne Brutto		292 379,89 EUR
02	Einbehaltene Steuern lt. Lst.	49 704,00 EUR	
03	Einbehaltene Steuern Solz	2 736,09 EUR	
04	Einbehaltene Steuern Ki.St.	3 976,00 EUR	
05	AN-Anteil Soz. Vers. Lohn	58 475,80 EUR	
06	Gesamtabzüge		
07	Löhne Netto		
08	Vorschüsse	1 700,00 EUR	
09	Auszahlungsbetrag		175 788,00 EUR
10	AG-Anteil Soz.Vers.Lohn	55 844,39 EUR	

a. Buchen Sie den Gehaltsvorschuss für den letzten Monat.
b. Ermitteln Sie die Summe der Nettogehälter.
c. Ermitteln Sie den Auszahlungsbetrag.
d. Kontieren Sie die Überweisung der Gehälter per Bank.
e. Kontieren Sie den Arbeitgeberanteil zur Sozialversicherung.
f. Kontieren Sie die Überweisung der Lohn- und Kirchensteuer und des Solidaritätszuschlages an das Finanzamt.
g. Ermitteln Sie die Summe der an die Sozialversicherungsträger zu übermittelnden Sozialversicherungsbeiträge.
h. Kontieren Sie die Überweisung der Sozialversicherungsbeiträge an die Krankenkassen.

Lernfeld 3

5.4 Lieferungen und Leistungen für Mitarbeiter

SITUATIONSVORGABE

Der Krankenschwester Katja Feller wird von der Schlossklinik monatlich ein möbliertes Zimmer für 150,00 EUR zur Verfügung gestellt.

Verrechnung der Mietforderung mit der Gehaltsabrechnung:

Bruttogehalt: – Lohn-, Kirchensteuer und Solidaritätszuschlag – Sozialversicherung	1 960,00 EUR 320,82 EUR 402,78 EUR
= Nettogehalt – Miete	1 236,40 EUR 150,00 EUR
= Auszahlung (Bank)	1 086,40 EUR

Merke

» Die vom Mitarbeiter geschuldete Miete stellt buchhalterisch eine Forderung gegenüber dem Mitarbeiter dar und wird deshalb auf dem Konto **121 Forderung aus Vermietung an den Mitarbeiter gebucht**.

» Die Vermietung von Wohnraum an Mitarbeiter stellt für das Krankenhaus einen Ertrag dar. Die Gegenbuchung erfolgt also auf dem Konto **441 Erstattungen des Personals für Unterkunft**.

» Mietforderungen können mit der Lohn- und Gehaltszahlung verrechnet werden.

Beispiele

1. Buchung der Mietforderung

   121 Forderung aus Vermietung an Mitarbeiter   150,00 EUR
       an 441 Erstattungen des Personals für Unterkunft   150,00 EUR

2. Buchung bei Gehaltszahlung

   60 Löhne und Gehälter   1 960,00 EUR
       an 3742 Verbindl. gegenüber Sozialversicherungsträgern   402,78 EUR
       an 3743 Verbindl. gegenüber Finanzbehörden   320,82 EUR
       an 121 Forderungen aus Vermietung   150,00 EUR
       an 135 Bank   1 086,40 EUR

3. Buchung des Arbeitgeberanteils zur Sozialversicherung

61 Gesetzliche Sozialabgaben Arbeitgeberanteil	385,14 EUR	
an 3742 Verbindl. gegenüber Sozialversicherungsträgern		385,14 EUR

4. Überweisung der einbehaltenen und noch abzuführenden Beträge

3742 Verbindl. gegenüber Sozialversicherungsträgern	787,92 EUR	
3743 Verbindl. gegenüber Finanzbehörden	320,82 EUR	
an 135 Bank		1 108,74 EUR

5.5 Geldwerte Vorteile

SITUATIONSVORGABE

Der Krankenhausangestellte Carsten Kleber erhält ein Bruttogehalt von 2 500,00 EUR. Herrn Kleber steht kostenlos ein krankenhauseigener Pkw zur privaten Nutzung zur Verfügung, dessen Listeneinkaufspreis inklusive Umsatzsteuer 23 257,00 EUR beträgt.

Gehaltsabrechnung:

Bruttogehalt:	2 500,00 EUR
+ Sachbezug (private PKW-Nutzung)	232,00 EUR
− Sozialversicherung	
= Steuer- und sozialversicherungspflichtiges Gehalt	2 732,00 EUR
− Lohn-, Kirchensteuer und Solidaritätszuschlag	275,16 EUR
− Sozialversicherung	575,08 EUR
− Sachbezug	232,00 EUR
= Auszahlung (Bank)	1 649,76 EUR

GUT ZU WISSEN - WAS BEDEUTET GELDWERTER VORTEIL

Zum Arbeitslohn gehören nicht nur Geldleistungen, die dem Arbeitnehmer im Rahmen seines Dienstverhältnisses zufließen, sondern auch unentgeltliche Einnahmen wie z. B. freie Unterkunft, freie Verpflegung und andere unentgeltlich oder verbilligt überlassene Waren- und Dienstleistungen. In Abgrenzung zum Barlohn bezeichnet man diese Form des Arbeitslohns auch als Sachbezug bzw. Sachlohn oder geldwerten Vorteil.

Lernfeld 3

Merke

» Wenn Arbeitnehmer zu ihrem Lohn oder Gehalt noch Sachbezüge erhalten, wie z. B. die ständige private Nutzung von Dienstfahrzeugen, freie oder verbilligte Mahlzeiten und Wohnungen sowie kostenlose Überlassung von eigenen Erzeugnissen, so erhöhen diese geldwerten Vorteile deren lohnsteuer- und sozialversicherungspflichtigen Bruttobezüge.

» Für den Arbeitgeber ist die Gewährung solcher geldwerten Vorteile grundsätzlich umsatzsteuerpflichtig.

» Als Bewertungsbeispiel: Nach Steuerrecht ist die Nutzung eines Firmen-Pkw als Sachbezug mit 1 % des auf volle 100,00 EUR abgerundeten Bruttolistenpreises dem Gehalt hinzuzurechnen. Der Nettobetrag wird auf dem Konto 57 „Sonstige ordentliche Erträge" ausgewiesen.

Beispiele

1. Buchung bei Gehaltszahlung

60 Löhne und Gehälter	2 732,00 EUR	
an 3742 Verbindl. gegenüber Sozialversicherungsträgern		575,08 EUR
an 3743 Verbindl. gegenüber Finanzbehörden		275,16 EUR
an 57 Sonstige ordentliche Erträge		194,96 EUR
an 372450 Umsatzsteuer		37,04 EUR
an 135 Bank		1 649,76 EUR

2. Buchung des Arbeitgeberanteils zur Sozialversicherung

61 Gesetzliche Sozialabgaben Arbeitgeberanteil	550,50 EUR	
an 3742 Verbindl. gegenüber Sozialversicherungsträgern		550,50 EUR

3. Überweisung der einbehaltenen und noch abzuführenden Beträge

3742 Verbindl. gegenüber Sozialversicherungsträgern	1 125,58 EUR	
3743 Verbindl. gegenüber Finanzbehörden	275,16 EUR	
an 135 Bank		1 400,74 EUR

6 Der Jahresabschluss

6.1 Zeitliche Abgrenzung

6.1.1 Sonstige Forderungen und Sonstige Verbindlichkeiten

> **SITUATIONSVORGABE**
>
> Buchhaltung der Schlossklinik   1. Dezember 20..
>
> **RUNDSCHREIBEN**
>
> Jahresabschluss 20..
>
> Der Jahresabschluss 20.. ist bis zum 30.04. des folgenden Jahres zu erstellen und bestehend aus Bilanz, Gewinn-und-Verlust-Rechnung und dem Anhang prüfbereit vorzulegen.
>
> Um den Abschlusstermin einhalten und der Geschäftsführung möglichst frühzeitig ein vorläufiges Jahresergebnis vorlegen zu können, bitten wir Sie, uns alle Buchungsunterlagen so schnell wie möglich zur Verfügung zu stellen und die genannten Termine auf keinen Fall zu versäumen.

> **Merke**
>
> » Nach § 4 KHBV besteht der Jahresabschluss eines Krankenhauses aus Bilanz, Gewinn-und-Verlust-Rechnung und Anhang einschließlich eines Anlagennachweises. Soweit Krankenhäuser in der Rechtsform einer AG oder GmbH geführt werden, ist zusätzlich ein Lagebericht zu erstellen.
>
> » Das Geschäftsjahr ist mit dem Kalenderjahr identisch (§ 2 KHBV).
>
> » Der Jahresabschluss soll gemäß § 4 Abs. 2 KHBV innerhalb von 4 Monaten nach Ablauf des Geschäftsjahres aufgestellt werden.

Christian hat kurz vor der betrieblichen Weihnachtsfeier noch folgende Belege zu buchen:

> **Beleg 1**
>
> Kurzmitteilung   Schlossklinik
>
> Von: Abteilung Recht und Versicherung   Datum 12.12.20..
> An: Abteilung Buchhaltung
> Betr.   Versicherungsbeitrag
>
> Bitte am 4. Januar des nächsten Jahres den Versicherungsbeitrag (32 000,00 EUR) für das 4. Quartal des laufenden Jahres überweisen.

Lernfeld 3

Beleg 2

	Krankenhaus Schlossklinik		Auszug Nr. 1
Konto 159 357 012	Mercator Bank Neustadt	BLZ 370 800 44	
Buchungstag	29.10.	Erläuterung/Verwendungszweck	Umsatz S = Soll H = Haben
		Kontostand	
		Termingeld/Einzahlung	10 000,00 H
		Für die Zeit vom 01.11. bis 30.04. werden 6 % p. a. nachträglich gezahlt. Die Zinsen werden Ihrem Konto am 30.04. gutgeschrieben.	
	30.10.	Kontostand	10 000,00 H

MATERIALIEN

- **§ 4 (3) KHBV**
  Für die Aufstellung und den Inhalt des Jahresabschlusses gelten die §§ 242 bis 256a (...) des Handelsgesetzbuchs (...).

- **§ 252 (1) Satz 5 HGB**
  Aufwendungen und Erträge sind unabhängig von den Zeitpunkten der entsprechenden Zahlungen im Jahresabschluss zu berücksichtigen.

- **§ 250 (1) HGB**
  Als Rechnungsabgrenzungsposten sind auf der Aktivseite Ausgaben vor dem Abschlussstichtag auszuweisen, soweit sie Aufwand für eine bestimmte Zeit nach diesem Tag darstellen.

- **§ 250 (2) HGB**
  Auf der Passivseite sind als Rechnungsabgrenzungsposten Einnahmen vor dem Abschlussstichtag auszuweisen, soweit sie Ertrag für eine bestimmte Zeit nach diesem Tag darstellen.

Die zeitliche Abgrenzung der Aufwendungen und Erträge bezweckt eine periodengerechte Erfolgsermittlung. Man unterscheidet vier Fälle:

Lernfeld 3

Geschäftsvorfall	Vorgang		Bilanzposten
	Im alten Jahr	Im neuen Jahr	
Noch zu zahlender Aufwand	Aufwand	Ausgabe	Sonstige Verbindlichkeiten
Noch zu erhaltender Ertrag	Ertrag	Einnahme	Sonstige Forderungen
Im Voraus bezahlter Aufwand	Ausgabe	Aufwand	Aktive Rechnungsabgrenzung
Im Voraus erhaltener Ertrag	Einnahme	Ertrag	Passive Rechnungsabgrenzung

Buchung Beleg Nr. 1

Zum Jahresabschluss

732 Versicherungen	32 000,00 EUR	
an 374 Sonstige Verbindlichkeiten		32 000,00 EUR
857 G+V-Konto	32 000,00 EUR	
an 732 Versicherungen		32 000,00 EUR
374 Sonstige Verbindlichkeiten	32 000,00 EUR	
an 8580 Schlussbilanzkonto		32 000,00 EUR

Im neuen Jahr

374 Sonstige Verbindlichkeiten	32 000,00 EUR	
an 135 Bank		32 000,00 EUR

Altes Jahr:

S	732 Versicherungen	H		S	374 Sonstige Verbindlichkeiten	H
374	32 000,00	857	32 000,00	8580	32 000,00	732	32 000,00

S	857 G+V-Konto	H		S	8580 Schlussbilanzkonto	H
731	32 000,00					374	32 000,00

Neues Jahr:

S	374 Sonstige Verbindlichkeiten	H		S	135 Bank	H
135	32 000,00	850	32 000,00			374	32 000,00

Lernfeld 3

Buchung Beleg Nr. 2

Zum Jahresabschluss

163	Sonstige Forderungen	100,00 EUR	
	an 51 Sonstige Zinsen		100,00 EUR
51	Sonstige Zinsen	100,00 EUR	
	an 857 G+V-Konto		100,00 EUR
8580	Schlussbilanzkonto	100,00 EUR	
	an 163 Sonstige Forderungen		100,00 EUR

Im neuen Jahr

135	Bank	300,00 EUR	
	an 163 Sonstige Forderungen		100,00 EUR
	an 51 Sonstige Zinsen		200,00 EUR

Altes Jahr:

S	51 Sonstige Zinsen		H
857	100,00	163	100,00

S	163 Sonstige Forderungen		H
51	100,00	8 580	100,00

S	857 G+V-Konto		H
		51	100,00

S	8580 Schlussbilanzkonto		H
163	100,00		

Neues Jahr:

S	163 Sonstige Forderungen		H
850	100,00	135	100,00

S	135 Bank		H
163/51	300,00		

S	51 Sonstige Zinsen		H
		135	200,00

Lernfeld 3

AUFGABE

1. Im Krankenhaus Marienstift müssen noch einige Zahlungen am Jahresende korrigiert werden.

   a. Überlegen Sie, ob es sich um eine sonstige Forderung bzw. sonstige Verbindlichkeit handelt.
   b. Bilden Sie den Buchungssatz für die zeitliche Abgrenzung zum Jahresende.
   c. Schließen Sie die Konten zum Jahresende ab und bilden Sie dafür die entsprechenden Buchungssätze.
   d. Bilden Sie den Buchungssatz bei entsprechender Ausgabe/Einnahme im neuen Jahr.

   - Für die Lohnwoche vom 28.12. bis 03.01. sind 700,00 EUR Löhne für Aushilfskräfte zu zahlen (Zahltag 03.01.*). *des Folgejahres
   - Ein Darlehensschuldner hat die laut Vertrag nachträglich zu zahlenden Jahreszinsen in Höhe von 900,00 EUR am 31.05. des Folgejahres zu zahlen (1.6. lfd. Jahr bis 31.05. Folgejahr).
   - Die Beiträge für die Rentenzusatzversorgungskasse für Dezember in Höhe von 195 322,00 EUR werden am 10.01. des Folgejahres durch Banküberweisung beglichen.
   - Für einen von uns an das Rote Kreuz vermieteten Schulungsraum steht am 31.12. die Dezember-Miete in Höhe von 200,00 EUR noch aus.
   - Die Dezembermiete in Höhe von 600,00 EUR für die vermietete Schwesternwohnheimwohnung geht erst am 02.01. des Folgejahres ein.
   - Der Beitrag (25 000,00 EUR) zur Unfallversicherung für das 4. Quartal wird erst am 03.01. des Folgejahres überwiesen.
   - Die Zinsen für das Girokonto (325,40 EUR) für das 4. Quartal werden erst am 03.01. des Folgejahres abgebucht.

   Zu verwendende Konten (ggf. auch Mehrfachnutzung): 135 Bank, 163 Sonstige Forderungen, 374 Andere sonstige Verbindlichkeiten, 51 Sonstige Zinsen und Erträge, 57 Sonstige ordentliche Erträge, 6011 Sonstiges Personal, 62 Aufwendungen für die Altersversorgung, 732 Versicherungen, 74 Zinsen und ähnliche Aufwendungen, 857 G+V-Konto, 8580 Schlussbilanzkonto

Lernfeld 3

6.1.2 Aktive/Passive Rechnungsabgrenzung

Beleg 3

		Krankenhaus Schlossklinik	Auszug Nr. 21
Konto 159 357 012	Mercator Bank Neustadt	BLZ 370 800 44	
Buchungstag	30.05.20..	Erläuterung/Verwendungszweck	Umsatz S = Soll H = Haben
		Kontostand Feuerversicherungsprämie 531/361615-A Für den Versicherungszeitraum vom 1. Juni diesen Jahres bis 31. Mai nächsten Jahres	4 200,07 H 600,00 S
	02.06.20..	Kontostand	3 600,07 H

Beleg 4

		Krankenhaus Schlossklinik	Auszug Nr. 3
Konto 159 357 012	Mercator Bank Neustadt	BLZ 370 800 44	
Buchungstag	30.11.20..	Erläuterung/Verwendungszweck	Umsatz S = Soll H = Haben
		Kontostand Gutschrift Miete Kongresssaal für Ärztekongresse Dez. diesen Jahres bis Feb. nächsten Jahres	12 000,07 H 4 500,00 S
	30.11.20..	Kontostand	16 500,07 H

Merke

» Auf das Konto „171" Aktive Rechnungsabgrenzung werden alle Aufwendungen gebucht, die im alten Jahr als Ausgaben gebucht werden, aber wirtschaftlich zur Erfolgsrechnung des neuen Jahres gehören.

» Auf das Konto „38" Passive Rechnungsabgrenzung werden alle Erträge gebucht, die im alten Jahr als Einnahmen gebucht werden, aber wirtschaftlich zur Erfolgsrechnung des neuen Jahres gehören.

Lernfeld 3

Buchung Beleg Nr. 3

Bei Zahlung am 1. Juni 20..

732	Versicherungen	600,00 EUR	
	an 135 Bank		600,00 EUR

Zum Jahresabschluss

171	Aktive Rechnungsabgrenzung	250,00 EUR	
	an 732 Versicherungen		250,00 EUR
857	G+V-Konto	350,00 EUR	
	an 732 Versicherungen		350,00 EUR
8580	Schlussbilanzkonto	250,00 EUR	
	an 171 Aktive Rechnungsabgrenzung		250,00 EUR

Im neuen Jahr

732	Versicherungen	250,00 EUR	
	an 171 Aktive Rechnungsabgrenzung		250,00 EUR

Altes Jahr:

S	732 Versicherungen		H
135	600,00	171	250,00
		857	350,00

S	171 Aktive Rechnungsabgrenzung		H
732	250,00	8580	250,00

S	857 G+V-Konto		H
732	350,00		

S	8580 Schlussbilanzkonto		H
171	250,00		

S	135 Bank		H
		732	600,00

Neues Jahr:

S	171 Aktive Rechnungsabgrenzung		H
850	250,00	732	250,00

S	732 Versicherungen		H
171	250,00		

Lernfeld 3

Buchung Beleg Nr. 4

Bei Zahlung

135	Bank	4 500,00 EUR	
	an 570 Erträge aus Vermietung und Verpachtung		4 500,00 EUR

Bei Jahresabschluss

570	Erträge aus Vermietung und Verpachtung	3 000,00 EUR	
	an 38 Passive Rechnungsabgrenzung		3 000,00 EUR
570	Erträge aus Vermietung und Verpachtung	1 500,00 EUR	
	an 857 G+V-Konto		1 500,00 EUR
38	Passive Rechnungsabgrenzung	3 000,00 EUR	
	an 8580 Schlussbilanzkonto		3 000,00 EUR

Im neuen Jahr

38	Passive Rechnungsabgrenzung	3 000,00 EUR	
	an 570 Erträge aus Vermietung und Verpachtung		3 000,00 EUR

Altes Jahr:

S	570 Erträge aus Verm./Verp.		H		S	38 Passive Rechnungsabgrenzung		H
38	3 000,00	135	4 500,00		8580	3 000,00	570	3 000,00
857	1 500,00							

S	857 G+V-Konto		H		S	8 580 Schlussbilanzkonto		H
		570	1 500,00				38	3 000,00

S	135 Bank		H
570	4 500,00		

Neues Jahr:

S	38 Passive Rechnungsabgrenzung.		H		S	732 Versicherungen		H
570	3 000,00	850	3 000,00				38	3 000,00

Lernfeld 3

AUFGABEN

1. Im Krankenhaus Marienstift müssen noch weitere Zahlungen am Jahresende korrigiert werden.

   a. Überlegen Sie, ob es sich um eine aktive oder passive Rechnungsabgrenzung handelt.
   b. Bilden Sie den Buchungssatz beim Zahlungseingang/Zahlungsausgang im alten Jahr.
   c. Bilden Sie den Buchungssatz für die zeitliche Abgrenzung am Jahresende.
   d. Schließen Sie die Konten am Jahresende ab.
   e. Bilden Sie den Buchungssatz zur Auflösung der zeitlichen Abgrenzung im neuen Jahr.
      - Am 29. Dezember wird die Miete für den Monat Januar in Höhe von 310,00 EUR für eine vermietete 50-qm-Schwesternwohnung dem Bankkonto gutgeschrieben.
      - Die Gebäudehaftpflichtversicherung für den OP-Trakt wird am 1. Oktober für 12 Monate im Voraus von dem Bankkonto überwiesen: 21 000,00 EUR.
      - Am 1. November werden die Jahreszinsen in Höhe von 2 250,00 EUR für ein gewährtes Darlehen im Voraus auf unser Bankkonto überwiesen.
      - Die KFZ-Versicherung für fünf Krankenwagen wird am 01. Juni für 12 Monate im Voraus von dem Bankkonto überwiesen: 1 440,00 EUR.

2. Stellen Sie bei folgenden Geschäftsfällen fest:

   a. ob es sich am 31. Dezember um eine
      (1) antizipative Rechnungsabgrenzung (Sonstige Forderung/Sonstige Verbindlichkeit)
      (2) transistorische Rechnungsabgrenzung (Aktive/Passive Rechnungsabgrenzung)
      (3) nicht um eine zeitliche Abgrenzung
         handelt
   b. und ob sie den Jahresgewinn im Krankenhaus Marienstift
      (1) mehren
      (2) mindern
      (3) nicht verändern.

   ### Geschäftsfälle:
   1. Rechnungsausgleich eines Privatpatienten
      a)
      b)

   2. Berücksichtigung einer am 1. November des alten Jahres gezahlten Miete des Krankenhauses Marienstift für einen Vorlesungssaal in der Universität für die Monate November bis Januar in Höhe von 3 760,00 EUR
      a)
      b)

   3. Erfassung eines im neuen Jahr noch zu erhaltenen Zinsertrages in Höhe von 793,80 EUR am 31. Dezember
      a)
      b)

Lernfeld 3

4. Abschreibungen auf Geringwertige Wirtschaftsgüter in Höhe von 5 500,00 EUR
   a)
   b)

5. Berücksichtigung einer am 01. Dezember des alten Jahres erhaltenen Miete für die Monate Dezember bis Februar für einen Schulungsraum an das Rote Kreuz in Höhe von 2 640,00 EUR
   a)
   b)

3. Zum 31. Dezember ... (Bilanzstichtag) sind noch folgende zeitliche Abgrenzungen vorzunehmen:

   a. Die Dezembermiete für angemietete Parkplatzstellplätze vor dem Krankenhaus wird am 2. Januar des folgenden Geschäftsjahres durch Banküberweisung des Krankenhauses beglichen: 1 300,00 EUR.
   b. Die Vierteljahreszinsen (November-Januar) für ein aufgenommenes Darlehen werden von uns vereinbarungsgemäß nachträglich Ende Januar gezahlt: 900,00 EUR.
   c. Wir haben am 1. Dezember für Dezember bis einschließlich Februar des nächsten Jahres eine Mietvorauszahlung von der Ärztekammer für einen Schulungsraum in Höhe von 2 400,00 EUR erhalten.
   d. Am 01. November wurde die Kfz-Steuer für die Krankenwagen für ein Jahr im Voraus überwiesen: 1 000,00 EUR.
   e. Die Zinsgutschrift der Bank für die Zeit vom 1. Oktober bis 31. Dezember steht zum Bilanzstichtag noch aus: 450,00 EUR.
   f. Die Haftpflichtversicherung für das Krankenhausgebäude wurde am 1. November für ein Jahr im Voraus bezahlt: 2 400,00 EUR.
   g. Den Assistenzärzten werden die Überstunden erst Anfang Januar überwiesen. Die bereits erstellten Überstundenabrechnungen weisen aus: 1 200,00 EUR.
   h. Am 1. Dezember erhalten wir die Miete für die Wohnungen im Schwesternwohnheim für Dezember und Januar im Voraus durch Banküberweisung: 4 500,00 EUR.
   i. Die Feuerversicherungsprämie (Gebäude) für das kommende Kalenderjahr wurde am 27. Dezember durch Banküberweisung beglichen: 500,00 EUR.
   j. Hypothekenzinsen für den Bau eines Wellness-Gebäudes in Höhe von 13 000,00 EUR für das Halbjahr 1. Juli bis 31. Dezember werden von uns erst im Januar beglichen.

Zu verwendende Konten: 131 Kasse, 135 Bank, 163 Sonstige Forderungen, 171 Aktive Rechnungsabgrenzung, 374 Andere sonstige Verbindlichkeiten, 38 Passive Rechnungsabgrenzung, 51 Sonstige Zinsen und ähnliche Erträge, 57 Sonstige ordentliche Erträge, 60 Löhne und Gehälter, 730 Steuern, Abgaben, 732 Versicherungen, 740 Zinsen und ähnliche Aufwendungen für Betriebsmittelkredite, 78 Sonstige ordentliche Aufwendungen

4. Ergänzen Sie folgende Aussagen:

   a. Sonstige Verbindlichkeiten werden für Aufwendungen des ____①____ Geschäftsjahres gebucht, die Ausgaben des ____②____ Geschäftsjahres darstellen.

b. Aktive Rechnungsabgrenzungsposten werden für Ausgaben im ____③____ Jahr gebildet, die Aufwand des ____④____ Geschäftsjahres darstellen.
c. Sonstige Forderungen werden für Erträge des ____⑤____ Jahres gebildet, die Einnahmen des ____⑥____ Jahres darstellen.
d. Passive Rechnungsabgrenzungsposten werden für Einnahmen des ____⑦____ Jahres gebildet, die Erträge des ____⑧____ Geschäftsjahres darstellen.

5. Füllen Sie die folgende Tabelle aus! Nutzen Sie dazu gegebenenfalls auch vorhergehende Kapitel Ihres Lehrbuchs!

Welchen Inhalt hat § 242 HGB?	
Was ist die gesetzliche Grundlage für die Gliederung der Bilanz in einem Krankenhaus?	
Welcher Zusammenhang besteht zwischen Inventur und Bilanz?	
In welchen Kontenklassen befinden sich die Konten für: ■ Auszahlungen/Einzahlungen, ■ Ausgaben/Einnahmen, ■ Aufwendungen/Erträge?	
Welche Laufzeit hat ein Geschäftsjahr im Krankenhaus?	
Welche Frist gilt für die Erstellung des Jahresabschlusses im Krankenhaus?	
Welchen Inhalt hat § 252 (1) Nr. 5 HGB?	
Was bedeuten die Begriffe ■ aktive Rechnungsabgrenzung ■ passive Rechnungsabgrenzung?	

6.2 Bewertung

6.2.1 Rückstellungen

> **SITUATIONSVORGABE**
>
> Aufgrund der derzeit schlechten Witterung kann die ursprünglich geplante Reparatur am Dach der Schlossklinik im Dezember nicht mehr durchgeführt werden. Mit dem Dachdecker wurde daher ein Termin für Mitte Januar nächsten Jahres vereinbart. Christian sieht den Kostenvoranschlag in Höhe von 20 000,00 EUR und erinnert sich. Letztes Jahr Weihnachten hatte er Geld für die Motorradreparatur geschenkt bekommen. Da die Werkstatt über die Feiertage geschlossen hatte, konnte die Reparatur erst in der zweiten Januarwoche durchgeführt werden. Wenn er das geschenkte Geld nicht sofort beiseitegelegt hätte, wäre nach dem Skiurlaub nichts aus der Reparatur geworden.

Lernfeld 3

MATERIALIEN

§ 249 HGB Rückstellungen

(1) Rückstellungen sind für ungewisse Verbindlichkeiten und für drohende Verluste aus schwebenden Geschäften zu bilden. Ferner sind Rückstellungen zu bilden für
1. im Geschäftsjahr unterlassene Aufwendungen für Instandhaltung, die im folgenden Geschäftsjahr innerhalb von drei Monaten oder für Abraumbeseitigung, die im folgenden Geschäftsjahr nachgeholt werden,
2. Gewährleistungen, die ohne rechtliche Verpflichtung erbracht werden.

(2) Für andere als die in Absatz 1 bezeichneten Zwecke dürfen Rückstellungen nicht gebildet werden. Rückstellungen dürfen nur aufgelöst werden, soweit der Grund hierfür entfallen ist.

Die Möglichkeit der Bildung von Aufwandsrückstellungen, d.h. der Aufwand ist konkretisiert (z.B. im alten Jahr nachgewiesen verschuldet entstandener Schaden), aber Höhe oder Zeitpunkt des Eintritts sind unsicher (z.B. daraus resultierende Schadenersatzansprüche im folgenden Jahr), ist mit dem Inkrafttreten des Bilanzmodernisierungsgesetzes (BilMoG) im Jahr 2009 entfallen. Ebenfalls mit diesem Gesetz entfallen ist das Wahlrecht, Rückstellungen für im Geschäftsjahr unterlassene Instandhaltung zu bilden, wenn die Maßnahmen innerhalb von vier bis zwölf Monaten des folgenden Geschäftsjahres nachgeholt werden.

Rückstellungen sind Verbindlichkeiten (Schulden) und sind demnach auf der Passivseite der Bilanz auszuweisen als

- Pensionsrückstellungen (27)
- Steuerrückstellungen (280)
- Sonstige Rückstellungen (281)

Der Rückstellungsbetrag wird auf dem entsprechenden Aufwandskonto im Soll und auf dem Rückstellungskonto im Haben gebucht. Der Jahreserfolg wird dementsprechend beeinflusst.
Wenn die Rückstellungen ihren Zweck erfüllt haben, sind sie entsprechend aufzulösen. Drei Fälle sind zu unterscheiden:

- Die Rückstellung entspricht der Zahlung.
- Die Rückstellung ist größer als die Zahlung. Der Ertrag wird auf dem Konto **54 Erträge aus der Auflösung von Rückstellungen** gebucht.
- Die Rückstellung ist kleiner als die Zahlung. Der Aufwand wird auf dem Konto **793 Periodenfremde Aufwendungen** gebucht.

Christian überlegt, wie er den Kostenvoranschlag noch in diesem Jahr buchen kann:

1. **Buchung bei Bildung der Rückstellung zum 31. Dezember**

72 Instandhaltung	20 000,00 EUR	
an 281 Rückstellung für Instandhaltung		20 000,00 EUR

2. **Buchung bei Abschluss der Konten am Jahresende**

857 G+V Konto	20 000,00 EUR	
an 72 Instandhaltung		20 000,00 EUR
281 Rückstellung für Instandhaltung	20 000,00 EUR	
an 8 580 Schlussbilanzkonto		20 000,00 EUR

S	72 Instandhaltung	H		S	281 Rückst. F. Instandh.	H
281	20 000,00	857	20 000,00	8580	20 000,00	72	20 000,00

S	857 G+V-Konto	H		S	8 580 Schlussbilanzkonto	H
72	20 000,00					261	20 000,00

3. **Der Rechnungsbetrag an den Handwerker wird im Februar nächsten Jahres überwiesen**

   a. Rückstellung = Zahlung 20 000,00 EUR

281 Rückstellung für Instandhaltung	20 000,00 EUR	
an 135 Bank		20 000,00 EUR

S	135 Bank	H		S	281 Rückst. F. Instandh	H
		281	20 000,00	135	20 000,00	850	20 000,00

   b. Rückstellung > Zahlung 15 000,00 EUR

281 Rückstellung für Instandhaltung	20 000,00 EUR	
an 135 Bank		15 000,00 EUR
an 54 Erträge aus der Auflösung von R.		5 000,00 EUR

S	135 Bank	H		S	281 Rückst. F. Instandh	H
		281	15 000,00	135	15 000,00	850	20 000,00
				54	5 000,00		

S	54 Ertr. A.d. Aufl. v. Rück.	H
		281	5 000,00

Lernfeld 3

c. Rückstellung < Zahlung 25 000,00 EUR

281 Rückstellung für Instandhaltung   20 000,00 EUR
793 Periodenfremde Aufwendungen   5 000,00 EUR
    an 135 Bank   25 000,00 EUR

```
S           135 Bank            H    S      281 Rückst. F. Instandh      H
            281   20 000,00          135   20 000,00 | 850   20 000,00
            793    5 000,00

S      793 Periodenfremde Aufw.    H
135    5 000,00 |
```

Merke

» Einer Rückstellung liegt stets eine Verbindlichkeit (Schuld) zugrunde; Ausnahme: Rückstellung für unterlassene Instandhaltung mit einer Durchführung der Maßnahme 3 Monate nach dem Stichtag.

» Mit einer Rückstellung wird der Werteverbrauch (Aufwand) in dem Jahr gebucht, in dem wirtschaftlich die Ursache dafür entstanden ist, eine entsprechende Auszahlung dafür aber erst später erfolgt.

» Nach § 253 (1) HGB sind Rückstellungen nur in Höhe des Betrages anzusetzen, der nach vernünftiger kaufmännischer Buchführung notwendig ist. Die Begründungen müssen nachvollziehbar dokumentiert sein.

» Die Bildung von Rückstellungen mindert den Gewinn und damit auch die zu zahlenden Steuern.

AUFGABEN

1. Die Schlossklinik rechnet zum 31. Dezember des Abschlussjahres mit einer Gewerbesteuernachzahlung von 12 000,00 EUR.

   a. Bilden Sie den Buchungssatz zum 31. Dezember.
   b. Wie wirkt sich die Bildung der Rückstellung auf den Erfolg des Krankenhauses aus?
   c. Wie ist zu buchen, wenn die Schlossklinik am 15. März des Folgejahres an das Finanzamt folgende Beträge überweist?

      i. 12 000,00 EUR,   ii. 10 000,00 EUR,   iii. 15 000,00 EUR

2. Für einen schwebenden Prozess rechnet die Schlossklinik zum Bilanzstichtag mit Gerichtskosten in Höhe von 12 000,00 EUR. Der Gebührenbescheid am 20. April n. J. lautet über

   i. 12 000,00 EUR,   ii. 20 000,00 EUR,   iii. 8 000,00 EUR
   a. Bilden Sie den Buchungssatz am 31. Dezember.
   b. Wie ist zu buchen, wenn die Schlossklinik am 20. April obige Gebührenbescheide erhält und überweist?

3. Für die Behebung von Frostschäden im letzten Winter auf dem Krankenhausdach wurde zum 31. Dezember des vergangenen Jahres eine Rückstellung für Instandhaltung in Höhe von 5 000,00 EUR gebildet. Nach Ausführung der Arbeiten schickt der Bauunternehmer am 1. März des neuen Jahres eine Rechnung über 4 600,00 EUR.
   a. Bilden Sie den Buchungssatz zum 31. Dezember.
   b. Bilden Sie die Buchungssätze für den Abschluss der Konten.
   c. Bilden Sie den Buchungssatz bei Eingang der Rechnung am 1. März.

4. Erstellen Sie ein Struktogramm. Folgende Ausgangssituation liegt zugrunde:
   Jahresabschlussarbeiten für das abgelaufene Geschäftsjahr:
   Die Behebung der im November entstandenen Frostschäden kann aufgrund der schlechten Witterung erst im neuen Jahr durchgeführt werden.
   Von einem ortsansässigen Dachdecker haben wir einen Kostenvoranschlag in Höhe von 20 000,00 Eur bekommen. Einen Termin für die Reparatur (Instandhaltung) konnten wir erst für Februar im neuen Jahr vereinbaren.

   a. Bringen Sie die ungeordneten Handlungsschritte in eine sinnvolle Reihenfolge.
   b. Verbinden Sie die einzelnen Handlungsschritte mit entsprechenden Linien.
   c. Beschriften Sie die Verbindungslinien an der Entscheidungsraute entsprechend.

   Soll eine Rückstellung gebildet werden?

   Es wurde keine Rückstellung gebildet, daher wird auch kein Aufwand berücksichtigt.

   Das Dach wird repariert. Anfang März bekommen wir die Rechnung über 20 000,00 Eur und bezahlen diese umgehend.

   Die Höhe der Rückstellung muss geschätzt werden: Für die Reparatur des Daches liegt ein Kostenvorschlag in Höhe von 20 000,00 Eur vor. Diesen können wir als Grundlage für die Höhe der Rückstellung verwenden.

   Die Rückstellung wird verbucht:
   72 Instandhaltung
   an 281 Rückstellung für Instandhaltung

   Wir lösen die Rückstellung auf:
   281 Rückstellung für Instandhaltung
   an 135 Bank

   Jahresabschluss: abgelaufenes Jahr
   Der Aufwand für die Instandhaltung wurde in der GuV berücksichtigt, daher verringert sich der Gewinn um 20 000,00 Eur. Die Rückstellungen wurden in dieser Höhe auf der Passivseite der Bilanz ausgewiesen.

   Wir verbuchen die Rechnung:
   72 Instandhaltung
   an 135 Bank

   Jahresabschluss: neues Jahr
   Der Aufwand für die Instandhaltung wird in der GuV berücksichtigt, daher verringert sich der Gewinn um 20 000,00 Eur.

   Die Auflösung ist erfolgsneutral, weil die Zahlung genau der Rückstellung entspricht.

   Ursache: Frostschaden

6.2.2 Unfertige Leistungen - Überlieger

6.2.2.1 Was sind Überlieger?

> **SITUATIONSVORGABE**
>
> Kurz vor Weihnachten hat die Schlossklinik alle Patienten entlassen, bei denen dies medizinisch zu verantworten war. Von 238 Betten sind heute – am Silvestertag – nur noch 122 Betten mit Patienten belegt. Im Laufe des Tages werden noch 2 Patienten entlassen. Um 23:30 Uhr wird ein Notfall stationär eingeliefert. Ein junger Mann hat sich durch unsachgemäßen Umgang mit Feuerwerkskörpern schwere Verbrennungen zugezogen.

GUT ZU WISSEN - WAS SIND ÜBERLIEGER

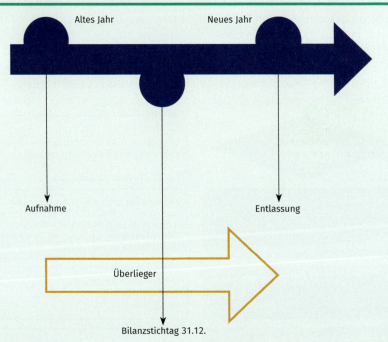

> **SITUATIONSVORGABE**
>
> Was hat umgehend nach dem 1. Januar im Krankenhaus im Rechnungswesen Bereich Patientenverwaltung zu erfolgen?

> **Merke**
>
> » Def.: „Überlieger" sind Patienten, die über einen Stichtag (z. B. Silvester/Neujahr) stationär im Krankenhaus aufgenommen sind.
>
> » Die Schlossklinik macht zum Stichtag (Buch-)inventur – eine Rückrechnung der Belegung auf den 31.12. um 24:00 Uhr.

Lernfeld 3

> » Wenn ein Krankenhaus Fallpauschalen abrechnet, dann wird eine Inventur benötigt, um den Bestand an Patienten zu bestimmen, der zum Jahreswechsel (ggf. Monatswechsel bei Monatsabschlüssen) im Krankenhaus lag.
>
> » Die Buchinventur erfolgt mittels der „Mitternachtsstatistik" (Anfangsbestand um 0 Uhr + Aufnahmen des Tages − Entlassungen des Tages = Endbestand um 24:00 Uhr [Mitternacht]).
>
> » Die Mitternachtsstatistik schreibt in einer Datenbank ununterbrochen die Belegung des Krankenhauses fort.

ARBEITSAUFTRÄGE

1. Ermitteln Sie die Zahl der Überlieger um 24:00 Uhr Silvester.

MATERIALIEN

Auszug aus der Buchinventur der Schlossklinik zum 31.12.2016

Patient/Pat.-Nr.	Aufnahme	Entlassung	Operation vor Stichtag	Fallpauschale (DRG)	VD-IST	Erster Tag mit Abschlag	Erster Tag zus. Entgelt	VD-Tage bis Stichtag
1-001-456	27.12.2016	02.01.2017	ja	B05Z	6	1	5	5
1-001-457	28.12.2016	02.01.2017	keine	B80Z	5	1	5	4
1-001-458	24.12.2016	04.01.2017	keine	E66A	11	1	13	8
1-001-459	28.12.2016	09.01.2017	nein	G07A	12	1	16	4

ARBEITSAUFTRÄGE

2. Erklären Sie die Begriffe:
    a. VD-IST = IST-Verweildauer
    b. uGVD = untere Grenzverweildauer
    c. oGVD = obere Grenzverweildauer
    d. VD-Tage bis Stichtag = Verweildauertage bis Stichtag

   Nutzen Sie dazu auch nachstehende Materialien.

MATERIALIEN

Auszug aus der Vereinbarung zum Fallpauschalensystem für Krankenhäuser für das Jahr 2016 (Fallpauschalenvereinbarung 2016 – FPV 2016):

Lernfeld 3

1 Absatz 2

Ist die Verweildauer eines Patienten oder einer Patientin länger als die obere Grenzverweildauer, wird für den dafür im Fallpauschalen-Katalog ausgewiesenen Tag und jeden weiteren Belegungstag des Krankenhausaufenthalts zusätzlich zu der Fallpauschale ein tagesbezogenes Entgelt abgerechnet. (...)

1 Absatz 3

Ist die Verweildauer von nicht verlegten Patientinnen oder Patienten kürzer als die untere Grenzverweildauer, ist für die bis zur unteren Grenzverweildauer nicht erbrachten Belegungstage einschließlich des im Fallpauschalen-Katalog ausgewiesenen ersten Tages mit Abschlag ein Abschlag von der Fallpauschale vorzunehmen. (...)

Merke

» Im somatischen Bereich eines Krankenhauses werden die dort erbrachten Leistungen seit 2004 als Fallpauschalen (DRGs = diagnosis related groups) abgerechnet.

» Die Fallpauschalen werden vierstellig alphanumerisch verschlüsselt:
- Die **erste** Stelle steht für die Hauptdiagnosegruppe (engl. MDC = Major Diagnostic Category) und wird alphabetisch verschlüsselt.
- Die **zweite** und **dritte** Stelle steht für die Partition und wird als zweistellige Zahl verschlüsselt (= 3 Differenzierungen der Behandlungen sind vorgesehen: O = operative Behandlung; M = medizinische Behandlung; A = andere Behandlungen; diese werden nummerisch verschlüsselt: Nummern 01–39 operative Behandlung, Nummern 40–59 nicht operative, andere Behandlung, 60–99 medizinische Behandlung).
- Die **vierte** Stelle steht für die Fallschwere (Splittkriterium; dieses ist alphabetisch A–Z kodiert; A = schwerste Begleiterkrankungen, Z = diese DRG ist nicht weiter unterteilt).

ARBEITSAUFTRÄGE

3. Entschlüsseln Sie die DRG-Fallpauschalen aus der obigen Buchinventur. (Hinweis: Nutzen Sie zur Vereinfachung exemplarisch den jeweils aktuellen Fallpauschalenkatalog.)
Hinweis: MDC B = Krankheiten und Störungen des Nervensystems; MDC E = Krankheiten und Störungen der Atmungsorgane; MDC G = Krankheiten und Störungen der Verdauungsorgane. Nutzen Sie die Internetseite http://www.g-drg.de.

6.2.2.2 Standardkosten als Grundlage für die Ermittlung der Herstellungskosten von Überliegern

SITUATIONSVORGABE

Die Schlossklinik kennt ihre Überliegerpatienten: Es handelt sich um 121 Fälle (siehe Situationsvorgabe 6.1.4.1). Diese wurden im Wege der Buchinventur ermittelt und EDV-technisch aufgelistet. Im Einzelnen handelt es sich um 34 psychiatrische Patienten, die nach der BPflV, und 87 Fälle, die nach dem KHEntgG abgerechnet werden. Wie ist mit diesen Patienten abrechnungstechnisch zum Jahresende zu verfahren?

Merke

» Beispielsweise im psychiatrischen Bereich ist die kleinste Abrechnungseinheit der **„Berechnungstag"**[1]. Diese Überlieger mit den gewichteten angefallen Tagen ist in den jeweiligen Geschäftsjahren abzurechnen (ausfakturieren bis 31.12. im alten Geschäftsjahr). Das Gewicht, die sogenannte Bewertungsrelation, drückt dabei die Fallschwere aus.[2]

» Für diese Tage entsteht im alten Jahr eine "Forderung" (12), die Gegenbuchung erfolgt auf dem entsprechenden Erlöskonto "tagesgleiche Pflegesätze" (400). Damit entfallen zu bilanzierende unfertige Leistungen.

» Bei Berechnungstagen ist die kleinste Abrechnungseinheit der **„Behandlungstag"**, wobei der Entlassungstag mit abgerechnet wird. Ausnahme: Aufnahme und Entlassung am selben Tag, dann wird nur ein Tag abgerechnet.

» Im somatischen Bereich, der seine Leistungen nach DRG-Fallpauschalen abrechnet, ist die kleinste Abrechnungseinheit der abgeschlossene (entlassene) Fall. Zusatzentgelte teilen das Schicksal der DRG-Leistung.

» Ist die kleinste Abrechnungseinheit „der Fall", so sind die Überlieger an einem Stichtag als unfertige Leistungen zu Herstellungskosten zu bewerten. Für diese Überliegerpatienten sind die dem Krankenhaus für die Behandlung im alten Geschäftsjahr entstandenen Aufwendungen auch im alten Geschäftsjahr erfasst. Der Umsatz wird allerdings erst nach der Entlassung – also im neuen Jahr gebucht. Für den auf das alte Geschäftsjahr entfallenden Leistungsanteil müssen die für diese Überlieger anfallenden Kosten neutralisiert werden.

» Dies geschieht, indem die unfertigen Leistungen unter der Position „Vorräte", Unterposition „unfertige Leistungen" (106) ausgewiesen werden, und die Gegenbuchung in den Erfolgskonten unter der Position „Bestandsveränderungen an unfertigen Leistungen" (551) erfolgt.

» Für Abrechnungen bzw. Bewertungen sind grundsätzlich die Abrechnungskataloge des Jahres zugrunde zu legen, in dem der Patient aufgenommen wurde.

MATERIALIEN

- **§ 252 HGB Allgemeine Bewertungsgrundsätze**
  (1) Bei der Bewertung der im Jahresabschluss ausgewiesenen Vermögensgegenstände und Schulden gilt insbesondere Folgendes:
  1. (...), 2. (...)
  3. Die Vermögensgegenstände und Schulden sind zum Abschlussstichtag einzeln zu bewerten.
  4. Es ist vorsichtig zu bewerten (...); Gewinne sind nur zu berücksichtigen, wenn sie am Abschlussstichtag realisiert sind.
  5. Aufwendungen und Erträge des Geschäftsjahrs sind unabhängig von den Zeitpunkten der entsprechenden Zahlungen im Jahresabschluss zu berücksichtigen.

---

[1] *Berechnungstage liegen auch der Leistungsabrechnung von Alten- und Pflegeheimen und Tageskliniken zugrunde.*
[2] *siehe Lernfeld 7 und 8, Kapitel 6.2.*

Lernfeld 3

- **§ 255 HGB Bewertungsmaßstäbe**
  (…)
  (2) Herstellungskosten sind die Aufwendungen, die durch den Verbrauch von Gütern und die Inanspruchnahme von Diensten für die Herstellung eines Vermögensgegenstands, seine Erweiterung oder für eine über seinen ursprünglichen Zustand hinausgehende wesentliche Verbesserung entstehen. Dazu gehören die Materialkosten, die Fertigungskosten und die Sonderkosten der Fertigung sowie angemessene Teile der Materialgemeinkosten, der Fertigungsgemeinkosten und des Werteverzehrs des Anlagevermögens, soweit dieser durch die Fertigung veranlasst ist. Bei der Berechnung der Herstellungskosten dürfen angemessene Teile der Kosten der allgemeinen Verwaltung sowie angemessene Aufwendungen für soziale Einrichtungen des Betriebs, für freiwillige soziale Leistungen und für die betriebliche Altersversorgung einbezogen werden, soweit diese auf den Zeitraum der Herstellung entfallen. Forschungs- und Vertriebskosten dürfen nicht einbezogen werden.
  (3) Zinsen für Fremdkapital gehören nicht zu den Herstellungskosten. Zinsen für Fremdkapital, das zur Finanzierung der Herstellung eines Vermögensgegenstands verwendet wird, dürfen angesetzt werden, soweit sie auf den Zeitraum der Herstellung entfallen; in diesem Falle gelten sie als Herstellungskosten des Vermögensgegenstands.

ARBEITSAUFTRÄGE

1. Erklären Sie, was unter dem Realisationsprinzip verstanden wird.
2. Erläutern Sie, wie mit den 576 Berechnungstagen des alten Jahres der 34 psychiatrischen Patienten, durchschnittliche Fallschwere (=Daymix-Index)[1] 1,38, am Bilanzstichtag 31.12. umzugehen ist.
3. Bilden Sie den Buchungssatz zum 31.12., wenn der krankenhausindividuelle Basisentgeltwert (früher tagesgleicher Pflegesatz)[2] 205,00 EUR beträgt?
4. Nennen Sie die Pflichtelemente der Herstellungskosten.
5. Zählen Sie die Wahlelemente der Herstellungskosten auf.
6. Zeigen Sie auf, was nicht in die Herstellungskosten eingerechnet werden darf.

SITUATIONSVORGABE

Die Schlossklinik muss zum 31.12. ihre somatischen (nicht psychiatrischen) Überliegerpatienten als unfertige Leistungen zu Herstellungskosten bewerten. Das Krankenhaus besitzt jedoch noch keine leistungsfähige Kostenrechnung. Was ist zu tun?

---

[1] Zur Berechnung des Daymix-Index siehe Lernfeld 7 und 8, Kapitel 6.
[2] Zur Berechnung des krankenhausindividuellen Basisentgeltwertes siehe Lernfeld 7 und 8, Kapitel 6.

Lernfeld 3

> **Merke**
>
> » Grundsätzlich sind die Herstellungskosten aus der Kostenrechnung abzuleiten (s. Schema 1 „Ermittlung von unten" auf Seite 113).
>
> » Bei der Kostenrechnung unterscheidet man:
>
> - Die **Kostenartenrechnung** (Sie gibt Antwort auf die Frage: Welche Kosten sind angefallen?)
> - Die **Kostenstellenrechnung** (Sie gibt Antwort auf die Frage: Wo sind die Kosten angefallen? Wer trägt die Verantwortung für diese Kosten?)
> - Die **Kostenträgerrechnung** (Wie viel Kosten entfallen auf den einzelnen Fall/Patienten?)
>
> » In Deutschland kalkuliert das Institut für das Entgeltsystem im Krankenhaus (InEK) auf der Grundlage der Datenbasis von an der Kalkulation freiwillig teilnehmenden Krankenhäusern alle Fallpauschalen und veröffentlicht die Kalkulationsergebnisse je DRG. Zur Verbesserung der Aussagekraft der Datenbasis wurden im Jahr 2016 40 Krankenhäuser und in 2017 20 Krankenhäuser per Losentscheid bestimmt, an der Kalkulation für fünf Jahre pflichtmäßig teilzunehmen.
>
> » Auch auf der Basis von Standardkosten ermittelte Herstellungskosten können für die Bewertung der Überlieger herangezogen werden. Krankenhäuser können sich dieser Standardkosten bedienen, wenn sie keine leistungsfähige Kostenrechnung besitzen.

MATERIALIEN

Auf der Basis der Kalkulation für 2016 (basierend auf der Datenlieferung von an der Kalkulation teilnehmenden Krankenhäusern) ergeben sich für die operative Blinddarm-Entfernung mit schweren oder mit äußerst schweren Komplikationen bzw. Nebenerkrankungen (CC) – also für die DRG G07A „Appendektomie oder laparaskopische Adhäsiolyse bei Peritonitis mit äußerst schweren oder schweren CC oder kleine Eingriffe an Dünn- und Dickdarm od. a. abd. Gef. ohne äußerst schwere CC, Alter < 3 Jahre oder mit best. perkutan-translumin. Eingr. an abdom. Gefäßen", bei einer Katalogbewertungsrelation von 1,714 in der Hauptabteilung und einer mittleren Verweildauer von 6,60 Tagen folgende Kalkulationsgrundlagen:

Fallzahl Normallieger	
	185
Bewertungsrelation	
	1,714
PCCL	
0	54,59 %
1	9,19 %
2	7,57 %
3	25,95 %
4	2,16 %
5	0,54 %
6	0,00 %

Verweildauer	
Kurzlieger	11,61 %
Normallieger	82,59 %
Langlieger	5,80 %
1. Tag mit Abschlag	1
1. Tag zus. Entgelt	16
mittlere Verweildauer	6,60

Geschlecht	
M	51,35 %
W	48,65 %
U	0,00 %

Lernfeld 3

MDC 6: Erkrankung des Verdauungssystems

G07A Appendektomie oder laparoskopische Adhäsiolyse bei Peritonitis mit äußerst schweren oder schweren CC oder kleine Eingriffe an Dünn- und Dickdarm od. a. abd. Gef. ohne äußerst schwere CC, Alter < 3 Jahre oder mit best. perkutan-translumin. Eingr. an abdom. Gefäßen (InEK-Kalkulation 2016)

DRG	Nor-malstat.	Inten-sivstat.	OP-Bereich	Anäs-thesie	Kard. Diag.	Endos. Diag.	Radio-logie	Labor	Übrige Bereiche	Gesamt
	1	2	4	5	7	8	9	10	11	
G07A	1.976,00	520,19	744,54	455,20	16,22	127,93	684,35	285,07	102,19	4911,69

> Die Schlossklinik möchte ihre Herstellungskosten aus den obigen Daten berechnen. Der Basisfallwert des Krankenhauses betrage 3 278,19 EUR[1], der Gewinnabschlag wurde mit 3 % ermittelt.

INFORMATIONSTEXT:

Nachfolgend werden die dafür erforderlichen Arbeitsschritte dargestellt:

1. Die Gesamtkosten werden auf der Grundlage des InEK-Datensatzes ermittelt. Die Umrechnung der Standard-DRG-Kosten auf die krankenhausindividuelle Kostenstruktur wird durch die Multiplikation der Gesamtkosten laut InEK mit dem entsprechenden Umrechnungsfaktor erreicht:

Formel

$$\frac{\text{KH-Basisfallwert} \cdot \text{Bewertungsrelation der DRG} \cdot (100\,\% - \text{Gewinnabschlag})}{\text{InEK-Kosten der DRG}}$$

Das Ergebnis zeigt, in welchem Verhältnis die Kostenstruktur des Krankenhauses zur Kostenstruktur der InEK-Kalkulation steht. Mit diesem Ergebnis kann die InEK-Kostenstruktur für jede DRG auf die krankenhausindividuelle Kostenstruktur umgerechnet werden.

2. Um die kostenintensiven Behandlungsschritte wie OP-Kosten am Jahresabschluss entsprechend dem tatsächlichen Kostenverlauf (siehe OP-Datum) zu verteilen, bietet sich folgendes Schema an (wenn die OP nach dem Bilanzstichtag erfolgt):
   a. Ermittlung der Gesamtkosten der DRG (auf der Grundlage von Schritt 1.)
   b. Ermittlung der OP-Kosten (OP-Bereich und Anästhesie); diese werden aus den InEK-Kosten abgeleitet und auf die krankenhausindividuelle Kostenstruktur umgerechnet, dabei ergibt sich der Umrechnungsfaktor aus Schritt 1.).
   c. Ermittlung der Sonstigen Kosten (a – b)

---

[1] *Landesbasisfallwert NRW 2016*

d. Ermittlung der durchschnittlichen Verweildauer (VD) (hier gemäß Fallpauschalenkatalog)
e. Ermittlung der Kosten pro Tag ohne OP (c : d)
f. Bewertung zum Jahresabschluss (e · VD – Tage bis Stichtag)

6.2.2.3 Berücksichtigung besonderer Bewertungsgrundsätze bei Überliegern

Das Vorsichtsprinzip (§ 252 Absatz 1 Ziffer 4 HGB) findet seine Anwendung nicht nur bei Gewinnen, sondern auch bei Verlusten.
Bei der Bilanzerstellung gilt das **Niederstwertprinzip**, d. h., noch nicht realisierte Verluste müssen ausgewiesen werden. Denn: Nicht realisierte Verluste sind aus Gründen kaufmännischer Vorsicht Verluste und müssen deshalb wie Verluste behandelt werden.
Bei Überliegern handelt es sich um Umlaufvermögen. Für Umlaufvermögen gilt grundsätzlich das **strenge Niederstwertprinzip**: Von zwei möglichen Wertansätzen eines Vermögensgegenstandes muss stets der niedrigere Wert angesetzt werden.

Was bedeutet dieser Grundsatz für die Bewertung der Überlieger unserer Schlossklinik?

Das Niederstwertprinzip bei unfertigen Leistungen bedeutet:

1. Ermittlung der Personal- und Sachkosten, die auf die Patientenbehandlung angefallen sind (Aufnahmetag bis Stichtag). Da derzeit schätzungsweise 80 % aller Krankenhäuser keine ausgefeilte Kostenrechnung besitzen, kann die InEK-Kostenkalkulation zugrunde gelegt und auf die krankenhausindividuelle Kostenstruktur umgerechnet werden (wie zuvor beschrieben).
   Die vereinfachte Kostendarstellung lautet:

   Tage (Aufnahme bis Stichtag) · Tagessatz
   + ggf. OP-Kosten
   = Herstellungskosten bis Stichtag („von unten")

2. Da die DRG-Erlöse standardisierte Kosten abbilden bzw. bezahlen, kann es sein, dass die unter 1. aufgelaufenen Kosten höher sind als die Erlöse – Gewinnabschlag und die noch anfallenden Behandlungskosten. Grund: Bei der Ermittlung der Herstellungskosten wird die krankenhausindividuelle Kostenstruktur berücksichtigt.

   DRG-Erlös
   – Gewinnabschlag
   – noch anfallende Kosten (im neuen Jahr)
   = Bewertung aus den Erlösen („von oben")

   Vereinfacht ausgedrückt: Der so ermittelte Wert ist der Erlös, der für die Deckung der Kosten im alten Jahr zur Verfügung steht.

3. Das Niederstwertprinzip verlangt, dass der niedrigere Wert von 1. und 2. als unfertige Leistung anzusetzen ist.

4. Für den besonderen Fall, dass der Wert bei der Berechnung zu 2. negativ wird, ist kein Aktivwert, sondern eine Drohverlustrückstellung zu bilanzieren. Man spricht dann von einer **verlustfreien Bewertung** (791 Außerordentlicher Aufwand an 281 Sonstige Rückstellungen).

Lernfeld 3

ARBEITSAUFTRÄGE

1. Bewerten Sie den Patienten mit der Nr. 1-001-459 zum Bilanzstichtag. Nutzen Sie dabei als Grundlage das Schema auf der nächsten Seite (Tipp: Zur Arbeitserleichterung empfiehlt es sich, eine Excel-Datei anzulegen und diese auch für den 3. Arbeitsauftrag zu nutzen).
2. Bilden Sie den entsprechenden Buchungssatz zur Abgrenzung des Überliegers.
3. Führen Sie die Arbeitsaufträge 1. und 2. für den gleichen Patienten unter folgender veränderter Annahme durch:
   VD-Tage bis Stichtag: 7
   VD-Ist: 12

Allgemeine Angaben:			
Basisfallwert		Mittlere Verweildauer	
Bewertungsrelation		Verweildauer bis Stichtag	
Gewinnabschlag		Verweildauer neues Jahr	
Gesamtkosten InEK			
Umrechnungsfaktor			
Gesamtkosten KH			
Gesamtkosten OP InEK			
Gesamtkosten OP KH			
Sonstige Kosten KH			
Tagessatz			
„von unten"			
Herstellungskosten =			
„von oben"			
DRG-Erlös			
– Gewinnaufschlag			
– Gesamtkosten OP KH			
– Belegungstage im neuen Jahr · Tagessatz			
= Bewertung aus den Erlösen			

Merke

» Die Ermittlung der Herstellungskosten kann einmal von unten und einmal von oben erfolgen.

» Bei der „Ermittlung von unten" werden die Kostenbestandteile gem. § 255 Abs. 2 HGB zusammengefügt (vgl. Schema 1). Beispiel: InEK-Kalkulationshandbuch.

» Bei der „Ermittlung von oben" werden von den Erlösen bestimmte Bestandteile abgezogen (z. B. Gewinnabschlag, Vertriebskosten, Kosten der allgemeinen Verwaltung etc.) (vgl. hierzu Schema 2). Beispiel: Vereinfachte Kalkulation in der Praxis.

» Schema 1:

    Materialeinzelkosten
+ Fertigungseinzelkosten
+ Sondereinzelkosten der Fertigung
= **Summe der Einzelkosten**

+ Materialgemeinkosten
+ Fertigungsgemeinkosten
+ Abschreibungen
= **steuerliche und handelsrechtliche Herstellungskostenuntergrenze**

+ Kosten der allgem. Verwaltung
+ Kosten für soziale Einrichtungen
+ Kosten für freiw. Soz. Aufwend.
+ Kosten für betriebliche Altersvers.
+ Aktivierungsfähige Zinsaufwend.
= **Bewertungsobergrenze des HGB**

+ Vertriebskosten
+ Erlösschmälerungen (z. B. Nachlässe)
+ Gewinnaufschlag
= **Leistungsentgelt**

» Schema 2:

    Leistungsentgelt
− Gewinnaufschlag
− Erlösschmälerungen (z. B. Nachlässe)
− Vertriebskosten
− noch bis zur Entlassung anfallende Kosten
= **Wert der Leistung aus dem Erlös abgeleitet**

Lernfeld 3

6.3 Die Fördermittelbilanz

6.3.1 Fördertatbestände nach § 9 Abs. 1 und 3 KHG

> **SITUATIONSVORGABE**
>
> Herr Walter erklärt Christian einen weiteren Schritt im Rahmen der Jahresabschlussarbeiten: „Da die Buchführung und der Jahresabschluss Abbildungen der finanziellen Wirklichkeit in unserem Krankenhaus darstellen, muss auch das duale Finanzierungssystem in der Buchhaltung, der Bilanz und der Gewinn-und-Verlust-Rechnung seinen Niederschlag finden. Hier ist insbesondere die Finanzierung der Investitionen durch Fördermittel zu beachten. Sie wissen ja, dass wir in den Landeskrankenhausplan und in das Investitionsprogramm des Landes
>
>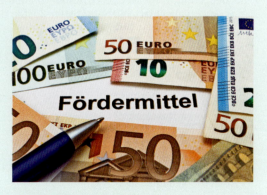
>
> aufgenommen wurden. Natürlich bedeutet das keine Geldgarantie." Christian äußert daraufhin: „Na ja, wenn wir Geld bekommen, weiß ich schon, wie ich diesen Vorgang zu buchen habe." Herr Walter korrigiert: „Bisher haben Sie einen Teil der sogenannten „dualen Finanzierung" kennengelernt, also die Abrechnung unserer laufenden Betriebskosten mit den Krankenkassen. Davon zu unterscheiden sind die Investitionskosten, die durch das Land gefördert werden. Die speziellen Vorschriften der KHBV zur Buchung und Bilanzierung aller Geschäftsfälle, die den investiven Bereich betreffen, stellen darauf ab, das wirtschaftliche Ergebnis durch Vorgänge im investiven Bereich nicht zu beeinflussen." „Ja, wie geht denn das?", fragt Christian.

MATERIALIEN

Investitionskosten

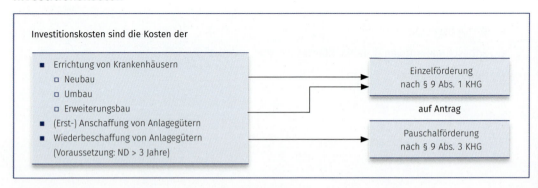

Lernfeld 3

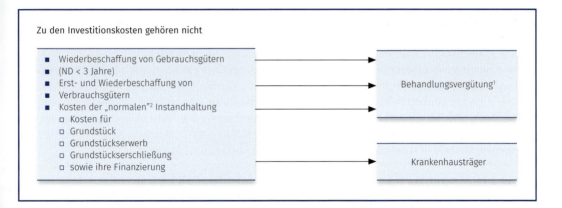

- **Fördertatbestände nach § 9 Abs. 1 Krankenhausfinanzierungsgesetz (KHG)/Einzelförderung**

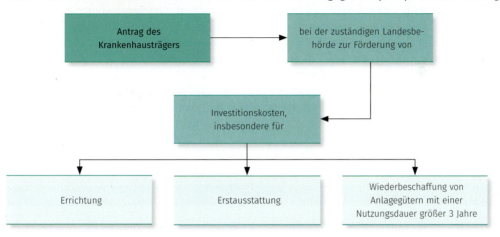

vgl. Graumann, Mathias; Schmidt-Graumann, Anke: Rechnungslegung und Finanzierung der Krankenhäuser, 2., überarbeitete Auflage, Herne 2011, S. 63.

Das Krankenhausfinanzierungsgesetz (KHG) bildet die Bundesrahmengesetzgebung ab. Alle 16 Bundesländer haben daneben eigene/unterschiedliche Krankenhausfinanzierungsgesetze erlassen, zum Beispiel NRW = KHGG NRW, Hamburg = Hamb KHG, Sachsen = Sächsisches KHG.

---

[1] Zur Finanzierung siehe Lernfeld 7 und 8, Kapitel 4.4.
[2] Instandhaltungskosten sind die Kosten der Erhaltung oder Wiederherstellung von Anlagegütern des Krankenhauses, wenn dadurch das Anlagegut in seiner Substanz nicht wesentlich vermehrt, in seinem Wesen nicht erheblich verändert, seine Nutzungsdauer nicht wesentlich verlängert oder über seinen bisherigen Zustand hinaus nicht deutlich verbessert wird.

Lernfeld 3

- **Fördertatbestände nach § 9 Abs. 3 Krankenhausfinanzierungsgesetz (KHG)/ Pauschalförderung**
  Das Krankenhaus erhält neben der Einzelförderung auch jährliche Pauschalbeträge, mit denen es im Rahmen der Zweckbindung frei wirtschaften kann. Dies gilt für kleine bauliche Maßnahmen sowie für die Wiederbeschaffung und Ergänzung kurzfristiger Anlagegüter (ND 3 – 15 Jahre). Die Höhe der jährlich festgesetzten pauschalen Fördermittel ist abhängig von der Anzahl der Betten, der Versorgungsstufe und der Art des Krankenhauses. Die Pauschalbeträge sollen nicht ausschließlich nach der Zahl der in den Krankenhausplan aufgenommenen Betten bemessen werden. Sie sind in regelmäßigen Abständen an die Kostenentwicklung anzupassen.

- **Entwicklungsauftrag zur Reform der Investitionsfinanzierung nach § 10 Krankenhausfinanzierungsgesetz (KHG)/Leistungsorientierte Investitionspauschalen**
  Mit leistungsorientierten Investitionspauschalen sollen die Investitionskosten über Relativgewichte dem jeweiligen Behandlungsfall zugerechnet werden. Dazu hat das InEK (Institut für das Entgeltsystem im Krankenhaus) einen Katalog der Investitionsbewertungsrelationen (IBR) ermittelt.[1] Er zeigt den leistungsbezogenen Investitionsbedarf für die unterschiedlichen Fallpauschalen auf. Dabei wird ein fall- und ein verweildauerbezogenes Relativgewicht ausgewiesen IBR=Relativgewicht pro Fall + Relativgewicht *Verweildauer). Der IBR gibt also an, wie hoch die Investitionskosten sind, die ein Patient verursacht.
  Bislang wenden nur Berlin und Hessen diesen Katalog an. Der Landesinvestitionsfallwert wird dort jährlich so ermittelt, dass die zur Verfügung stehenden Haushaltsmittel durch die Summe aller Investitionsbewertungsrelationen, die von den geförderten Krankenhäusern im Vorjahr erbracht wurden, dividiert werden. Die Nutzung dieses Systems soll ein Angebot an die Länder sein, sie können sich auch für die bisherige Einzel- bzw. Pauschalförderung entscheiden.

> **Merke**
>
> » Duale Finanzierung: Die Krankenhäuser werden laut Krankenhausfinanzierungsgesetz dadurch wirtschaftlich gesichert, dass ihre Investitionskosten im Wege der öffentlichen Förderung übernommen werden und sie leistungsgerechte Erlöse aus Pflegesätzen erhalten.
>
> » Insgesamt wird durch die Buchung der Fördermittel in Verbindung mit den getätigten Investitionen erreicht, dass das Jahresergebnis hiervon nicht berührt wird.
>
> » Als Beweis, dass die Fördermittelbilanz auch in sich abgestimmt ist, müssen die Aktivseite und die Passivseite der Bilanz die gleiche Bilanzsumme aufweisen.
>
> » Auf der Grundlage des Krankenhausfinanzierungsreformgesetzes (KHRG) von 2009 wird mit § 10 des Krankenhausfinanzierungsgesetzes auf Bundesebene ab dem 1. Januar 2012 ein ähnliches Verfahren wie in Nordrhein-Westfalen angestrebt (siehe Kapitel 6.3.5), und zwar die Entwicklung von Investitionspauschalen angestrebt, die auf den Leistungen eines Krankenhauses basieren.

---

[1] http://www.g-drg.de/cms/Investitionsbewertungsrelationen_IBR/Investitionsbewertungsrelationen_IBR_2017/IBR-Katalog_2017 [30.03.2017].

6.3.2 Buchen einer Einzelförderung nach § 9 Abs. 1 KHG

6.3.2.1 Die Fördermittel gehen in einer Summe ein

Buchungssätze:

1. Die Informationen über Art und Höhe der Fördermittel erhalten Krankenhäuser in Form eines Bewilligungsbescheides, der eine Forderung gegenüber der für die Förderung zuständigen Behörde begründet.

   Der Bewilligungsbescheid geht ein:

150 Forderungen nach dem KHG	1,4 Mio. EUR	
an 46 Erträge aus Fördermitteln nach § 9 Abs.1 KHG		1,4 Mio. EUR

2. Das erfolgswirksame Einstellen der Forderung wird neutralisiert, sodass aufwandswirksam ein entsprechender Passivposten gebildet wird.

   Neutralisierung der Fördermittelerträge:

752 Zuführung der Fördermittel nach dem KHG zu Verbindlichkeiten	1,4 Mio. EUR	
an 350 Verbindlichkeiten nach dem KHG		1,4 Mio. EUR
(noch nicht zweckentsprechend verwendet)		

3. Die beantragten Fördermittel gehen ein:

135 Bank	1,4 Mio. EUR	
an 150 Forderungen nach dem KHG		1,4 Mio. EUR

4. Die geförderten Bauten werden hergestellt und die entsprechenden Verbindlichkeiten beglichen:

050 Betriebsbauten	1,4 Mio. EUR	
an 135 Bank		1,4 Mio. EUR

5. Umbuchung der Fördermittelverwendung, soweit zweckentsprechend:

350 Verbindlichkeiten nach dem KHG	1,4 Mio. EUR	
an 2201 Sonderposten nach § 9 Abs. 1 KHG		1,4 Mio. EUR

Damit werden auf der Passivseite der Bilanz nicht verwendete und verwendete Fördermittel in getrennten Bilanzpositionen gezeigt.

Lernfeld 3

6. Planmäßige Abschreibung des Bauwerks:

   7614 Abschreibungen auf Betriebsbauten[1]   140 000,00 EUR
    an 050 Betriebsbauten   140 000,00 EUR

7. Neutralisierung der Abschreibung:

   2201 Sonderposten nach § 9 Abs. 1 KHG 140 000,00 EUR
    an 490 Erträge aus der Auflösung des
    Sonderpostens nach KHG   140 000,00 EUR

Die Buchung führt dazu, dass die Aufwendungen für Abschreibungen durch eine erfolgswirksame Auflösung des Sonderpostens aus Fördermitteln nach dem KHG neutralisiert werden.

Hinweis: Die Buchung der pauschalen Fördermittel erfolgt analog auf den entsprechenden Konten nach § 9 Abs. 3 KHG.

ARBEITSAUFTRÄGE

1. Führen Sie die o. g. Buchungen im Hauptbuch durch.
2. Schließen Sie die Konten ab.
3. Erstellen Sie die Fördermittelbilanz sowie die Gewinn-und-Verlust-Rechnung für das erste Jahr und das Folgejahr.

S	150	H		S	460	H
(...)	(...)			(...)	(...)	

S	752	H		S	350	H
(...)	(...)			(...)	(...)	

S	135	H		S	2201	H
(...)	(...)			(...)	(...)	

S	7614	H		S	0500	H
(...)	(...)			(...)	(...)	

S	490	H		S	Fördermittelbilanz	H
(...)	(...)			0500	2201	
				135	350	
				150	150	

---

[1] Abschreibungen auf Einrichtungen, die nach § 9 Abs. 1 KHG auf Einzelantrag gefördert wurden.

Lernfeld 3

S	GuV (1. Jahr)	H		S	GuV (Folgejahre)	H
752 (...)	460 (...)			7614 (...)	(...)	490
7614 (...)	490 (...)					

Entsprechende Verminderung
- der 0500 Betriebsbauten
- des 2201 Sonderpostens nach § 9 Abs. 1 KHG

in der Bilanz der Folgejahre.

6.3.2.2 Buchen der Fördermittel in Abhängigkeit des Baufortschrittes

> **SITUATIONSVORGABE**
>
> Die vorgenannten Arbeitsaufträge hat Christian zur Zufriedenheit von Herrn Walter erledigt. Nun lächelt Herr Walter verschmitzt: „In der Realität sieht das Ganze noch ein bisschen anders aus", erklärt er Christian, „i. d. R. kommen die bewilligten Fördermittel nicht in einer Summe, sondern deren Eingang ist abhängig von dem entsprechenden Baufortschritt der jeweils geförderten Maßnahme. Außerdem müssen wir in bestimmten Fällen Ausgleichposten für geförderte Darlehen und Eigenmittel bilden. Denn unser Krankenhaus gibt es schon seit über 30 Jahren, es existierte also schon vor der Einführung des Krankenhausfinanzierungsgesetzes vom 29.06.1972." Christian murmelt entsetzt: „Oh je, das war doch von Seiten der Finanzierung her tiefstes Mittelalter, also wenn ich mich an die Berufsschule erinnere, gab es bis 1972 die monistische Krankenhausfinanzierung, bei der sich die Krankenhäuser nur über die Pflegesätze finanzieren konnten. Das ist doch in der heutigen Zeit unvorstellbar!" „Ja genau, und eben diese Krankenhäuser will der Gesetzgeber nun nicht auch noch finanziell bestrafen", nickt Herr Walter bestätigend.

1. Der Bewilligungsbescheid geht ein:

   150 Forderungen nach § 9 Abs. 1 KHG   1,4 Mio. EUR

   an 460 Erträge aus Fördermitteln nach § 9 Abs. 1 KHG   1,4 Mio. EUR

2. Neutralisierung der Fördermittelerträge:

   752 Zuführung der Fördermittel nach dem
   KHG zu Verbindl.   1,4 Mio. EUR

   an 350 Verbindlichkeiten nach dem KHG   1,4 Mio. EUR

   (noch nicht zweckentsprechend verwendet)

3. Die Rechnungen über den ersten Bauabschnitt gehen ein:

   0800 Anlagen im Bau   0,3 Mio. EUR

   an 32 Verbindlichkeiten a. L. L.   0,3 Mio. EUR

Lernfeld 3

4. Ein Teil der beantragten Fördermittel geht ein:

   135 Bank   0,4 Mio. EUR

        an 150 Forderungen nach dem KHG   0,4 Mio. EUR

5. Der entsprechende Baufortschritt wird nach Rechnungsprüfung gezahlt:

   32   Verbindlichkeiten a. L. L.   0,3 Mio. EUR

        an 135 Bank   0,3 Mio. EUR

6. Umbuchung der Fördermittelverwendung, soweit zweckentsprechend:

   350 Verbindlichkeiten nach dem KHG   0,3 Mio. EUR

        an 2201 Sonderposten nach § 9 Abs. 1   0,3 Mio. EUR

ARBEITSAUFTRAG

1. Erstellen Sie die Fördermittelbilanz am Bilanzstichtag des ersten Jahres nach Beginn der obigen Baumaßnahme.

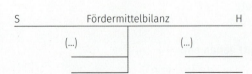

6.3.3 Ausgleichsposten aus Darlehensförderung nach § 9 Abs. 2 Nr. 3 KHG

INFORMATIONSTEXT

Fördertatbestand (Darlehensförderung)

1. Ausgangspunkt: Investitionsfinanzierung (G+V-Wirkung) = 0

2. Voraussetzungen: Lasten aus Darlehen, die ein Krankenhaus vor Anspruch auf Förderung für förderungsfähige Investitionskosten aufgenommen hat (§ 9 Abs. 2 Nr. 3 KHG)[1].

3. AV produziert Abschreibungen   fließt in   G+V als Aufwand
   Kredit (Passiva) produziert Zinsaufwand   fließt in   G+V als Aufwand
   Darlehensförderung neutralisiert   fließt in   G+V als Ertrag

4. aber: Darlehensförderung finanziert Zins + Tilgung = betragsmäßig Ertrag

5. i. d. R. ergibt sich eine Differenz zwischen Abschreibungsbetrag und Tilgungsbetrag
   → Für die Differenz ist ein aktiver bzw. passiver Ausgleichsposten für Darlehensförderung zu bilden (§ 5 Abs. 4 KHBV)

6. AfA > Tilgung (Darlehensfrist > Nutzungsdauer): Buchung: 180 Aktiver APo an 480 Ertrag aus der Einstellung in aktiven APo

7. AfA < Tilgung (Darlehensfrist < Nutzungsdauer): Buchung: 753 an 240 Passiver APo

Aktiver Ausgleichsposten aus Darlehensförderung

S	Bilanz		H
AV	300 000,00	Darlehen 300 000,00	
AfA	−30 000,00	Tilgung −20 000,00	
APo	10 000,00		
	280 000,00	280 000,00	

S	G+V-Konto		H
Zinsen	15 000,00	Fördermittel	35 000,00
AfA	30 000,00	Zuführung APo	10 000,00

Passiver Ausgleichsposten aus Darlehensförderung

S	Bilanz		H
AV	300 000,00	Darlehen 300 000,00	
AfA	−30 000,00	Tilgung −50 000,00	
		APo 20 000,00	
	270 000,00	270 00,00	

S	G+V-Konto		H
Zinsen	15 000,00	Fördermittel	65 000,00
AfA	30 000,00		
Zuführung APo	20 000,00		

---

[1] Hinweis: Die Aufnahme in den Krankenhausplan ist Voraussetzung für die öffentliche Förderung. Mit dem Plan soll ein Netz von Krankenhäusern bereitgestellt werden, das der Bevölkerung die Möglichkeit der stationären Versorgung in zumutbarer Entfernung eröffnet.

Lernfeld 3

6.3.4 Eigenmittelförderung nach § 9 Abs. 2 Nr. 4 KHG

INFORMATIONSTEXT

Neben den vorstehend beschriebenen Fördertatbeständen, bei denen stets Fördermittel als Zahlung fließen, gibt es das Problem des eigenmittelfinanzierten Altvermögens (Eigenkapital) bei Aufnahme in die KHG-Förderung. Dies betrifft die Zeit vor dem 1. Januar 1972.

Ausnahmsweise kann es vorkommen, dass eigenmittelfinanziertes Anlagevermögen zu irgendeinem Zeitpunkt zum geförderten Krankenhausbetriebsvermögen erklärt wird (Anerkennungsvorgang) und eine Eigenmittelförderung dann infrage kommen kann.

Das Krankenhausfinanzierungsgesetz schreibt vor, dass für die Nutzungen von Anlagegütern, die aus der Zeit vor dem KHG stammen, dem Krankenhausträger auf Antrag ein Nutzungsentgelt (Förderung) zusteht. Das Nähere regeln Landesvorschriften.

Die Landesvorschriften aller Bundesländer verschieben die Fördermittelauszahlung auf den spätesten Termin, der im Unternehmensablauf möglich ist, auf den Zeitpunkt der Krankenhausschließung.

Die KHBV regelt in § 5 Abs. 5, dass die Eigenmittelabschreibung durch die Aktivierung eines Ausgleichspostens für Eigenmittelförderung (181) an Erträge aus der Einstellung in aktive Ausgleichsposten für Eigenmittelförderung (481) neutralisiert wird.

Buchungssätze:

181 Ausgleichsposten für Eigenmittelförderung

    an 481 Erträge aus der Einstellung in aktiven Ausgleichsposten für Eigenmittelförderung

7611 Abschreibungen auf geförderte Einrichtungen, die vor Inkrafttreten des KHG mit Eigenkapital finanziert werden

    an 050 Betriebsbauten

Auswirkungen auf die Bilanz:
- Es handelt sich zunächst um eine aufschiebend bedingte Forderung.
- Die Forderung entsteht, wenn die aufschiebende Bedingung eintritt (Schließungsverfügung liegt vor).
- Es handelt sich um eine Bilanzierungshilfe, nicht um einen Vermögensgegenstand.
- Im HGB-Abschluss einer Krankenhaus-GmbH ist der Ausgleichsposten nicht ansatzfähig, weil der Ansatz dieses Postens nicht im HGB geregelt ist (nur in der KHBV).

6.3.5 Die Baupauschale am Beispiel der Regelungen in Nordrhein-Westfalen (NRW)[1]

> **SITUATIONSVORGABE**
>
> In der Schlossklinik wird über die Realisierung eines Erweiterungsbaus nachgedacht. Herr Walter weist Christian darauf hin, dass sich das Förderrecht seit einiger Zeit im Umbruch befindet. Es nennt als Beispiel für alternative Finanzierungsformen das Land Nordrhein-Westfalen und bittet Christan zu überprüfen, welche Möglichkeiten die Finanzierungsregelungen in NRW (Krankenhausgestaltungsgesetz KHGG NRW, in Kraft getreten am 01.01.2008) den dortigen Krankenhäusern bieten.

INFORMATIONSTEXT

Das zuständige Ministerium fördert gemäß § 18 Absatz 1 KHGG NRW
1. die Errichtung von Krankenhäusern (Neubau, Umbau, Erweiterungsbau) einschließlich der Erstausstattung mit den für den Krankenhausbetrieb notwendigen Anlagegütern (Baupauschale) und
2. die Wiederbeschaffung von Anlagegütern mit einer durchschnittlichen Nutzungsdauer von mehr als drei bis zu fünfzehn Jahren (kurzfristige Anlagegüter) durch jährliche Pauschalbeträge, mit denen das Krankenhaus im Rahmen der Zweckbindung frei wirtschaften kann.

Die Anträge auf Einzelförderung der Krankenhäuser für Fördertatbestände nach § 9 Abs. 1 KHG bei der zuständigen Landesbehörde entfallen. Sie werden durch die jährlich ausgezahlte Baupauschale für alle KHG finanzierten Krankenhäuser ersetzt.

Diese setzt sich aus folgenden Teilbeträgen zusammen:
- Fallwertpauschale (Krankenhäuser erhalten einen Fallwert für jede Bewertungsrelation bei Abrechnung nach dem Krankenhausentgeltgesetz)
- Tageswertpauschale (Behandlungstage multipliziert mit einem bestimmten Geldbetrag auf Grundlage von psychiatrischen Leistungen oder tagesgleichen Erlösen)
- Budgetpauschale (Pauschale, die u. a. auf der Grundlage der krankenhausindividuell verhandelten Entgelte sowie Zusatzentgelte[2] ermittelt wird)
- Ausbildungsplatzpauschale (jährlicher Pauschalbetrag je anerkanntem Ausbildungsplatz)

Diese Fördergrundsätze gelten auch für die Berechnung der Pauschale für die Wiederbeschaffung von kurzfristigen Anlagegütern (Fördertatbestände nach § 9 Abs. 3 KHG), die jeweiligen Sätze weichen von denen der Baupauschale ab. Bei der neuen Pauschalförderung wird die Leistung des Krankenhauses zugrunde gelegt und nicht dessen Bettenzahl wie bisher.

---

[1] Ähnliche pauschalierte Förderungen sind derzeit in Brandenburg, Bremen, Hessen und dem Saarland möglich. Näheres sind den landesspezifischen Krankenhausgesetzen und den jeweiligen Abrechnungsverordnungen zu entnehmen.

[2] Dies sind Entgelte, die zusätzlich zu einer Fallpauschale entweder mit festen Beträgen oder individuell mit dem Krankenhaus ausgehandelt von den Krankenkassen vergütet werden. Hier handelt es sich u. a. um sehr teure Heil- und Hilfsmittel.

Schema Pauschalförderung NRW – 2016[1]

Multiplikator		Leistungen[2] / Pauschale		Multiplikator
65.050 EUR	X	Bewertungsrelation (Case Mix)	X	40.115 EUR
2,50 %	X	Sonstige Entgelte (Budgetpauschale)	X	1,63 %
5.308 EUR (vollstationär) 3.318 EUR (teilstationär)	X	Behandlungstage (Tageswertpauschale)	X	3.449 EUR (vollstationär) 2.156 EUR (teilstationär)
115,00 EUR	X	Ausbildungsplätze (Ausbildungsplatzpauschale)	X	74,00 EUR
= Kurzfristige Pauschale				= Baupauschale

Merke

» Wichtigste Änderung gegenüber der bisherigen Finanzierung durch Fördermittel in Nordrhein-Westfalen ist, dass die neuen pauschalierten Fördermittel insbesondere zur Finanzierung von Investitionskrediten verwendet werden können.

» Diese Art der erweiterten Mittelverwendung ist eine Umkehr der bisherigen Fördergrundsätze, die eine Förderung von Finanzierungskosten ausdrücklich ausgeschlossen haben und nur eine rein zweckgebundene Mittelverwendung im Rahmen der bewilligten Fördertatbestände zuließen.

» Krankenhäuser in Nordrhein-Westfalen können seit dem 01.01.2008 große Baumaßnahmen über den Kreditmarkt finanzieren und den Kapitaldienst (Zins + Tilgung) mit der Baupauschale finanzieren.

» Krankenhäuser dürfen ihren Anspruch auf Mittel aus der Baupauschale an andere förderungsberechtigte Krankenhäuser in Nordrhein-Westfalen zur Finanzierung von Investitionen nach § 9 Absatz 1 Nr. 1 KHG mit Zustimmung der zuständigen Behörde abtreten. Das bedeutet insbesondere für Krankenhauskonzerne, dass sie die Förderung für die Krankenhäuser ihres Verbundes "poolen" und damit Fördermaßnahmen priorisieren können. Dadurch ist eine Abkehr vom Gießkannenprinzip möglich.

» Krankenhäuser dürfen die für die Wiederbeschaffung kurzfristiger Anlagegüter gewährte Pauschale bis zu 30 % als Baupauschale nutzen.

» Nicht verbrauchte pauschale Fördermittel können in die Folgejahre übertragen werden; eine gezielte Ansparung von Mitteln für Baumaßnahmen ist möglich. Auch dadurch ist eine Abkehr vom Gießkannenprinzip möglich.

» Mit der Pauschalierung sämtlicher Förderung für Krankenhausinvestitionen sowie der Möglichkeit der Kreditfinanzierung möchte der Gesetzgeber, hier beispielhaft das Land Nordrhein-Westfalen, die Eigenverantwortung der Krankenhäuser im Sinne eines unternehmerischen Handelns stärken.

---

[1] Das zuständige Ministerium veröffentlicht die aktuellen Werte im Internet und im Ministerialblatt des Landes Nordrhein-Westfalen.
[2] siehe Lernfeld 7 und 8, Kapitel 4.4.

Lernfeld 3

ARBEITSAUFTRÄGE

1. Stellen Sie die wesentlichen Unterschiede der bisherigen Investitionsfinanzierung und der nach dem Krankenhausgestaltungsgesetz NRW heraus.
2. Diskutieren Sie die Gründe des Gesetzgebers, die Einzelförderung durch die Baupauschale zu ersetzen, sowie die Konsequenzen für die Krankenhäuser.
3. Berechnen Sie die Baupauschale und die kurzfristige Pauschale für
   - ein somatisches Krankenhaus (10 000 CM-Punkte und ein Budget für Zusatzentgelte von 1,0 Mio. EUR, 25 Ausbildungsplätze)
   - ein psychiatrisches Krankenhaus (40 000 voll- und 10 000 teilstationäre Berechnungstage)

INFORMATIONSTEXT

Folgendes Beispiel zeigt die Bilanzierungsauswirkungen solcher Finanzierungsmodelle für Krankenhäuser.

Die Investition wird von einem Krankenhaus in vollem Umfang kreditfinanziert.

Anschaffungskosten des Anlagegutes:	5 Mio. EUR
Nutzungsdauer:	10 Jahre
Jährliche Abschreibung:	500 000,00 EUR (lineare Abschreibungsmethode)
Zinsen:	5 % p. a.
Tilgungszeit:	innerhalb von 10 Jahren
Darlehensart:	Annuitätendarlehen

Die Höhe des Kapitaldienstes (Zins und Tilgung) und damit der Finanzmittelabfluss über die Laufzeit des Darlehens hängt von der Art des Darlehensvertrages ab. Der Darlehensvertrag kann beispielsweise als Annuitätendarlehen mit gleichbleibendem Finanzmittelabfluss oder als Tilgungsdarlehen mit jährlich sinkendem Finanzmittelabfluss ausgestaltet sein.

Die Baupauschale im Jahr der Durchführung der Investition beträgt 650 000,00 EUR. Das Krankenhaus rechnet in der Folgezeit mit einem gleichbleibenden individuellen und Landes-Case-Mix sowie einer sicheren Gewährung der Baupauschale für die Laufzeit des Kredites.

Alle Angaben in TEUR

	Baupauschale	Abschreibung	Zinsaufwand	Zuf. Verb. Fördermittel	Darlehenstilgung	Buchwert Anlagegut	Darlehensvaluta	Jahresergebnis
						5 000	5 000	
Jahr 01	650	500	250		400	4 500	4 600	−100
Jahr 02	650	500	230		420	4 000	4 180	−80
Jahr 03	650	500	209		441	3 500	3 739	−59
Jahr 04	650	500	187		463	3 000	3 276	−37
Jahr 05	650	500	164		486	2 500	2 790	−14
Jahr 06	650	500	139		511	2 000	2 279	11
Jahr 07	650	500	114		536	1 500	1 743	36
Jahr 08	650	500	87		563	1 000	1 180	63
Jahr 09	650	500	59		591	500	589	91
Jahr 10	650	500	29	31	589			90
	6 500	5 000	1 469	31	5 000			

Lernfeld 3

Wird die Förderung für die Finanzierung von Krediten für förderfähige Investitionen genutzt, zeigt sich in diesem Beispiel, dass daraus über die Jahre verteilt positive und negative Jahresergebnisse resultieren, die sich aber über den Gesamtzeitraum ausgleichen. Die Ursache für die im Verlauf der 10-jährigen Nutzungsdauer des Anlagegutes bzw. Tilgungsdauer des Darlehens entstehenden Gewinne und Verluste liegt in der sich ändernden Tilgung, die einer gleichbleibenden jährlichen Abschreibung gegenübersteht[1].

Der direkte Einfluss auf das Jahresergebnis in den einzelnen Jahren ist nicht unproblematisch. So kann ein entsprechend vorgelegter Jahresabschluss Einfluss auf Entscheidungen z. B. von Krankenhausträgern, Kapitalgebern, potenziellen Käufern u. a. haben.

Der direkte Einfluss staatlicher Förderung auf das Jahresergebnis eines Krankenhauses würde sich vermeiden lassen, wenn der Gesetzgeber eine entsprechende Bilanzierungshilfe schaffen würde, z. B. mit der Bezeichnung „Abgrenzungsposten aus Pauschalförderung". Die KHBV sieht insbesondere in § 5 derzeit nichts vor, sodass für die Berücksichtigung eines Ausgleichspostens für Kreditfinanzierung im Sinne des KHGG NRW eine Rechtsverordnung fehlt.

ARBEITSAUFTRÄGE

4. Zeigen Sie am Beispiel die jeweiligen Auswirkungen auf die Jahresergebnisse, wenn die Laufzeit des aufgenommenen Darlehens kürzer ist als die Nutzungsdauer des Anlagegutes:

   Anschaffungskosten: 4 190 000,00 EUR
   Darlehensaufnahme: 4 190 000,00 EUR
   Jährliche Baupauschale: 650 000,00 EUR
   Darlehenslaufzeit: 8 Jahre
   Nutzungsdauer Anlagevermögen: 10 Jahre
   Zinssatz Darlehen: 5 %

	Baupauschale	Abschreibung	Zinsaufwand	Zuf. Verb. Fördermittel	Darlehenstilgung	Buchwert Anlagegut	Darlehensvaluta	Jahresergebnis
						4 190	4 190	
Jahr 01								
Jahr 02								
Jahr 03								
Jahr 04								
Jahr 05								
Jahr 06								
Jahr 07								
Jahr 08								
Jahr 09								
Jahr 10								

5. Vergleichen Sie die Jahresergebnisse mit denen aus dem vorangestellten Informationstext (Laufzeit des Kredites ist identisch mit der Nutzungsdauer des Anlagegutes).

---

[1] siehe auch die Erklärungen unter 6.3.3 „Ausgleichsposten aus Darlehensförderung".

Lernfeld 3

7 Jahresabschlussanalyse

SITUATIONSVORGABE

Der Jahresabschluss der Schlossklinik liegt vor. Der Jahresabschluss umfasst die Bilanz, die Gewinn-und-Verlust-Rechnung sowie den Anhang einschließlich des Anlagennachweises. **(Die relevanten Daten sind im Anhang des Buches zu finden.)**

Es handelt sich hier um den Betriebsstättenabschluss der **Schlossklinik**. Die Häuser Mutter Theresa und Sonnenschein sowie ein weiteres Krankenhaus, die sich ebenfalls in der Trägerschaft der St. Elisabeth gGmbH befinden, sind **nicht** Bestandteil dieses Betriebsstättenabschlusses.

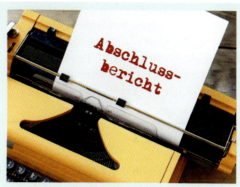

Die Schlossklinik führt den Betriebsstättenabschluss nach KHBV durch. Daher ist ein Lagebericht, der für den Abschluss der Trägergesellschaft nach HGB gefordert wird, hier nicht erforderlich.

MATERIALIEN

§ 4 KHBV Jahresabschluss
(1) ¹Der Jahresabschluss des Krankenhauses besteht aus der Bilanz, der Gewinn-und- Verlust-Rechnung und dem Anhang einschließlich des Anlagennachweises.

Merke

Der Anhang laut KHBV umfasst im Wesentlichen die textliche Beschreibung der Bilanzierungs- und Bewertungsmethoden in der Bilanz sowie der Gewinn-und-Verlust-Rechnung. Er kann als technische Betriebsanleitung zum Lesen des Jahresabschlusses bezeichnet werden. Der Anhang laut HGB umfasst deutlich mehr Pflichtangaben (Bsp. §§ 285, 286 HGB). Der Anlagennachweis dient dem Einzelnachweis des Anlagevermögens und dessen Fortschreibung.

INFORMATIONSTEXT

Als Analyse des Jahresabschlusses bezeichnet man Verfahren zur Gewinnung und Auswertung von Daten aus dem Jahresabschluss eines Krankenhauses über die Vermögens-, Finanz- und Ertragslage.

Für wen sind diese Informationen wichtig?
Krankenhaus-Träger, Mitglieder der Ausschüsse oder Aufsichtsräte, Personalrats- und Betriebsratsmitglieder, leitende Ärzte und leitende Pflegekräfte und je nach Engagement und interner Informationen auch die Mitarbeiter eines Krankenhauses interessieren sich für den Stand „ihres" Unternehmens. Aber auch Krankenkassen und andere Kostenträger sowie die Landesregierungen haben ein Interesse an der Interpretation der ihnen vorgelegten Bilanzen der Krankenhäuser. Lieferanten und Kreditgeber möchten wissen, wie das Unternehmen in seiner Zahlungsfähigkeit zu beurteilen ist.

Lernfeld 3

Was wird für die Analyse eines Jahresabschlusses benötigt?
Die Krankenhäuser bedienen sich zur Analyse des Jahresabschlusses betriebswirtschaftlicher Kennzahlen. Dies sind Verhältniszahlen, die eine betriebswirtschaftlich sinnvolle Aussage über ein Krankenhaus bzw. Teile eines Krankenhauses machen. Aussagekraft gewinnen diese Kennzahlen im Zeitreihenvergleich (mit Vorjahr und Vorvorjahr) oder im Vergleich mit anderen Krankenhäusern (externer Betriebsvergleich). Die Jahresabschlussanalyse beginnt mit einer Analyse der Bilanz. Man spricht dann auch von der Analyse der „Vermögenslage". Dabei ist eine Stichtagsbilanz für die Analyse in der Regel wenig aussagefähig. Es ist daher wünschenswert mehrere Bilanzen vorliegen zu haben, um einen internen Zeitreihenvergleich zu ermöglichen.

ARBEITSAUFRÄGE

1. Was versteht man unter der Analyse der Vermögenslage?
2. Was versteht man unter einem internen Zeitreihenvergleich?

7.1 Analyse der Vermögens- und Finanzlage

SITUATIONSVORGABE

Der Geschäftsführer der Schlossklinik, Herr Bäumel, will auf der Gesellschafterversammlung einen Vortrag über die wirtschaftliche Lage des Krankenhauses halten. Dazu benötigt er die Mitarbeit des Controllers, Herrn Künzli, der seinerseits den Auszubildenden hinzubittet. Der Geschäftsführer gibt folgende Anweisung: „Bitte stellen Sie mir einen Bericht mit Aussagen zur Entwicklung der Vermögens-, Finanz- und Ertragslage zusammen. Ich benötige die Ergebnisse bis zum Wochenende, denn dann will ich meinen Vortrag schreiben."

7.1.1 Analyse der Vermögenslage

Herr Künzli gibt Christian einige Tabellenblätter und die Bilanz der Schlossklinik vom 31.12.20… „So, vervollständigen Sie bitte erst einmal die Tabellen zur Anlagendeckung", sagt er.

Merke

Die „Goldene Bilanzregel" verlangt, dass langfristig im Unternehmen gebundene Vermögensteile durch langfristiges Kapital finanziert werden sollten. Damit ist gewährleistet, dass kein Vermögen veräußert werden muss, das für die Aufrechterhaltung der Betriebstätigkeit gebraucht wird, um fällige Verbindlichkeiten zurückzuzahlen.

Fußnote zur nachfolgenden Bilanz

[1] § 4 Abs. 3 des Krankenhausentgeltgesetzes (KHEntG) regelt dem Sinne nach Folgendes: Erbringt ein Krankenhaus weniger bzw. mehr Leistungen als mit den Krankenkassen im Kalenderjahr vereinbart, so sind die Erlöse auszugleichen.
  – Mindererlöse sind grundsätzlich zu 20 vom Hundert auszugleichen. Dem Krankenhaus steht eine Forderung in dieser Höhe über die nicht erbrachte Leistung wegen des fehlenden Fixkostenanteils zu.
  – Mehrerlöse sind zu 65 vom Hundert auszugleichen. Das Krankenhaus hat von den abgerechneten Mehrleistungen eine Verbindlichkeit in Höhe von 35 % gegenüber der Krankenkasse. Die Höhe dieser Verbindlichkeit stellt einen fiktiven Fixkostenblock dar, der bereits mit den Vergütungen für die vereinbarten Leistungen gedeckt sein soll.
  – Für Leistungen, die nach der Bundespflegesatzverordnung (BPflV) vergütet werden, sind Abweichungen vom vereinbarten Budget ebenfalls auszugleichen. Ab dem Jahr 2017 beträgt der Mindererlösausgleich ebenfalls 20 %. Mehrerlöse bis 5 % werden ab dem Jahr 2017 zu 85 %, Abweichungen darüber hinaus zu 90 % ausgeglichen.

MATERIALIEN

Bilanz der Schlossklinik zum 31.12.20..:

Aktiva	Stand 31.12. Berichtsjahr EUR	Stand 31.12. Vorjahr EUR	Passiva	Stand 31.12. Berichtsjahr EUR	Stand 31.12. Vorjahr EUR
Anlagevermögen			**Eigenkapital**		
Immaterielle Vermögensgegenstände	162 775,16	191 813,16	Gezeichnetes Kapital	50 000,00	50 000,00
Sachanlagen			Kapitalrücklagen	7 530 093,25	7 530 093,25
Grundstücke mit Betriebsbauten	7 318 039,42	7 679 431,42	Verlustvortrag	-448 942,89	-476 951,74
Grundstücke mit Wohnbauten	199 827,10	210 681,10	Jahresfehlbetrag/-überschuss	-458 009,54	28 008,85
Technische Anlagen	17 758,42	25 705,42		6 673 140,82	7 131 150,36
Einrichtungen und Ausstattungen	1 693 127,12	1 797 842,12			
Anlagen im Bau	723 398,43	41,04	**Sonderposten aus Zuwendungen zur Finanzierung des Anlagevermögens**		
Finanzanlagen			Sonderposten aus Fördermitteln nach dem KHG	2 500 873,74	2 390 468,64
Sonstige Finanzanlagen	5 625,33 5	624,21	Sonderposten aus Zuschüssen der öffent. Hand[2]	1 752 441,64	1 864 193,64
	10 120 550,98	9 911 138,47	Sonderposten aus Zuwendungen Dritter	559 407,00	549 145,00
Umlaufvermögen				4 812 722,38	4 803 807,28
Vorräte					
Roh-, Hilfs- und Betriebsstoffe	189 291,92	270 425,16	**Rückstellungen**		
Unfertige Leistungen	232 020,63	160 802,08	Rückstellungen für Pensionen	187 684,00	186 289,00
			Sonstige Rückstellungen	1 757 343,00	1 725 443,00
Forderungen und sonstige Vermögensgegenstände				1 945 027,00	1 911 732,00
Forderungen aus Lieferungen und Leistungen	3 033 571,93	2 916 392,20	**Verbindlichkeiten**		
– davon mit einer Restlaufzeit von mehr als einem Jahr EUR 0,00 (i.V. EUR 0,00)			Verbindlichkeiten gegenüber Kreditinstituten	159 166,98	168 795,12
Ford. nach dem Krankenhausfinanzierungsrecht	3 004 882,89	3 495 557,39	– davon mit einer Restlaufzeit bis zu einem Jahr EUR 10 017,14 (i. V. EUR 9.628,17) -		
– davon nach der BPflV/dem KHEntgG[1] EUR 0,00 (i. V. EUR 0,00) -			Verbindlichkeiten aus Lieferungen und Leistungen	302 266,40	703 275,38
– davon mit einer Restlaufzeit von mehr als einem Jahr EUR 1 496 000,00 (i. V. EUR 2 444 000,00) -			– davon mit einer Restlaufzeit bis zu einem Jahr EUR 302 266,40 (i. V. EUR 703 275,38)		
Sonstige Vermögensgegenstände	88 266,43	54 596,08	Verbind. nach d. Krankenhausfinanzierungsrecht	4 126 185,47	3 554 063,57
– davon mit einer Restlaufzeit von mehr als einem Jahr EUR 0,00 (i. V. EUR 0,00)			– davon nach der BPflV/dem KHEntgG[1] EUR 842 256,00 (i. V. EUR 63 195,00) -		
Kassenbestand, Guthaben bei Kreditinstituten	2 240 399,80	2 454 598,29	– davon mit einer Restlaufzeit bis zu einem Jahr EUR 2 598 185,47 (i. V. EUR 1 110 063,57) -		
	8 788 433,60	9 352 371,20	Sonstige Verbindlichkeiten	903 987,28	1 000 156,73
Rechnungsabgrenzungsposten			– davon mit einer Restlaufzeit bis zu einem Jahr EUR 903 987,28 (i. V. EUR 1 000 156,73) -		
Andere Abgrenzungsposten	13 511,75	9 470,77			
				5 491 606,13	5 426 290,80
	18 922 496,33	19 272 980,44		18 922 496,33	19 272 980,44

---

[1] Zuweisungen oder Zuschüsse der öffentlichen Hand, die das Krankenhaus vor In-Kraft-Treten des Krankenhausfinanzierungsgesetzes erhalten hat, sind hier vermindert um den Betrag der bis zum Bilanzstichtag angefallenen Abschreibungen auf die mit diesen Mitteln finanzierten Anlagegüter auszuweisen.

Lernfeld 3

ARBEITSAUFTRÄGE

1. Ergänzen Sie die Tabelle zur Anlagendeckung (ohne Berücksichtigung der Fördermittelbilanz), alle Rückstellungen sind hier langfristig.
   Das Blatt mit der Anlagendeckung zeigt folgende Werte:

	Berichtsjahr in %	Vorjahr in %	Vorjahr – 1 in %	Vorjahr – 2 in %	Vorjahr – 3 in %
Anlagendeckung 1. Grades	(…) ①	(…) ②	49,2 %	54,0 %	54,1 %
Anlagendeckung 2. Grades	(…) ③	(…) ④	87,4 %	91,7 %	92,2 %
Anlagendeckung 3. Grades	(…) ⑤	(…) ⑥	90,9 %	95,1 %	97,4 %

Definitionen: Anlagendeckung	
Anlagendeckung 1. Grades =	$\dfrac{\text{Sonderposten}}{\text{Anlagevermögen}} \cdot 100$
Anlagendeckung 2. Grades =	$\dfrac{\text{Sonderposten + Eigenkapital}}{\text{Anlagevermögen}} \cdot 100$
Anlagendeckung 3. Grades =	$\dfrac{\text{Sopo + Eigenk. + langfr. Kredite + langfr. RST}}{\text{Anlagevermögen}} \cdot 100$
	Unter Berücksichtigung der Fördermittelbilanz[1]:
	$\dfrac{\text{Sopo + Eigenk. + langfr. Kredite + langfr. RST + langfr. Anteil nach KHG}}{\text{Anlagevermögen + bewilligte Fördermittel (Restlaufzeit über 1 Jahr)}} \cdot 100$

> Christian sitzt an seinem Schreibtisch und löst die Aufgabe. Nach einiger Zeit kommt Herr Künzli und fragt, ob er fertig sei. Christian bejaht die Frage und erhält als Dank direkt die nächste Frage: „Was zeigen uns die Zeitreihen?"

2. Beschreiben und interpretieren Sie die Ergebnisse der Zeitreihenanalyse.

SITUATIONSVORGABE

„Christian, nach der Kapitalbindung im Anlagevermögen analysieren wir die Eigenkapitalentwicklung; hier sind die Tabellen und die Definitionen der Kennzahlen."

---

[1] Forderungen bzw. Verbindlichkeiten nach der Bundespflegesatzverordnung (BPflV)/Krankenhausentgeltgesetz (KHEntgG) sind i. d. R. kurzfristig.

Lernfeld 3

> **Merke**
>
> Die Eigenkapitalquote gibt den Grad der finanziellen Abhängigkeit an. Je höher der Grad der Verschuldung bzw. des Fremdkapitalanteils ist, umso kritischer ist die Finanzierung zu beurteilen. Eigenkapital steht dem Unternehmen unbefristet zur Verfügung, es fallen keine Zinszahlungen an. Insbesondere in Zeiten finanzieller Anspannung des Gesetzgebers kommt dieser Kennzahl in Krankenhäusern zunehmende Bedeutung zu.

MATERIALIEN

Kennzahlen zum Eigenkapital

	Berichtsjahr	Vorjahr	Vorjahr – 1	Vorjahr – 2	Vorjahr – 3
Eigenkapital – absolut – [in TEUR]	(…) ①	(…) ②	7 103,1	7 096,6	7 528,9
Eigenkapitalentwicklung [Index: Vorjahr – 3 = 100]	(…) ③	(…) ④	94,3	94,3	100,0
Eigenkapitalquote [in %]	(…) ⑤	(…) ⑥	44,6 %	45,7 %	49,10 %
Jahresergebnis [in TEUR]	(…) ⑦	(…) ⑧	6,5	– 432,2	263,2
Eigenkapitalrentabilität [in %]	(…) ⑨	(…) ⑩	0,09 %	neg.	3,62 %

Definitionen: Kennzahlen zum Eigenkapital

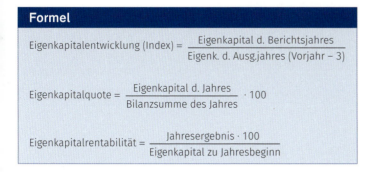

$$\text{Eigenkapitalentwicklung (Index)} = \frac{\text{Eigenkapital d. Berichtsjahres}}{\text{Eigenk. d. Ausg.jahres (Vorjahr – 3)}}$$

$$\text{Eigenkapitalquote} = \frac{\text{Eigenkapital d. Jahres}}{\text{Bilanzsumme des Jahres}} \cdot 100$$

$$\text{Eigenkapitalrentabilität} = \frac{\text{Jahresergebnis} \cdot 100}{\text{Eigenkapital zu Jahresbeginn}}$$

ARBEITSAUFTRÄGE

3. Berechnen Sie die fehlenden Kennzahlen, beschreiben und interpretieren Sie die Ergebnisse der Zeitreihenanalyse.

Lernfeld 3

7.1.2 Analyse der Finanzlage

SITUATIONSVORGABE

„Christian, nach der Kapitalbindung im Anlagevermögen analysieren wir die Eigenkapitalentwicklung; hier sind die Tabellen und die Definitionen der Kennzahlen."

MATERIALIEN

Ermittlung der Kapitalbindung in den Forderungen a. L. L.

	Berichtsjahr	Vorjahr	Vorjahr - 1	Vorjahr - 2	Vorjahr -3
Erlöse aus Krankenhausleistungen (in TEUR)			16 421,9	16 019,8	15 910,0
Erlöse aus Wahlleistungen (in TEUR)			819,1	679,8	628,8
Erlöse aus ambulanten Leistungen (in TEUR)			118,1	100,6	91,5
Nutzungsentgelte (in TEUR)			768,7	669,1	663,5
Umsatzerlöse nach § 277 HGB			620,0	574,0	555,0
= Umsatzerlöse (in TEUR)			18 747,8	18 043,3	17 385,2
-/+ Ausgleiche' (in TEUR)			298,6	-68,6	691,3
= Umsatzerlöse für Kapitalbindung			19 046,4	17 974,7	18 076,5
Kalendertage im Jahr			366	365	365
= Umsatzerlöse pro Tag			52 039,34	49 245,75	49 524,52
Forderungen LuL (brutto) (in TEUR)			3 225,5	2 684,3	3 556,4
Kapitalbindung Leistungsforderungen (in Tagen)			62,0	54,5	71,8

Umsatzerlöse aus der GuV des Berichtsjahres (mit Vorjahr)

Umsatzerlöse Berichtsjahr / Vorjahr:	Berichtsjahr	Vorjahr
	TEUR	TEUR
Erlöse aus Krankenhausleistungen	17 107,7	16 930,8
Erlöse aus Wahlleistungen	725,0	674,8
Erlöse aus ambulanten Leistungen des Krankenhauses	182,0	137,5

Lernfeld 3

Umsatzerlöse Berichtsjahr / Vorjahr:	Berichtsjahr	Vorjahr
Nutzungsentgelte der Ärzte	902,1	916,5
Umsatzerlöse nach § 277 HGB	573,1	699,3
Saldo der in den Umsatzerlösen enthaltenen Ausgleiche	300,0	-1140
Tage im Jahr	366	365

ARBEITSAUFTRÄGE

4. Berechnen Sie die fehlenden Kennzahlen, beschreiben und interpretieren Sie die Ergebnisse der Zeitreihenanalyse.
5. Berechnen Sie den Mehrbetrag auf der Bank, wenn die durchschnittliche Kapitalbindung 45 Tage betragen würde.

SITUATIONSVORGABE

„Nach der Analyse der Vermögenslage wollen wir heute noch schauen, wie „flüssig" unser Krankenhaus ist."

Merke

Die Liquiditätskennzahl gibt Auskunft über die Zahlungsbereitschaft eines Krankenhauses. Sie gibt an, ob genügend flüssige oder zumindest „geldnahe" Mittel zur Verfügung stehen, um die kurzfristigen Verbindlichkeiten rechtzeitig tilgen zu können. Illiquidität führt in die Insolvenz! Die wichtigste Liquiditätskennzahl ist die Liquidität 2. Grades, sie sollte wenigstens 100 % betragen.

MATERIALIEN

	Berichtsjahr in %	Vorjahr in %	Vorjahr – 1 in %	Vorjahr – 2 in %
Liquidität 1. Grades	(…) ①	(…) ②	234,7 %	136,7 %
Liquidität 2. Grades	(…) ③	(…) ④	376,7 %	279,0 %
Liquidität 3. Grades	(…) ⑤	(…) ⑥	392,3 %	293,1 %

1) Unter der Position kurzfristiges Fremdkapital ist zu fassen:
  1. Verbindl. gegenüber Kreditinstituten mit einer Restlaufzeit von 1 Jahr
  2. Verbindl. aus Lieferung und Leistung mit einer Restlaufzeit bis zu 1 Jahr
  3. Verbindl. nach dem KHG
     – BPflV/KHEntgG
     – mit einer Restlaufzeit bis zu 1 Jahr
  4. Sonstige Verbindlichkeiten mit einer Restlaufzeit bis zu 1 Jahr

2) Unter der Position kurzfristige Forderung ist zu fassen:
  1. Forderung aus Lieferung und Leistung mit einer Restlaufzeit bis zu 1 Jahr
  2. Forderungen nach dem KHG
     – BPflV/KHEntgG
     – mit einer Restlaufzeit bis zu 1 Jahr
  3. Sonstige Vermögensgegenstände mit einer Restlaufzeit bis zu 1 Jahr

Definitionen: Liquidität

$$\text{Liquidität 1. Grades} = \frac{\text{Flüssige Mittel}}{\text{Kurzfristiges Fremdkapital}^{1)}} \cdot 100$$

$$\text{Liquidität 2. Grades} = \frac{(\text{Flüssige Mittel + kurzfr. Forderungen})^{2)}}{\text{Kurzfristiges Fremdkapital}} \cdot 100$$

$$\text{Liquidität 3. Grades} = \frac{\text{Umlaufvermögen}}{\text{Kurzfristiges Fremdkapital}} \cdot 100$$

Lernfeld 3

ARBEITSAUFTRÄGE

6. Berechnen Sie die fehlenden Kennzahlen, beschreiben und interpretieren Sie die Ergebnisse der Zeitreihenanalyse.

7.2 Analyse der Ertragslage

MATERIALIEN

	Berichtsjahr EUR	Vorjahr EUR
Erlöse aus Krankenhausleistungen	17 107 676,28	16 930 759,25
Erlöse aus Wahlleistungen	725 016,79	674 754,89
Erlöse aus ambulanten Leistungen des Krankenhauses	182 022,34	137 546,95
Nutzungsentgelte der Ärzte	902 109,48	916 455,69
Umsatzerlöse eines KH nach § 277 des Handelsgesetzbuches	602 224,20	859 985,80
Verminderung oder Erhöhung des Bestandes an unfertigen Leistungen	71 218,55	126 331,32
Zuweisungen und Zuschüsse der öffentlichen Hand	13 524,77	14 644,48
Sonstige betriebliche Erträge	141 100,00	151 900,00
	19 744 892,41	19 812 378,38
Personalaufwand		
a) Löhne und Gehälter	10 701 506,33	10 465 716,15
b) Soziale Abgaben und Aufw. f. Altersversorgung u. f. Unterstützung	2 445 455,46	2 411 619,86
– davon für Altersversorgung EUR 402.326,23 (i.V. EUR 392.560,20) –		
Materialaufwand		
a) Aufwendungen für Roh-, Hilfs- und Betriebsstoffe	2 944 928,66	2 823 599,60
b) Aufwendungen für bezogene Leistungen	1 194 781,60	965 656,78
	17 286 672,05	16 666 592,39
Zwischenergebnis	2 458 220,43	3 145 786,02
Erträge aus Zuwendungen zur Finanzierung von Investitionen	456 009,00	3 903 807,00
– davon Fördermittel nach dem KHG EUR 380.259,00 (i.V. EUR 3.866.807,00) –		
Erträge aus der Einstellung von Ausgleichsposten für Eigenmittelförderung	11 021,00	11 021,00
Erträge aus der Auflösung von Sonderposten/Verbindlichkeiten nach dem KHG und auf Grund sonstiger Zuwendungen zur Finanzierung des Anlagevermögens	654 033,00	739 483,32
Aufwendungen aus der Zuführung zu Verbindlichkeiten nach dem KHG und auf Grund sonstiger Zuwendungen zur Finanzierung des Anlagevermögens	459 670,99	3 904 794,78
Abschreibungen auf immaterielle Vermögensgegenstände des Anlagevermögens und Sachanlagen	1 065 075,93	1 100 485,56
Sonstige betriebliche Aufwendungen	2 522 993,36	2 777 022,95
Zwischenergebnis	– 2 926 677,28	– 3 127 991,97
	– 468 456,85	17 794,05
Erträge aus anderen Wertpapieren des Finanzanlagevermögens	165,00	185,00
Sonstige Zinsen und ähnliche Erträge	22 235,40	34 102,15
Zinsen und ähnliche Aufwendungen	10 928,18	8 686,77
Steuern	1 024,91	15 385,58
Jahresfehlbetrag/-überschuss	– 458 009,54	28 008,85

ARBEITSAUFTRÄGE

7. Analysieren Sie die Ergebnisverschlechterung der Schlossklinik hinsichtlich der Aufwands- und Erlösentwicklung. Berücksichtigen Sie dabei auch die Positionen ‚Erlöse aus Krankenhausleistungen' (siehe Tabelle Leistungen im Anhang), die ‚Personalaufwendungen' (siehe Tabelle Personalkosten im Anhang), Umsatzerlöse eines KH nach § 277 HGB (siehe Tabelle Ertragslage lang im Anhang) und leiten Sie daraus mögliche Ursachen für den Jahresfehlbetrag her.

7.3 Exkurs: Ertragslagendarstellung[1]

Grundsätzlich werden die verschiedenen Ertrags- und Aufwandsarten (Sachkonten der GuV) einer Unternehmung in der vorgeschriebenen Gewinn-und-Verlust-Rechnung zusammengefasst (nach Handelsrecht bzw. nach spartenspezifischen Vorgaben, z. B. bei Krankenhäusern nach KHBV, bei Pflegeeinrichtungen nach PBV).

Um bestimmte betriebswirtschaftliche Aussagen zu treffen, werden die Ertrags- und Aufwandsarten oftmals anders als im gesetzlichen Gliederungsschema der GuV nach der Anlage 2 zur KHBV vorgeschrieben gruppiert. Diese andere Gruppierung wird als Ertragslagendarstellung bezeichnet. Ziel der **Ertragslagendarstellung** ist es, die Ergebnisquellen „Operatives Geschäft (abgleitet aus dem Betriebszweck)", „Investitionsergebnis", „Finanzergebnis" und „Neutrales Ergebnis" zu ermitteln.

Im **Betriebsergebnis** wird das operative Geschäft des Krankenhauses, Altenheims, ambulanten Pflegedienstes etc. – generell des Unternehmens – abgebildet. Es werden zu diesem Zweck nur die betrieblichen Erträge und die betrieblichen Aufwendungen tabellarisch zusammengestellt. Die betrieblichen Erträge, das sind zuerst die Umsatzerlöse und wesentliche Teile der sonstigen betrieblichen Erträge (unter anderem Bestandsveränderungen[2] und aktivierte Eigenleistungen[3]). Die betrieblichen Aufwendungen enthalten die Personal-, Material- und anteilig die sonstigen betrieblichen Aufwendungen, soweit diese betrieblich veranlasst sind.

Im **neutralen Ergebnis** werden die neutralen Erträge und neutralen Aufwendungen zusammengefasst, die in der Regel die **periodenfremden, betriebsfremden** und **außerordentlichen** Erträge und Aufwendungen aufnehmen. Sie werden daher beispielsweise in der Kosten- und Leistungsrechnung eines Krankenhauses nicht berücksichtigt und in der Finanzbuchhaltung für die Kosten- und Leistungsrechnung auf die Kontengruppen 86 und 87 umgebucht. Damit verbleiben für die Kosten- und Leistungsrechnung eines Krankenhauses die „ordentlichen Aufwendungen und Erträge" (Betriebsergebnis). Kalkulatorische Kosten spielen im Krankenhaus, auf der Grundlage von § 8 KHBV, keine Rolle.[4]

Im **Investitionsergebnis** werden die Aufwendungen und Erträge saldiert, die sich auf die Investitionsgüter beziehen. Dazu gehören die Abschreibungen und Auflösungen der Sonder- und Ausgleichsposten.

Im **Finanzergebnis** wird der Saldo aus Erträgen und Aufwendungen durch Finanzanlagen wiedergegeben. Dazu gehören Zinserträge, Zinsaufwendungen und Beteiligungserträge.

Wichtig ist: Betriebsergebnis plus neutrales Ergebnis plus Investitionsergebnis und Finanzergebnis müssen den Jahresüberschuss bzw. -fehlbetrag der handelsrechtlichen Gewinn- und Verlustrechnung (§ 275 HGB) bzw. der Gewinn-und-Verlust-Rechnung nach spartenspezifischen Vorgaben ergeben.

---

[1] siehe Tabellen „Ertragslage lang", „Neutrales Ergebnis" und „Investitionsergebnis" im Anhang.
[2] siehe Lernfeld 3, Kapitel 6.2.2.
[3] Es handelt sich um die im Anlagevermögen aktivierten Eigenleistungen des Krankenhauses, für die Aufwendungen in den verschiedenen Aufwandspositionen der Gewinn- und Verlustrechnung verrechnet sind. Diese Aufwendungen müssen über das Konto „Aktivierte Eigenleistungen" (5520) neutralisiert werden. Beispiel: Anfertigung von Möbeln für den Aufenthaltsraum in der Werkstatt des Krankenhauses.
[4] siehe hierzu auch Lernfeld 9, Kapitel 1.2.1.

Lernfeld 3

ARBEITSAUFTRAG

In dem nachfolgenden Text sind wichtige Begriffe ausgelassen. Die Lücken sind gekennzeichnet mit (a) bis (m). Schreiben Sie zu den einzelnen Buchstaben die zugehörigen Begriffe nieder.

Die regelmäßig anfallenden und auf die betriebliche Tätigkeit der Periode bezogenen Aufwendungen bezeichnet man als ...(a)... Ihnen werden die regelmäßig anfallenden betrieblichen ...(b)... der Periode gegenübergestellt. Diese Zusammenstellung dieser G+V-Positionen stellt das ...(c)...-ergebnis dar. Neutrale Aufwendungen und Erträge können ...(d)... oder ...(e)... oder ...(f)... sein. Sie werden im ...(g)... zusammengefasst. Im Investitionsergebnis werden Aufwendungen und Erträge dargestellt, die sich auf das ...(h)... beziehen. Zinsen und Beteiligungen werden im ...(i)... zusammengefasst. Die vorgeschriebene Gruppierung der G+V-Positionen wird für ...(j)... Aussagen häufig unter einer anderen Struktur zusammengefasst.
...(k)..., ...(l)..., ...(m) und .., (n)... ergeben zusammen den ...(o)... der Gewinn-und-Verlust-Rechnung.

7/8 Dienstleistungen dokumentieren und abrechnen

1 Dienstleistungen abrechnen

1.1 Einrichtungen im Gesundheitswesen und begriffliche Abgrenzung

Lernfeld 1, 4
Sozialversicherung
Ökonomisches Prinzip

> **SITUATIONSVORGABE**
>
> Zur Vorbereitung auf die Abteilung Leistungsabrechnung gibt Frau Pohl, eine bereits ausgebildete Kauffrau im Gesundheitswesen, Sarah einen kleinen Gesamtüberblick über die Einrichtungen im Gesundheitswesen sowie deren entsprechende Finanzierungssysteme.
>
> **Frau Pohl erläutert:**
>
> „Bei uns im Krankenhaus wird eine Vielzahl von Leistungen angeboten und von verschiedenen Kostenträgern finanziert. In der Abteilung Leistungsabrechnung müssen wir daher wissen, welche unserer erbrachten Leistungen von welchem Kostenträger finanziert werden. Natürlich gibt es darüber hinaus im Gesundheitswesen noch viele weitere Einrichtungen, die teilweise die gleichen, ergänzende oder sich überschneidende Leistungen der Schlossklinik im Bereich der Prävention, Kuration und Rehabilitation anbieten und auch wieder über unterschiedliche Kostenträger finanziert werden."
>
> **Sarah fragt erstaunt:**
>
> „Ja, aber kommt es denn aufgrund der räumlichen und personellen Trennung diverser Gesundheitseinrichtungen – ich denke da an den Hausarzt und das Krankenhaus – nicht häufig auch zu unwirtschaftlichen Handlungen, z. B. im Sinne doppelter Diagnosen und Therapien?"
>
> **Frau Pohl nickt:**
>
> „Ja, das ist sicherlich ein Problem im Gesundheitswesen, und integrative Lösungsansätze, die eine Verzahnung von Leistungen unterschiedlicher Leistungsanbieter fördern, Stichwort sind hier besondere Versorgungsformen nach § 140a SGB V, werden ja auch immer mehr gefördert.[1] Anderseits hat die Trennung von Gesundheitseinrichtungen aber auch den Wirtschaftsaspekt wieder in den Mittelpunkt gerückt. Denken Sie nur an die lange Verweildauer pflegebedürftiger Patienten in den Krankenhäusern vor der Einführung der Pflegeversicherung."

---

[1] *siehe Lernfeld 7 und 8, Kapitel 8.*

Lernfeld 7 und 8

ARBEITSAUFTRÄGE

1. Klären Sie die Begriffe Prävention, Kuration und Rehabilitation und grenzen Sie diese voneinander ab.
2. Nutzen Sie die nachstehenden Auszüge aus den Gesetzestexten, um die Tabelle ‚Die Einrichtungen im Gesundheitswesen und begriffliche Abgrenzung' zu vervollständigen.
Stellen Sie die wesentlichen Merkmale der jeweiligen Gesundheitseinrichtung heraus.
3. Beschreiben Sie die Gesundheitsleistungen, die ein Krankenhaus nach dem Sozialgesetzbuch erbringt.
4. Leiten Sie aus § 39 SGB V das ‚Wirtschaftlichkeitsgebot' ab.
5. Formulieren Sie in diesem Zusammenhang mögliche Ausprägungen des ‚Ökonomischen Prinzips'.

Die Einrichtungen im Gesundheitswesen und begriffliche Abgrenzung

Begriffe	Verständnis
Das Krankenhaus (…) ①	(…) ②
Rehabilitationseinrichtungen (…) ③	(…) ④
Ambulante Versorgungseinrichtungen (…) ⑤	(…) ⑥
Alten-/Pflegeheime (…) ⑦	(…) ⑧

MATERIALIEN

§ 1 HeimG Anwendungsbereich (Hinweis: Dieses Gesetz findet nur noch dort Anwendung, wo es keine länderspezifischen Regelungen dazu gibt.)

(1) Dieses Gesetz gilt für Heime. Heime im Sinne dieses Gesetzes sind Einrichtungen, die dem Zweck dienen, ältere Menschen oder pflegebedürftige oder behinderte Volljährige aufzunehmen, ihnen Wohnraum zu überlassen sowie Betreuung und Verpflegung zur Verfügung zu stellen oder vorzuhalten, und die in ihrem Bestand von Wechsel und Zahl der Bewohnerinnen und Bewohner unabhängig sind und entgeltlich betrieben werden.

- **Grundsätzlich unterscheidet man drei unterschiedliche Heimtypen: das Altenwohnheim, das Altenheim und das Pflegeheim**
Im **Altenwohnheim** leben die Bewohner regelmäßig eigenständig in kleinen Wohnungen mit eigener Küche und haben auch die Gelegenheit, die Mahlzeiten in Gesellschaft der anderen Bewohner zu sich zu nehmen. Diese Wohnform findet meist in Wohnungen oder Appartments statt.
Altenheime sind darauf ausgerichtet, alten Menschen, die nicht mehr eigenständig in der Lage sind, ihren Haushalt zu führen, pflegerische Betreuung und hauswirtschaftliche Unterstützung zu gewährleisten.

In **Pflegeheimen** leben die Bewohner in Einzel- oder Doppelzimmern, die früher üblichen Mehrbettzimmer sind heute seltener. In die Wohnungen können häufig eigene Möbel mitgenommen werden. Eine umfassende Versorgung und Betreuung ist gewährleistet. Das betrifft sowohl die pflegerische als auch die hauswirtschaftliche Versorgung.

In den meisten Einrichtungen findet man heutzutage eine Kombination der drei traditionellen Heimtypen Altenwohnheim, Altenheim und Pflegeheim.

§ 39 SGB V Krankenhausbehandlung

(1) Die Krankenhausbehandlung wird vollstationär, stationsäquivalent, teilstationär, vor- und nachstationär sowie ambulant erbracht. Versicherte haben Anspruch auf vollstationäre oder stationsäquivalente Behandlung durch ein nach § 108 zugelassenes Krankenhaus, wenn die Aufnahme oder die Behandlung im häuslichen Umfeld nach Prüfung durch das Krankenhaus erforderlich ist, weil das Behandlungsziel nicht durch teilstationäre, vor- und nachstationäre oder ambulante Behandlung einschließlich häuslicher Krankenpflege erreicht werden kann. Die Krankenhausbehandlung umfaßt im Rahmen des Versorgungsauftrags des Krankenhauses alle Leistungen, die im Einzelfall nach Art und Schwere der Krankheit für die medizinische Versorgung der Versicherten im Krankenhaus notwendig sind, insbesondere ärztliche Behandlung (§ 28 Abs. 1), Krankenpflege, Versorgung mit Arznei-, Heil- und Hilfsmitteln, Unterkunft und Verpflegung; die akutstationäre Behandlung umfasst auch die im Einzelfall erforderlichen und zum frühestmöglichen Zeitpunkt einsetzenden Leistungen zur Frührehabilitation. Die stationsäquivalente Behandlung umfasst eine psychiatrische Behandlung im häuslichen Umfeld durch mobile ärztlich geleitete multiprofessionelle Behandlungsteams. Sie entspricht hinsichtlich der Inhalte sowie der Flexibilität und Komplexität der Behandlung einer vollstationären Behandlung. [...]

Gesetz zur wirtschaftlichen Sicherung der Krankenhäuser und zur Regelung der Krankenhauspflegesätze (Krankenhausfinanzierungsgesetz – KHG)
§ 2 Begriffsbestimmungen

Im Sinne dieses Gesetzes sind

1. Krankenhäuser

Einrichtungen, in denen durch ärztliche und pflegerische Hilfeleistung Krankheiten, Leiden oder Körperschäden festgestellt, geheilt oder gelindert werden sollen oder Geburtshilfe geleistet wird und in denen die zu versorgenden Personen untergebracht und verpflegt werden können, [...]

§ 107 SGB V Krankenhäuser, Vorsorge- oder Rehabilitationseinrichtungen

(1) Krankenhäuser im Sinne dieses Gesetzbuchs sind Einrichtungen, die

1. der Krankenhausbehandlung oder Geburtshilfe dienen,

2. fachlich-medizinisch unter ständiger ärztlicher Leitung stehen, über ausreichende, ihrem Versorgungsauftrag entsprechende diagnostische und therapeutische Möglichkeiten verfügen und nach wissenschaftlich anerkannten Methoden arbeiten,

3. mithilfe von jederzeit verfügbarem ärztlichem, Pflege-, Funktions- und medizinisch-technischem Personal darauf eingerichtet sind, vorwiegend durch ärztliche und pflegerische Hilfeleistung Krankheiten der Patienten zu erkennen, zu heilen, ihre Verschlimmerung zu verhüten, Krankheitsbeschwerden zu lindern oder Geburtshilfe zu leisten, und in denen

4. die Patienten untergebracht und verpflegt werden können.

(2) Vorsorge- oder Rehabilitationseinrichtungen im Sinne dieses Gesetzbuchs sind Einrichtungen, die

1. der stationären Behandlung der Patienten dienen, um
   a) eine Schwächung der Gesundheit, die in absehbarer Zeit voraussichtlich zu einer Krankheit führen würde, zu beseitigen oder einer Gefährdung der gesundheitlichen Entwicklung eines Kindes entgegenzuwirken (Vorsorge) oder
   b) eine Krankheit zu heilen, ihre Verschlimmerung zu verhüten oder Krankheitsbeschwerden zu lindern oder im Anschluss an Krankenhausbehandlung den dabei erzielten Behandlungserfolg zu sichern oder zu festigen, auch mit dem Ziel, eine drohende Behinderung oder Pflegebedürftigkeit abzuwenden, zu beseitigen, zu mindern, auszugleichen, ihre Verschlimmerung zu verhüten oder ihre Folgen zu mildern (Rehabilitation), wobei Leistungen der aktivierenden Pflege nicht von den Krankenkassen übernommen werden dürfen.
2. fachlich-medizinisch unter ständiger ärztlicher Verantwortung und unter Mitwirkung von besonders geschultem Personal darauf eingerichtet sind, den Gesundheitszustand der Patienten nach einem ärztlichen Behandlungsplan vorwiegend durch Anwendung von Heilmitteln einschließlich Krankengymnastik, Bewegungstherapie, Sprachtherapie oder Arbeits- und Beschäftigungstherapie, ferner durch andere geeignete Hilfen, auch durch geistige und seelische Einwirkungen, zu verbessern und den Patienten bei der Entwicklung eigener Abwehr- und Heilungskräfte zu helfen, und in denen
3. die Patienten untergebracht und verpflegt werden können.

1.2 Kostenträger und Abrechnungssysteme des Gesundheitswesens im Überblick

Sozialversicherungen	Pflegeversicherung	Krankenversicherung		Rentenversicherung	Unfallversicherung
Gesetzesgrundlage	SGB XI	SGB V		SGB VI	SGB VII
Träger	Pflegekassen der gesetzlichen oder privaten Krankenkassen	Gesetzliche oder private Krankenkassen		Deutsche Rentenversicherung (+ Zusatz für die regionale Zuständigkeit)	Knappschaft, Berufsgenossenschaften
zuständig für	Leistungen der ambulanten, teilstationären und stationären Pflege, Kurzzeitpflege	Abrechnungsgrundlage[1]	Leistungen	Leistungen bei Alter, Erwerbsminderung, Reha, Tod u. a.	siehe Leistungen der anderen Leistungsträger
		Einheitlicher Bewertungsmaßstab (EBM), Gebührenordnung für Ärzte (GOÄ)	Leistungen der häusliche Krankenpflege		

[1] in der jeweils gültigen Fassung

Lernfeld 7 und 8

Sozialversicherungen	Pflegeversicherung	Krankenversicherung		Rentenversicherung	Unfallversicherung
Gesetzesgrundlage	SGB XI	SGB V		SGB VI	SGB VII
		EBM, GOÄ	Ambulante Versorgung (z. B. Medizinisches Versorgungszentrum, niedergelassene Ärzte, Ambulantes Operieren, Notfallambulanz, Poliklinik)		
		Fallpauschalenkatalog für vorstationäre Leistungen, vereinbarte Tagessätze für nachstationäre Leistungen	Vor- und nachstationäre Leistungen		
		Verordnung zum pauschalierten Entgeltsystem für psychiatrische und psychosomatische Einrichtungen (PEPPV), Bundespflegesatzverordnung (BPflV)	Voll- und teilstationäre, stationäre psychiatrische, psychotherapeutische und psychosomatische Leistungen (psychiatrische und psychosomatische Einrichtungen)		
		Krankenhausentgeltgesetz (KHEntgG), Fallpauschalenvereinbarung (FPV)	Voll- und teilstationäre somatische Leistungen		
		SGB V, SGB IX	Rehabilitationsleistungen		
		Verträge und SGB V	Besondere Versorgung		

Lernfeld 7 und 8

ARBEITSAUFTRÄGE

Welche Abrechnungsgrundlage verbirgt sich hinter dem jeweiligen Gesetzesauszug bzw. hinter der jeweiligen Erklärung?

Ordnen Sie die Ihnen bekannten Abrechnungsgrundlagen zu:

§ 1
Die vollstationären und teilstationären Leistungen der Krankenhäuser werden nach diesem Gesetz und dem Krankenhausfinanzierungsgesetz vergütet.

§ 8
(1) Die Entgelte für allgemeine Krankenhausleistungen sind für alle Benutzer des Krankenhauses einheitlich zu berechnen.

§ 1
(1) Nach dieser Verordnung werden die vollstationären und teilstationären Leistungen der Krankenhäuser oder Krankenhausabteilungen vergütet, die nach § 17 Abs.1 Satz 1 zweiter Halbsatz des Krankenhausfinanzierungsgesetzes nicht in das DRG-Vergütungssystem einbezogen sind.

§ 40
(1) Reicht bei den Versicherten eine ambulante Krankenbehandlung nicht aus, um die in § 11 Abs. 2 beschriebenen Ziele zu erreichen, kann die Krankenkasse aus medizinischen Gründen erforderliche ambulante Rehabilitationsleistungen in Rehabilitationseinrichtungen, für die ein Versorgungsvertrag nach § 111 besteht, oder, soweit dies für eine bedarfsgerechte, leistungsfähige und wirtschaftliche Versorgung der Versicherten mit medizinischen Leistungen ambulanter Rehabilitation erforderlich ist, in wohnortnahen Einrichtungen erbringen.

§ 140a
(1) Die Krankenkassen können Verträge mit den in Absatz 3 genannten Leistungserbringern über eine besondere Versorgung der Versicherten abschließen. Sie ermöglichen eine verschiedene Leistungssektoren übergreifende oder eine interdisziplinär fachübergreifende Versorgung (integrierte Versorgung) sowie unter Beteiligung vertragsärztlicher Leistungserbringer oder deren Gemeinschaften besondere ambulante ärztliche Versorgungsaufträge.

Die Allgemeinen Bestimmungen in dieser Gebührenordnung gelten für alle Vertragsärzte und enthalten grundlegende verbindliche Aussagen zu den Leistungsbeschreibungen und zur Abrechnungsfähigkeit der Leistungen.

Die gemeinsame Empfehlung der Vertragsparteien auf Bundesebene im Benehmen mit der Kassenärztlichen Bundesvereinigung regelt die Vergütungshöhe der vor- und nachstationären Behandlung nach § 115a Abs. 3 SGB V.

1.3 Grundlegende Finanzierungssysteme in exemplarischen Gesundheitsversorgungseinrichtungen

MATERIALIEN

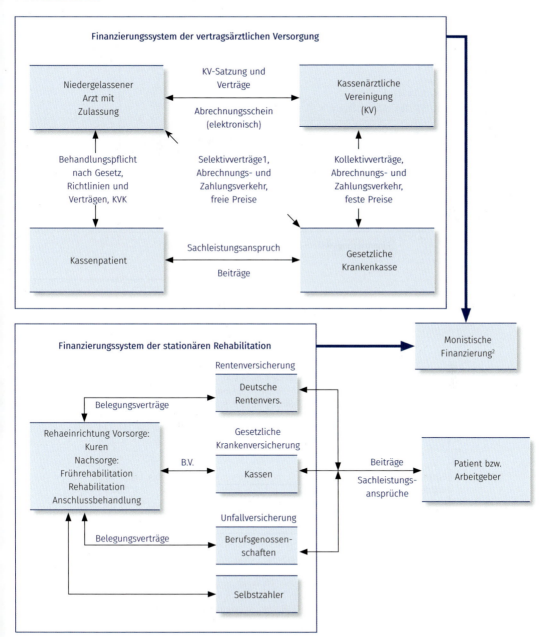

[1] Selektivverträge sind Verträge, die die Krankenkassen mit einzelnen Leistungsanbietern abschließen. Es sind Verträge im Rahmen der „besonderen Versorgung" (§ 140a SGB V; siehe hierzu auch Lernfeld 7 und 8, Kapitel 8).
[2] Abschreibungen und Zinsen sind in den geleisteten Entgelten enthalten. Dies gilt auch für Rehabilitationseinrichtungen.

Lernfeld 7 und 8

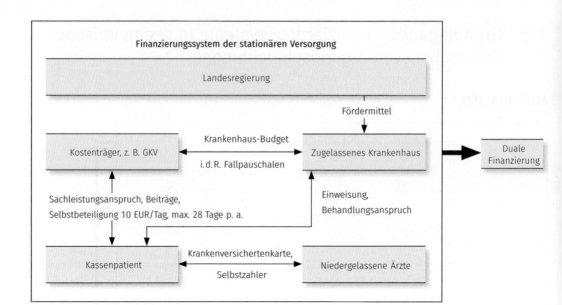

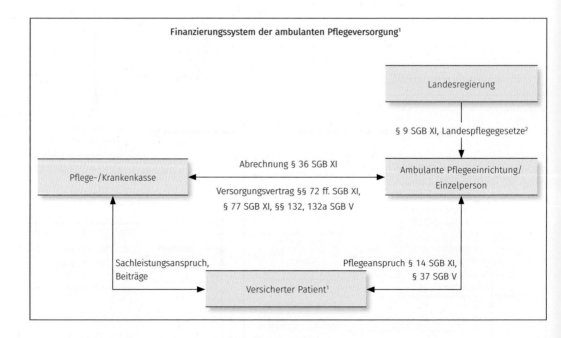

[1] Bei selbst beschafften Pflegehilfen erfolgt die Abrechnung mit dem Pflegebedürftigen (ggf. als Kombination von Geld- und Sachleistungen), §§ 37, 38 SGB XI.

[2] z.B. NRW: Für jede geleistete Pflegestunde wird eine Pauschale in Höhe von 2,15 EUR zur Refinanzierung der Investitionskosten gewährt (§ 3 der Verordnung über die Förderung ambulanter Pflegeeinrichtungen nach dem Landespflegegesetz).

Lernfeld 7 und 8

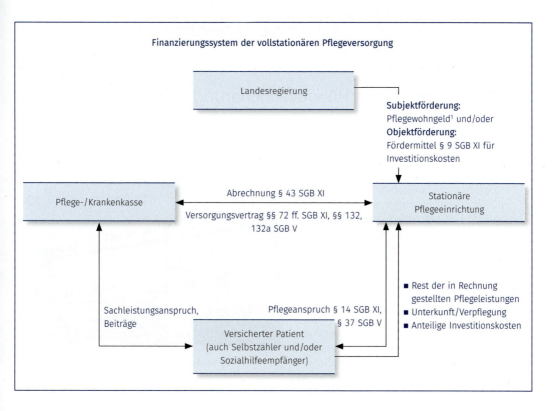

ARBEITSAUFTRÄGE

1. Beschreiben Sie den Ablauf der Systeme mit eigenen Worten.
2. Stellen Sie die wesentlichen Gemeinsamkeiten und Unterschiede dieser Systeme heraus.

---

[1] Dieses wird gewährt, wenn das Einkommen und Vermögen des Pflegenden und seines nicht getrennt lebenden Ehegatten nicht zur Finanzierung der anteiligen Investitionskosten ausreichen (weitere Einzelheiten siehe Landespflegegesetze).

Lernfeld 7 und 8

2 Leistungen der Pflegeversicherung mit Buchungen

2.1 Das System der Pflegeversicherung

SITUATIONSVORGABE

Direkt in unmittelbarer Umgebung der Schlossklinik, die landschaftlich sehr schön in die ländliche Umgebung von Neustadt eingebettet ist, befinden sich das ‚Haus Sonnenschein', eine Einrichtung zum altengerechten Wohnen, sowie das Alten- und Pflegeheim ‚Haus Mutter Theresa'. Kaufmännisch und organisatorisch sind diese drei Einheiten als Unternehmensverbund gestaltet.
Frau Walter, examinierte Krankenschwester, ist seit einiger Zeit mit einem ambulanten Pflegedienst selbstständig. Sie möchte nun ihre Dienste insbesondere den Bewohnerinnen

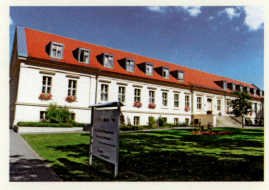

und Bewohnern des Hauses Sonnenschein bei Bedarf zur Verfügung stellen. Sie hat gehört, dass sich insbesondere mit dem Ersten und Zweiten Pflegestärkungsgesetz – PSG I (1. Januar 2015) und II (1. Januar 2016 bzw. 01. Januar 2017), viele gesetzliche Regelungen verändert haben und die pflegerische Versorgung damit weiter reformiert wurde. Neben den bereits geklärten Fragen der Unternehmensform, des Standortes und der Finanzierung will sie sich einen Überblick über die wichtigsten Neuerungen und Regelungen verschaffen.

ARBEITSAUFTRAG

Ergänzen Sie auf der Grundlage Ihres Wissens die Tabelle zur Pflegeversicherung:

Das System der Pflegeversicherung

Versicherte Personen	Träger	Finanzierung
- (…)	- (…)	- (…)
- (…)	- (…)	- (…)
- (…)		

Lernfeld 7 und 8

2.2 Bedingungen der Pflegebedürftigkeit

INFORMATIONSTEXT

Begriff der Pflegebedürftigkeit (vgl. § 14 Absatz 1 SGB XI)

neuer Begriff

Was kann die pflegebedürftige Person und was nicht?

alter Begriff

Wie häufig fallen Hilfestellungen an und wie hoch ist der Zeitaufwand der Pflegeperson?

Neu (ab 01.01.2017)

(1) Pflegebedürftig im Sinne dieses Buches sind Personen, die gesundheitlich bedingte Beeinträchtigungen der Selbstständigkeit oder der Fähigkeit aufweisen und deshalb der Hilfe durch andere bedürfen. Es muss sich um Personen handeln, die körperliche oder kognitive oder psychische Beeinträchtigungen oder gesundheitlich bedingte Belastungen oder Anforderungen nicht selbstständig kompensieren oder bewältigen können. Die Pflegebedürftigkeit muss auf Dauer, voraussichtlich für mindestens sechs Monate, und mit mindestens der in § 15 festgelegten Schwere bestehen.

Alt

(1) Pflegebedürftig im Sinne dieses Buches sind Personen, die wegen einer körperlichen, geistigen oder seelischen Krankheit oder Behinderung für die gewöhnlich und regelmäßig wiederkehrenden Verrichtungen im Ablauf des täglichen Lebens auf Dauer, voraussichtlich für mindestens sechs Monate, in erheblichem oder höherem Maße (§ 15) der Hilfe bedürfen.

ARBEITSAUFTRAG

Fassen Sie in drei Aspekten zusammen, worin sich der neue Pflegebedürftigkeitsbegriff von der alten Definition unterscheidet.

Lernfeld 7 und 8

INFORMATIONSTEXT

Mit dem neuen Pflegebedürftigkeitsbegriff wird die Pflegebedürftigkeit auf der Grundlage eines pflegefachlich begründeten Begutachtungsinstruments (Neues Begutachtungsassessment, kurz NBA) ermittelt. Dabei wird in drei Schritten vorgegangen:

1. **Schritt: Erfassung der Selbstständigkeit und der Fähigkeiten in sechs Lebensbereichen (vgl. § 14 Absatz 2 SGB XI):**

Modul 1	Mobilität

- Positionswechsel im Bett, Halten einer stabilen Sitzposition, Umsetzen, Fortbewegen innerhalb des Wohnbereichs, Treppensteigen

Modul 2	Kognitive und kommunikative Fähigkeiten

- Erkennen von Personen aus dem näheren Umfeld, örtliche Orientierung, zeitliche Orientierung, Erinnern an wesentliche Ereignisse oder Beobachtungen, Steuern von mehrschrittigen Alltagshandlungen, Treffen von Entscheidungen im Alltagsleben, Verstehen von Sachverhalten und Informationen, Erkennen von Risiken und Gefahren, Mitteilen von elementaren Bedürfnissen, Verstehen von Aufforderungen, Beteiligen am Gespräch.

Modul 3	Verhaltensweisen und psychische Problemlagen

- motorisch geprägte Verhaltensauffälligkeiten, nächtliche Unruhe, selbstschädigendes und autoagressives Verhalten, physisch aggessives Verhalten gegenüber anderen Personen, verbale Agression, andere pflegerelevante vokale Auffälligkeiten, Abwerh pflegerischer und anderer unterstützender Maßnahmen, Wahnvorstellungen, Ängste, Antriebslosigkeit bei depressiver Stimmungslage, sozial inadäquate Verhaltensweisen, sonstige pflegerelevante inadäquate Handlungen

Modul 4	Selbstversorgung

- Waschen des vorderen Oberkörpers, Körperpflege im Bereich des Kopfes, Wachen des Intimbereichs, Duschen und Baden einschließlich Waschen der Haare, An- und Auskleiden des Unterkörpers, mundgerechtes Zubereiten der Nahrung und Eingießen von Getränken, Essen, Trinken, Benutzen einer Toilette oder eines Toilettenstuhls, Bewältigen der Folgen einer Stuhlinkontinenz und Umgang mit Stoma, Ernährung parenteral oder über Sonde, Bestehen gravierender Probleme bei der Nahrungsaufnahme bei Kindern bis zu 18 Monaten, die einen außergewöhnlich pflegeintensiven Hilfebdarf auslösen

Modul 5	Bewältigung von und selbstständiger Umgang mit krankheits- oder therapiebedingten Anforderungen und Belastungen

- a) in Bezug auf Medikation, Injektion, Versorgung intravenöser Zugänge, Absaugen und Sauerstoffgabe, Einreibungen sowie Kälte- und Wärmeanwendungen, Messung und Deutung von Körperzuständen, körperliche Hilfsmittel
- b) in Bezug auf Verbandswechsel und Wundversorgung, Versorgung von Stoma, regelmäßige Einmalkatheterisierung und Nutzung von Abführmethoden, Therapiemaßnahmen in häuslicher Umgebung

- c) in Bezug auf zeit- und technikintensive Maßnahmen in häuslicher Umgebung, Arztbesuche, Besuche anderer medizinischer oder therapeutischer Einrichtungen, Besuch von Einrichtungen zur Frühförderung bei Kindern
- d) in Bezug auf das Einhalten einer Diät oder anderer krankheits- oder therapiebedingter Verhaltensvorschriften

Modul 6	Gestaltung des Alltagslebens und sozialer Kontakte

- Getaltung des Tagesablaufs und Anpassung an Veränderungen, Ruhen und Schlafen, Sichbeschäftigen, Vornehmen von in die Zukunft gerichtete Planungen, Interaktion mit Personen im direkten Kontakt, Kontaktpflege zu Personen außerhalb des direkten Umfelds

Merke

Die bisherigen Zeitorientierungswerte spielen bei dem neuen Begutachtungsverfahren keine Rolle mehr. Vielmehr geht es in der Regel um die Frage, ob die erforderliche Fähigkeit noch vorhanden ist und ob damit verbundene Tätigkeiten selbständig, teilweise selbständig oder nur unselbständig ausgeübt werden können. Dabei ist Selbständigkeit die Fähigkeit einer Person, eine Handlung oder Aktivität alleine, d.h. ohne Unterstützung anderer Personen durchführen zu können.

2. Schritt: Kriterien (=Items) in den einzelnen Modulen durch Punktvergabe bewerten, zusammenzählen und gewichten (vgl. § 15 Absatz 1 und 2 SGB XI):

Bewertungssystematik

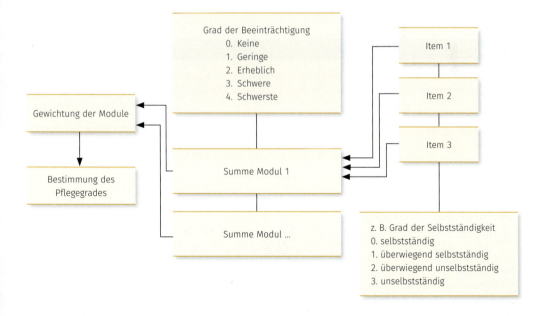

Lernfeld 7 und 8

	Module	Gewichtung	Beeinträchtigung der Selbstständigkeit				
			keine	geringe	erhebliche	schwere	schwerste
1	Mobilität	10%	0–1	2–3	4–5	6–9	10–15
			0	2,5	5	7,5	10
2	Kognitive und kommunikative Fähigkeiten		0–1	2–5	6–10	11–16	17–33
3	Verhaltensweisen und psychische Problemlagen	15%	0	1–2	3–4	5–6	7–65
2/3	Höchster Wert aus 2/3		0	3,75	7,5	11,25	15
4	Selbstversorgung	40%	0–2	3–7	8–18	19–36	37–54
			0	10	20	30	40
5	Umgang mit krankheits- und therapiebedingten Anforderungen	20%	0	1	2–3	4–5	6–15
			0	5	10	15	20
6	Gestaltung des Alltagslebens und soziale Kontakte	15%	0	1–3	4–6	7–11	12–18
			0	3,75	7,5	11,25	15

GUT ZU WISSEN - UNGEWICHTETE UND GEWICHTETE PUNKTE

Zeile 1 bildet die Einzelpunkte des jeweiligen Moduls ab.

Zeile 2 ordnet den jeweiligen Einzelpunkten einen gesetzlich festgelegten, gewichteten Punktwert zu.

Beispiel

Herr Kitrowski ist 79 Jahre alt und weist nach Anamnese und Befunderhebung neben kognitiven Funktionsstörungen auch altersbedingte Mobilitätseinschränkungen auf:

Beispiel für Modul 1: Mobilität

Item	selbständig	überwiegend selbständig	überwiegend unselbständig	unselbständig
Positionswechsel im Bett	☒ 0	1	2	3
Halten einer stabilen Sitzposition	☒ 0	1	2	3
Umsetzen	0	☒ 1	2	3
Fortbewegen innerhalb des Wohnbereichs	0	1	☒ 2	3
Treppensteigen	0	1	2	☒ 3

Summe der Einzelpunkte im Modul 1: 6; Gewichtete Punkte im Modul 1: **7,5**

3. Schritt: Aus der Addition aller gewichteten Gesamtpunkte über die begutachteten Module erfolgt die Einstufung in den Pflegegrad (vgl. § 15 Absatz 3 SGB XI):

Pflegegrad	Grad der Beeinträchtigung	Gesamtpunkte
PG 1	Geringe Beeinträchtigung	12,5 – 27 Punkte
PG 2	Erhebliche Beeinträchtigung	27 – 47,5 Punkte
PG 3	Schwere Beeinträchtigung	47,5 – 70 Punkte
PG 4	Schwerste Beeinträchtigung	70 bis unter 90 Punkte
PG 5	Schwerste Beeinträchtigung mit besonderen Anforderungen an die pflegerische Versorgung	90 bis 100 Punkte

Hinweis:
Konkrete Beispiele zur Ermittlung des Pflegegrades sind über verschiedene Pflegegradrechner zu finden (siehe unter anderem http://www.kv-media.de/pflegegradrechner.php [30.03.2017]).

2.3 Die Pflegeversicherung im Wandel

INFORMATIONSTEXT

Seit Einführung der Pflegeversicherung erhalten alle Bürger der Bundesrepublik Deutschland einen Versicherungsschutz bei Pflegebedürftigkeit. Durch niedrige Geburtenraten, steigende Lebenserwartung und die damit verbundene steigende Anzahl an Demenzerkrankungen stand der „alte" Pflegebedürftigkeitsbegriff immer wieder in der Kritik. Nach Ansicht der Kritiker waren Defizite bei der Versorgung pflegebedürftiger Menschen vielfach auf den zu engen Begriff der Pflegebedürftigkeit zurückzuführen. Es gehe zu sehr um körperliche Beeinträchtigungen. Dadurch würden kognitive und psychische Beeinträchtigungen sowie demenziell Erkrankte nicht oder zu wenig berücksichtigt.

Lernfeld 7 und 8

Diese Probleme haben im Laufe der Zeit zu verschiedenen Reformen der Pflegeversicherung geführt:

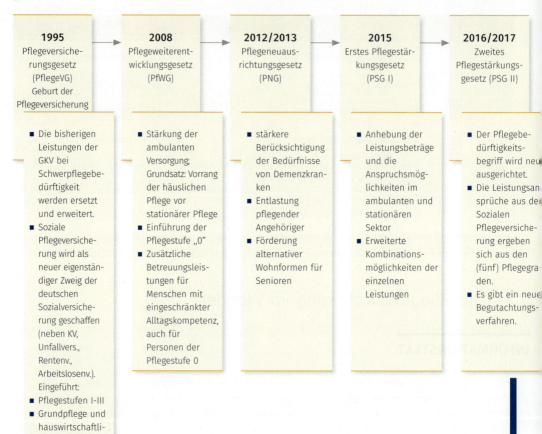

1995	2008	2012/2013	2015	2016/2017
Pflegeversicherungsgesetz (PflegeVG) Geburt der Pflegeversicherung	Pflegeweiterentwicklungsgesetz (PfWG)	Pflegeneuausrichtungsgesetz (PNG)	Erstes Pflegestärkungsgesetz (PSG I)	Zweites Pflegestärkungsgesetz (PSG II)
■ Die bisherigen Leistungen der GKV bei Schwerpflegebedürftigkeit werden ersetzt und erweitert. ■ Soziale Pflegeversicherung wird als neuer eigenständiger Zweig der deutschen Sozialversicherung geschaffen (neben KV, Unfallvers., Rentenv., Arbeitslosenv.). Eingeführt: ■ Pflegestufen I–III ■ Grundpflege und hauswirtschaftliche Versorgung	■ Stärkung der ambulanten Versorgung; Grundsatz: Vorrang der häuslichen Pflege vor stationärer Pflege ■ Einführung der Pflegestufe „0" ■ Zusätzliche Betreuungsleistungen für Menschen mit eingeschränkter Alltagskompetenz, auch für Personen der Pflegestufe 0	■ stärkere Berücksichtigung der Bedürfnisse von Demenzkranken ■ Entlastung pflegender Angehöriger ■ Förderung alternativer Wohnformen für Senioren	■ Anhebung der Leistungsbeträge und die Anspruchsmöglichkeiten im ambulanten und stationären Sektor ■ Erweiterte Kombinationsmöglichkeiten der einzelnen Leistungen	■ Der Pflegebedürftigkeitsbegriff wird neu ausgerichtet. ■ Die Leistungsansprüche aus der Sozialen Pflegeversicherung ergeben sich aus den (fünf) Pflegegraden. ■ Es gibt ein neues Begutachtungsverfahren.

Gleichberechtigter Zugang zu Pflegeleistungen für alle Pflegebedürftigen
Mit dem PSG II ersetzen fünf für alle Pflegebedürftigen einheitlich geltenden Pflegegrade das bisherige System der drei Pflegestufen und der zusätzlichen Feststellung von erheblich eingeschränkter Alltagskompetenz (insbesondere Demenz). Die bisherigen Leistungen für Menschen mit erheblich eingeschränkter Alltagskompetenz wurden mit dem PSG II in die neuen Pflegeeinstufungen integriert. Laut Aussage der Bundesregierung erhalten damit erstmals alle Pflegebedürftigen einen gleichberechtigten Zugang zu Pflegeleistungen – unabhängig davon, ob sie an körperlichen Beschwerden oder an einer Demenz erkrankt sind.

Zusätzliche Betreuungsangebote
Demzufolge wurden mit dem PSG II auch pflegerische Betreuungsmaßnahmen zur Bewältigung und Gestaltung des alltäglichen Lebens im häuslichen Umfeld zur Regelleistung der Pflegeversicherung. Waren bisher in § 36 SGB XI die Grundpflege und die hauswirtschaftliche Versorgung bei Pflegebedürftigkeit geregelt, so sind in § 36 SGB XI neu die „pflegerische Betreuungsmaßnahmen" hinzugekommen. Im stationären Bereich ist mit dem neuen § 43 b SGB XI für Pflegebedürftige der individuelle Rechtsanspruch auf Maßnahmen der zusätzlichen Betreuung und Aktivierung geregelt.

Keine Schlechterstellung durch das neue System/Bestandsschutz

Wer bereits bis Ende 2016 Leistungen der Pflegeversicherung bezogen hatte, wurde Anfang 2017 per Gesetz ohne erneute Begutachtung automatisch in das neue System übergeleitet: Menschen mit ausschließlich körperlichen Einschränkungen wurden automatisch in den nächst höheren Pflegegrad übergeleitet. (Beispiele: Pflegestufe I wird in Pflegegrad 2, Pflegestufe III wird in Pflegegrad 4 übergeleitet). Menschen mit geistigen Einschränkungen kamen automatisch in den übernächsten Pflegegrad. (Beispiel: Pflegestufe 0 wird in Pflegegrad 2, Pflegestufe II mit eingeschränkter Alltagskompetenz wird in Pflegegrad 4 übergeleitet.) Dabei bestand für übergeleitete Pflegebedürftige ein Besitzstandsschutz auf die ihnen unmittelbar vor dem 1. Januar 2017 zustehenden, regelmäßig wiederkehrenden Leistungen der häuslichen Pflege (§141 SGB XI). Der von der Pflegekasse zu leistende Betrag für zusätzliche Betreuungsleistungen nach § 45b SGB XI wurde von 208 EUR auf 125 EUR abgeschmolzen und sollte über das erhöhte Pflegegeld bzw. Pflegeleistung wieder aufgefangen werden. War dies nicht der Fall, also stiegen die Leistungen im Einzelnen nicht um 83 EUR monatlich, so galt Bestandsschutz in dieser Höhe.

Mehr Geld für die Pflege

Der Beitragssatz der Sozialen Pflegeversicherung ist zum 1. Januar 2017 um 0,2 Prozentpunkte auf 2,55 bzw. 2,8 Prozent für Kinderlose gestiegen. Laut Bundesregierung stehen dadurch insgesamt ab 2017 jährlich fünf Milliarden Euro zusätzlich für die Pflege zur Verfügung. Bereits 2017 stehen weitere rund 1,2 Milliarden Euro für die Leistungen der Pflegeversicherung zur Verfügung.

Frühere Möglichkeit der Einstufung von Pflegebedürftigkeit durch den „neuen Pflegerad 1"

Mit dem PSG II werden mit § 28 a SGB XI die Leistungen beschrieben, die pflegebedürftige Personen erhalten, die in den Pflegegrad 1 eingestuft werden. Diese Personen beanspruchen zwar noch keine Pflegemaßnahmen, ihnen können aber unter anderem finanzielle Zuschüsse für Maßnahmen zur Verbesserung des individuellen oder gemeinsamen Wohnumfelds, beispielsweise für technische Hilfen im Haushalt, in Höhe von bis zu 4.000,00 EUR, gewährt werden.

Neue „Umwidmungsmöglichkeit" von Pflegesachleistungen in niedrigschwellige Betreuungs- und Entlastungsangebote

Ab 2015 können 40 % der Pflegesachleistungen nach § 36 SGB XI als niederschwellige Betreuungs- und Entlastungsangebote in Anspruch genommen werden

Verbesserte Leistungen von Verhinderungs-, Kurzzeit- sowie Tages- und Nachtpflege

Verhinderungspflege

Der Gesetzgeber hat mit dem PSG II geregelt, dass sich die Aufwendungen der Pflegekasse für Verhinderungspflege im Kalenderjahr auf bis zu 1 612 EUR belaufen können und sich dieser Leistungsbetrag um bis zu 806,00 EUR aus noch nicht in Anspruch genommenen Mitteln der Kurzzeitpflege auf insgesamt bis zu 2 418 EUR im Kalenderjahr (vorher maximal 1 550 EUR) erhöhen kann.

Sollte der Pflegebedürftige diesen erhöhten Betrag für eine Verhinderungspflege in Anspruch nehmen, wird dieser Leistungsbetrag auf die Kurzzeitpflege angerechnet.

Kurzzeitpflege

Der Anspruch auf Kurzzeitpflege hat sich mit dem PSG II von vier auf acht Wochen erhöht. Bereits seit 2015 kann die Kurzzeitpflege unter Anrechnung auf den für Verhinderungspflege zustehenden Leistungsbetrag um bis zu 1 612 EUR auf dann 3 224 EUR verdoppelt werden, soweit Verhinderungspflege noch nicht in Anspruch genommen wurde. Die zeitliche Beschränkung erweitert sich in diesem Falle ebenfalls um das Doppelte auf 8 Wochen pro Kalenderjahr.

Tages- und Nachtpflege

Bereits seit 2015 können Pflegebedürftige teilstationäre Tages- und Nachtpflege zusätzlich zu ambulanten Pflegesachleistungen, Pflegegeld oder der Kombinationsleistung nach § 38 in Anspruch nehmen, ohne dass eine Anrechnung (diese war vorher geregelt) auf diese Ansprüche erfolgt. Es ist davon auszugehen, dass diese Möglichkeit der „nicht anrechenbaren Pflege" teilstationäre Einrichtungen stärkt.

Weitere Entlastung pflegender Angehöriger

Bereits seit 2016 wird die Hälfte des bisher bezogenen Pflegegeldes während einer Kurzzeitpflege für bis zu acht Wochen und während einer Verhinderungspflege für bis zu sechs Wochen je Kalenderjahr fortgewährt (bis 2015 erfolgte jeweils nur für maximal 28 Kalendertage eine hälftige Weiterzahlung des Pflegegeldes).

Ambulant vor stationär

Der Gesetzgeber unterstützt diesen Grundsatz auch mit veränderten Leistungssätzen weiter. So zeigt zum Beispiel die nachstehende Abbildung deutlich, dass die Leistungen in den unteren Pflegegraden für den stationären Bereich abgeschmolzen, die entsprechenden Leistungen für den ambulanten Bereich überproportional gestiegen sind. In der Konsequenz ist daher in den kommenden Jahren von einer veränderten Bewohnerstruktur in den Pflegeheimen zugunsten der Schwer- und Schwerstpflegebedürftigen auszugehen (PG 4 und PG 5).

	2017: Leistungen der Pflegeversicherung nach PSG II					2015: Leistungen der Pflegeversicherung			
	PG1	PG2	PG3	PG4	PG5	PS0	PS1	PS2	PS3
Ambulante Pflege		689 EUR	1 298 EUR	1 612 EUR	1 995 EUR		468 EUR	1 144 EUR	1 612 EUR
Stationäre Pflege	125 EUR	770 EUR	1 262 EUR	1 775 EUR	2 005 EUR		1 064 EUR	1 330 EUR	1 612 EUR

Reduzierung stationär um 28 %

Steigerung ambulant um +47 %

Weitere Stärkung alternativer Wohnformen

Demzufolge ist es auch weiterhin erklärtes Ziel der Bundesregierung, ambulant betreute Wohngruppen, bei denen es sich um Wohngemeinschaften von regelmäßig zwei bis zwölf Pflegebedürftigen mit dem Zweck der gemeinschaftlich organisierten pflegerischen Versorgung durch eine Pflegekraft handelt, zu fördern. Dazu wurde mit dem PSG II die monatliche Pauschale für Pflegebedürftige solcher Einrichtungen von 200 auf 214 EUR angehoben.

Einrichtungseinheitlicher Anteil im stationären Bereich

Die Differenz zwischen dem Heimkostensatz und den von der Pflegekasse zu leistenden Beiträgen im stationären Bereich wurde bisher vom Bewohner individuell getragen. Der Eigenanteil wuchs mit der Pflegestufe, d. h. Personen mit der höchsten Pflegestufe hatten den höchsten Eigenanteil zu tragen. Dies wurde sozialpolitisch als unbefriedigend diskutiert. Grundsätzlich führten die individuellen Eigenanteile zu einem Konflikt: Die Pflegeeinrichtungen waren an Personen mit höheren Pflegestufen interessiert, die Pflegebedürftigen bzw. Angehörigen an einer niedrigeren Einordnung.

Mit dem PSG II ist nun geregelt, dass den Pflegebedürftigen in den Pflegegraden 2 bis 5 der gleiche Eigenanteil in Rechnung gestellt (sogenannte einrichtungseinheitliche Eigenanteile). Damit wird erreicht, dass der von den Pflegebedürftigen bzw. vom zuständigen Sozialhilfeträger zu tragende Eigenanteil nicht mit der Schwere der Pflegebedürftigkeit steigt. Dieser einrichtungseinheitliche Anteil für jeden Bewohner ist von den Einrichtungen genau zu kalkulieren.

ARBEITSAUFTRÄGE

1. Bilden Sie arbeitsteilige Gruppen.
2. Verfassen Sie einen knappen Leserbrief, in dem Sie aus Sicht eines Betroffenen begründet Stellung zur Pflegereform durch das PSG II nehmen.

2.4 Leistungen der Pflegeversicherung im ambulanten und teilstationären Bereich

ARBEITSAUFTRÄGE[1]

1. Geben Sie für die drei Maßnahmenbereiche der Pflegesachleistung gemäß § 36 SGB XI jeweils ein konkretes Beispiel.
2. Erklären Sie den Begriff des Pflegegeldes sowie die notwendigen Voraussetzungen für den Bezug von Pflegegeld gemäß § 37 (1) SGB XI.
3. Stellen Sie dar, wann eine Person gemäß SGB XI pflegebedürftig ist.
4. Beschreiben Sie die Möglichkeit für Pflegebedürftige des Pflegegrades 1 und für Bezieher von Pflegesachleistung im Zusammenhang mit Beratungsleistungen und grenzen sie diese von den entsprechenden Regelungen für Bezieher von Pflegegeld ab
5. Nennen Sie die Stellen, die eine Beratung in eigener Häuslichkeit vornehmen können.
6. Nennen Sie die Kostenträger sowie die abzurechnenden Höchstsätze für die häuslichen Beratungskosten.
7. Herr Meier (Pflegegrad III) möchte jeden Morgen vom Pflegedienst für den Tag fertig gemacht werden und beauftragt den Pflegedienst mit der Leistung. Alle anderen notwendigen Leistungen übernimmt seine Tochter. Er ruft nur 400,00 EUR Pflegesachleistungen ab. Errechnen Sie auf der Grundlage von § 38 SGB XI den Betrag, der ihm jetzt noch höchstens an Pflegegeld gewährt wird (bitte auf volle Kommastellen runden).

---

[1] Legen Sie bei Ihren Berechnungen die aktuell gültigen Werte zugrunde.

Lernfeld 7 und 8

8. Familie Brauer betreut ihren pflegebedürftigen Vater (Pflegegrad III). Da Frau Brauer halbtags berufstätig ist, wird ihr Vater in dieser Zeit in einer Tagespflegeeinrichtung betreut. Ihr Vater wird morgens um 7.45 Uhr von einem Mitarbeiter der Tagespflegeeinrichtung abgeholt und zum Mittagsessen um 13.00 Uhr wieder nach Hause gebracht. Die Tagespflegeeinrichtung rechnet 400,00 EUR monatlich über den Pflegesatz ab. Wie viel Pflegegeld steht Herrn Brauer nach § 38 SGB XI höchstens noch zu?

9. Herr Brichtop (Pflegegrad III) wird von seinem Sohn gepflegt. In der Zeit seines 10-tägigen Urlaubs wird Herr Brichtop von einer examinierten Pflegekraft betreut. Für diese Verhinderungspflege erstattet die Pflegekasse 425,00 EUR. Nach einem Krankenhausaufenthalt wurde Herr Brichtop für 7 Wochen in einer Kurzzeitpflegeeinrichtung versorgt. Diese stellt für ihre Leistungen Pflegekosten in Höhe von 3.000,00 EUR in Rechnung.
Ermitteln Sie, unter Berücksichtigung von § 42 Absatz 2 SGB XI, den Betrag, den Herr Brichtop noch selbst zu tragen hat.

10. Frau Bader, eine Freundin von Herrn Sommer, möchte sich von der Pflege ihres Freundes erholen und 5 Wochen Urlaub auf Mallorca machen. Die Beiden leben in einem Haushalt. Herr Sommer ist in Pflegerad III eingestuft. Frau Bader pflegt ihren Freund seit über einem Jahr. Während der Dauer des Urlaubs soll ein ambulanter Pflegedienst diese Pflege übernehmen. Ermitteln Sie, unter Berücksichtigung von § 39 Absatz 2 SGB XI, wer in welcher Höhe für die Finanzierung der Pflege durch den ambulanten Pflegedienst während der Urlaubszeit von Frau Bader aufkommt.

11. Nachdem Frau Bader aus dem Urlaub zurückgekehrt ist, entschließt sich Herr Sommer, Frau Bader zu entlasten, und nimmt den ambulanten Pflegedienst weiterhin zum Teil in Anspruch. Der Rechnungsbetrag über diese Teilleistung beläuft sich für den Juli auf 618,00 EUR Berechnen Sie, unter Berücksichtigung von § 38 SGB XI, wie viel Pflegegeld ihm demnach für den Monat Juli noch zusteht.

12. Frau Bremer ist in Pflegerad II eingeordnet. Der ambulante Pflegedienst verbraucht von den Pflegesachleistungen 300,00 EUR im Monat. Zusätzlich kommt zweimal pro Woche eine ehrenamtliche Helferin für zwei Stunden, um mit ihr spazieren zu gehen oder ihr vorzulesen. Die Helferin ist bei einem nach Landesrecht anerkannten Anbieter beschäftigt und stellt 30,00 EUR für die beiden Stunden in Rechnung. Die Kosten für die Helferin hat Frau Bremer bisher aus eigener Tasche bezahlt. Beurteilen Sie, auf der Grundlage von § 45a Absatz 4 SGB XI, ob dies korrekt ist.

13. Ermitteln Sie für nachfolgende Leistungsabrechnung des ambulanten Pflegedienstes von Frau Walter den Pflegekassenanteil in EUR für den Pflegegrad II. Beachten Sie dabei das interne Rundschreiben der zuständigen Pflegekasse zu § 36 SGB XI:

Leistungen	Anzahl	Einzelpreis in EUR
Leistungskomplex Große Morgentoilette	15	20,52 EUR
Leistungskomplex Lagern/Betten	15	3,60 EUR
Leistungskomplex Reinigung der Wohnung	7	68,04 EUR
Wegepauschale	15	2,44 EUR
Gesondert berechenbare Investitionskosten	15	1,00 EUR

Auszug aus dem internen Rundschreiben der Pflegekasse

1. Die Aufteilung der Beträge nach § 36 SGB XI auf die einzelnen Leistungen der Grundpflege und hauswirtschaftlichen Betreuung richtet sich nach den konkreten Erfordernissen in der Versorgungssituation des einzelnen Pflegebedürftigen.
2. Fahrtkosten, die bei den Einsätzen der Pflegekräfte notwendig werden, sind nicht gesondert zu erstatten, sie sind Bestandteil der Vergütungsvereinbarungen.
3. In Rechnung gestellte Investitionskosten fallen nicht in die Leistungspflicht der Pflegekasse.

§ 36 SGB XI Pflegesachleistung

(1) Pflegebedürftige der Pflegegrade 2 bis 5 haben bei häuslicher Pflege Anspruch auf körperbezogene Pflegemaßnahmen und pflegerische Betreuungsmaßnahmen sowie auf Hilfen bei der Haushaltsführung als Sachleistung (häusliche Pflegehilfe). Der Anspruch umfasst pflegerische Maßnahmen in den in § 14 Absatz 2 genannten Bereichen Mobilität, kognitive und kommunikative Fähigkeiten, Verhaltensweisen und psychische Problemlagen, Selbstversorgung, Bewältigung von und selbständiger Umgang mit krankheits- oder therapiebedingten Anforderungen und Belastungen sowie Gestaltung des Alltagslebens und sozialer Kontakte.

(2) Häusliche Pflegehilfe wird erbracht, um Beeinträchtigungen der Selbständigkeit oder der Fähigkeiten des Pflegebedürftigen so weit wie möglich durch pflegerische Maßnahmen zu beseitigen oder zu mindern und eine Verschlimmerung der Pflegebedürftigkeit zu verhindern. Bestandteil der häuslichen Pflegehilfe ist auch die pflegefachliche Anleitung von Pflegebedürftigen und Pflegepersonen. Pflegerische Betreuungsmaßnahmen umfassen Unterstützungsleistungen zur Bewältigung und Gestaltung des alltäglichen Lebens im häuslichen Umfeld, insbesondere

1. bei der Bewältigung psychosozialer Problemlagen oder von Gefährdungen,

2. bei der Orientierung, bei der Tagesstrukturierung, bei der Kommunikation, bei der Aufrechterhaltung sozialer Kontakte und bei bedürfnisgerechten Beschäftigungen im Alltag sowie

3. durch Maßnahmen zur kognitiven Aktivierung.

(3) Der Anspruch auf häusliche Pflegehilfe umfasst je Kalendermonat

1. für Pflegebedürftige des Pflegegrades 2 Leistungen bis zu einem Gesamtwert von 689 Euro,

2. für Pflegebedürftige des Pflegegrades 3 Leistungen bis zu einem Gesamtwert von 1 298 Euro,

3. für Pflegebedürftige des Pflegegrades 4 Leistungen bis zu einem Gesamtwert von 1 612 Euro,

4. für Pflegebedürftige des Pflegegrades 5 Leistungen bis zu einem Gesamtwert von 1 995 Euro.

(4) Häusliche Pflegehilfe ist auch zulässig, wenn Pflegebedürftige nicht in ihrem eigenen Haushalt gepflegt werden; sie ist nicht zulässig, wenn Pflegebedürftige in einer stationären Pflegeeinrichtung oder in einer Einrichtung im Sinne des § 71 Absatz 4 gepflegt werden. Häusliche Pflegehilfe wird durch geeignete Pflegekräfte erbracht, die entweder von der Pflegekasse oder bei ambulanten Pflegeeinrichtungen, mit denen die Pflegekasse einen Versorgungsvertrag abgeschlossen hat, angestellt sind. Auch durch Einzelpersonen, mit denen die Pflegekasse einen Vertrag nach § 77 Absatz 1 abgeschlossen hat, kann häusliche Pflegehilfe als Sachleistung erbracht werden. Mehrere Pflegebedürftige können häusliche Pflegehilfe gemeinsam in Anspruch nehmen.

§ 37 SGB XI Pflegegeld für selbst beschaffte Pflegehilfen

(1) Pflegebedürftige der Pflegegrade 2 bis 5 können anstelle der häuslichen Pflegehilfe ein Pflegegeld beantragen. Der Anspruch setzt voraus, dass der Pflegebedürftige mit dem Pflegegeld dessen Umfang entsprechend die erforderlichen körperbezogenen Pflegemaßnahmen und pflegerischen Betreuungsmaßnahmen sowie Hilfen bei der Haushaltsführung in geeigneter Weise selbst sicherstellt. Das Pflegegeld beträgt je Kalendermonat:

1. 316 Euro für Pflegebedürftige des Pflegegrades 2,

2. 545 Euro für Pflegebedürftige des Pflegegrades 3,

3. 728 Euro für Pflegebedürftige des Pflegegrades 4,

4. 901 Euro für Pflegebedürftige des Pflegegrades 5.

(2) Besteht der Anspruch nach Absatz 1 nicht für den vollen Kalendermonat, ist der Geldbetrag entsprechend zu kürzen; dabei ist der Kalendermonat mit 30 Tagen anzusetzen. Die Hälfte des bisher bezogenen Pflegegeldes wird während einer Kurzzeitpflege nach § 42 für bis zu acht Wochen und während einer Verhinderungspflege nach § 39 für bis zu sechs Wochen je Kalenderjahr fortgewährt. Das Pflegegeld wird bis zum Ende des Kalendermonats geleistet, in dem der Pflegebedürftige gestorben ist. § 118 Abs. 3 und 4 des Sechsten Buches gilt entsprechend, wenn für die Zeit nach dem Monat, in dem der Pflegebedürftige verstorben ist, Pflegegeld überwiesen wurde.

(3) Pflegebedürftige, die Pflegegeld nach Absatz 1 beziehen, haben

1. bei Pflegegrad 2 und 3 halbjährlich einmal,
2. bei Pflegegrad 4 und 5 vierteljährlich einmal

eine Beratung in der eigenen Häuslichkeit durch eine zugelassene Pflegeeinrichtung, durch eine von den Landesverbänden der Pflegekassen nach Absatz 7 anerkannte Beratungsstelle mit nachgewiesener pflegefachlicher Kompetenz oder, sofern dies durch eine zugelassene Pflegeeinrichtung vor Ort oder eine von den Landesverbänden der Pflegekassen anerkannte Beratungsstelle mit nachgewiesener pflegefachlicher Kompetenz nicht gewährleistet werden kann, durch eine von der Pflegekasse beauftragte, jedoch von ihr nicht beschäftigte Pflegefachkraft abzurufen. Die Beratung dient der Sicherung der Qualität der häuslichen Pflege und der regelmäßigen Hilfestellung und praktischen pflegefachlichen Unterstützung der häuslich Pflegenden. Die Pflegebedürftigen und die häuslich Pflegenden sind bei der Beratung auch auf die Auskunfts-, Beratungs- und Unterstützungsangebote des für sie zuständigen Pflegestützpunktes sowie auf die Pflegeberatung nach § 7a hinzuweisen. Die Vergütung für die Beratung ist von der zuständigen Pflegekasse, bei privat Pflegeversicherten von dem zuständigen privaten Versicherungsunternehmen zu tragen, im Fall der Beihilfeberechtigung anteilig von den Beihilfefestsetzungsstellen. Sie beträgt in den Pflegegraden 2 und 3 bis zu 23 Euro und in den Pflegegraden 4 und 5 bis zu 33 Euro. Pflegebedürftige des Pflegegrades 1 haben Anspruch, halbjährlich einmal einen Beratungsbesuch abzurufen; die Vergütung für die Beratung entspricht der für die Pflegegrade 2 und 3 nach Satz 5. Beziehen Pflegebedürftige von einem ambulanten Pflegedienst Pflegesachleistungen, können sie ebenfalls halbjährlich einmal einen Beratungsbesuch in Anspruch nehmen; für die Vergütung der Beratung gelten die Sätze 4 bis 6.

(4) Die Pflegedienste und die anerkannten Beratungsstellen sowie die beauftragten Pflegefachkräfte haben die Durchführung der Beratungseinsätze gegenüber der Pflegekasse oder dem privaten Versicherungsunternehmen zu bestätigen sowie die bei dem Beratungsbesuch gewonnenen Erkenntnisse über die Möglichkeiten der Verbesserung der häuslichen Pflegesituation dem Pflegebedürftigen und mit dessen Einwilligung der Pflegekasse oder dem privaten Versicherungsunternehmen mitzuteilen, im Fall der Beihilfeberechtigung auch der zuständigen Beihilfefestsetzungsstelle. Der Spitzenverband Bund der Pflegekassen und die privaten Versicherungsunternehmen stellen ihnen für diese Mitteilung ein einheitliches Formular zur Verfügung. Der beauftragte Pflegedienst und die anerkannte Beratungsstelle haben dafür Sorge zu tragen, dass für einen Beratungsbesuch im häuslichen Bereich Pflegekräfte eingesetzt werden, die spezifisches Wissen zu dem Krankheits- und Behinderungsbild sowie des sich daraus ergebenden Hilfebedarfs des Pflegebedürftigen mitbringen und über besondere Beratungskompetenz verfügen. Zudem soll bei der Planung für die Beratungsbesuche weitestgehend sichergestellt werden, dass der Beratungsbesuch bei einem Pflegebedürftigen möglichst auf Dauer von derselben Pflegekraft durchgeführt wird.

(5) Die Vertragsparteien nach § 113 beschließen gemäß § 113b bis zum 1. Januar 2018 unter Beachtung der in Absatz 4 festgelegten Anforderungen Empfehlungen zur Qualitätssicherung der Beratungsbesuche nach Absatz 3. Fordert das Bundesministerium für Gesundheit oder eine Vertragspartei nach § 113 im Einvernehmen mit dem Bundesministerium für Gesundheit die Vertragsparteien schriftlich zum Beschluss neuer Empfehlungen nach Satz 1 auf, sind diese innerhalb von sechs Monaten nach Eingang der Aufforderung neu zu beschließen. Die Empfehlungen gelten für die anerkannten Beratungsstellen entsprechend.

(6) Rufen Pflegebedürftige die Beratung nach Absatz 3 Satz 1 nicht ab, hat die Pflegekasse oder das private Versicherungsunternehmen das Pflegegeld angemessen zu kürzen und im Wiederholungsfall zu entziehen.

(7) Die Landesverbände der Pflegekassen haben neutrale und unabhängige Beratungsstellen zur Durchführung der Beratung nach den Absätzen 3 und 4 anzuerkennen. Dem Antrag auf Anerkennung ist ein Nachweis über die erforderliche pflegefachliche Kompetenz der Beratungsstelle und ein Konzept zur Qualitätssicherung des Beratungsangebotes beizufügen. Die Landesverbände der Pflegekassen regeln das Nähere zur Anerkennung der Beratungsstellen.

(8) Die Beratungsbesuche nach Absatz 3 können auch von Pflegeberaterinnen und Pflegeberatern im Sinne des § 7a oder von Beratungspersonen der kommunalen Gebietskörperschaften, die die erforderliche pflegefachliche Kompetenz aufweisen, durchgeführt werden. Absatz 4 findet entsprechende Anwendung. Die Inhalte der Empfehlungen zur Qualitätssicherung der Beratungsbesuche nach Absatz 5 sind zu beachten.

§ 38 SGB XI Kombination von Geldleistung und Sachleistung (Kombinationsleistung)

Nimmt der Pflegebedürftige die ihm nach § 36 Absatz 3 zustehende Sachleistung nur teilweise in Anspruch, erhält er daneben ein anteiliges Pflegegeld im Sinne des § 37. Das Pflegegeld wird um den Vomhundertsatz vermindert, in dem der Pflegebedürftige Sachleistungen in Anspruch genommen hat. An die Entscheidung, in welchem Verhältnis er Geld- und Sachleistung in Anspruch nehmen will, ist der Pflegebedürftige für die Dauer von sechs Monaten gebunden. Anteiliges Pflegegeld wird während einer Kurzzeitpflege nach § 42 für bis zu acht Wochen und während einer Verhinderungspflege nach § 39 für bis zu sechs Wochen je Kalenderjahr in Höhe der Hälfte der vor Beginn der Kurzzeit- oder Verhinderungspflege geleisteten Höhe fortgewährt. Pflegebedürftige in vollstationären Einrichtungen der Hilfe für behinderte Menschen (§ 43a) haben Anspruch auf ungekürztes Pflegegeld anteilig für die Tage, an denen sie sich in häuslicher Pflege befinden.

§ 39 SGB XI Häusliche Pflege bei Verhinderung der Pflegeperson

(1) Ist eine Pflegeperson wegen Erholungsurlaubs, Krankheit oder aus anderen Gründen an der Pflege gehindert, übernimmt die Pflegekasse die nachgewiesenen Kosten einer notwendigen Ersatzpflege für längstens sechs Wochen je Kalenderjahr; § 34 Absatz 2 Satz 1 gilt nicht. Voraussetzung ist, dass die Pflegeperson den Pflegebedürftigen vor der erstmaligen Verhinderung mindestens sechs Monate in seiner häuslichen Umgebung gepflegt hat und der Pflegebedürftige zum Zeitpunkt der Verhinderung mindestens in Pflegegrad 2 eingestuft ist. Die Aufwendungen der Pflegekasse können sich im Kalenderjahr auf bis zu 1 612 Euro belaufen, wenn die Ersatzpflege durch andere Pflegepersonen sichergestellt wird als solche, die mit dem Pflegebedürftigen bis zum zweiten Grade verwandt oder verschwägert sind oder die mit ihm in häuslicher Gemeinschaft leben.

(2) Der Leistungsbetrag nach Absatz 1 Satz 3 kann um bis zu 806 Euro aus noch nicht in Anspruch genommenen Mitteln der Kurzzeitpflege nach § 42 Absatz 2 Satz 2 auf insgesamt bis zu 2 418 Euro im Kalenderjahr erhöht werden. Der für die Verhinderungspflege in Anspruch genommene Erhöhungsbetrag wird auf den Leistungsbetrag für eine Kurzzeitpflege nach § 42 Absatz 2 Satz 2 angerechnet.

(3) Bei einer Ersatzpflege durch Pflegepersonen, die mit dem Pflegebedürftigen bis zum zweiten Grade verwandt oder verschwägert sind oder mit ihm in häuslicher Gemeinschaft leben, dürfen die Aufwendungen der Pflegekasse regelmäßig den Betrag des Pflegegeldes nach § 37 Absatz 1 Satz 3 für bis zu sechs Wochen nicht überschreiten. Wird die Ersatzpflege von den in Satz 1 genannten Personen erwerbsmäßig ausgeübt, können sich die Aufwendungen der Pflegekasse abweichend von Satz 1 auf den Leistungsbetrag nach Absatz 1 Satz 3 belaufen; Absatz 2 findet Anwendung. Bei Bezug der Leistung in Höhe des Pflegegeldes für eine Ersatzpflege durch Pflegepersonen, die mit dem Pflegebedürftigen bis zum zweiten Grade verwandt oder verschwägert sind oder mit ihm in häuslicher Gemeinschaft leben, können von der Pflegekasse auf Nachweis notwendige Aufwendungen, die der Pflegeperson im Zusammenhang mit der Ersatzpflege entstanden sind, übernommen werden. Die Aufwendungen der Pflegekasse nach den Sätzen 1 und 3 dürfen zusammen den Leistungsbetrag nach Absatz 1 Satz 3 nicht übersteigen; Absatz 2 findet Anwendung.

§ 42 SGB XI Kurzzeitpflege

(1) Kann die häusliche Pflege zeitweise nicht, noch nicht oder nicht im erforderlichen Umfang erbracht werden und reicht auch teilstationäre Pflege nicht aus, besteht für Pflegebedürftige der Pflegegrade 2 bis 5 Anspruch auf Pflege in einer vollstationären Einrichtung. Dies gilt:

1. für eine Übergangszeit im Anschluß an eine stationäre Behandlung des Pflegebedürftigen oder

2. in sonstigen Krisensituationen, in denen vorübergehend häusliche oder teilstationäre Pflege nicht möglich oder nicht ausreichend ist.

(2) Der Anspruch auf Kurzzeitpflege ist auf acht Wochen pro Kalenderjahr beschränkt. Die Pflegekasse übernimmt die pflegebedingten Aufwendungen einschließlich der Aufwendungen für Betreuung sowie die Aufwendungen für Leistungen der medizinischen Behandlungspflege bis zu dem Gesamtbetrag von 1 612 Euro im Kalenderjahr. Der Leistungsbetrag nach Satz 2 kann um bis zu 1 612 Euro aus noch nicht in Anspruch genommenen Mitteln der Verhinderungspflege nach § 39 Absatz 1 Satz 3 auf insgesamt bis zu 3 224 Euro im Kalenderjahr erhöht werden. Der für die Kurzzeitpflege in Anspruch genommene Erhöhungsbetrag wird auf den Leistungsbetrag für eine Verhinderungspflege nach § 39 Absatz 1 Satz 3 angerechnet.

(3) Abweichend von den Absätzen 1 und 2 besteht der Anspruch auf Kurzzeitpflege in begründeten Einzelfällen bei zu Hause gepflegten Pflegebedürftigen auch in geeigneten Einrichtungen der Hilfe für behinderte Menschen und anderen geeigneten Einrichtungen, wenn die Pflege in einer von den Pflegekassen zur Kurzzeitpflege zugelassenen Pflegeeinrichtung nicht möglich ist oder nicht zumutbar erscheint. § 34 Abs. 2 Satz 1 findet keine Anwendung. Sind in dem Entgelt für die Einrichtung Kosten für Unterkunft und Verpflegung sowie Aufwendungen für Investitionen enthalten, ohne gesondert ausgewiesen zu sein, so sind 60 vom Hundert des Entgelts zuschussfähig. In begründeten Einzelfällen kann die Pflegekasse in Ansehung der Kosten für Unterkunft und Verpflegung sowie der Aufwendungen für Investitionen davon abweichende pauschale Abschläge vornehmen.

(4) Abweichend von den Absätzen 1 und 2 besteht der Anspruch auf Kurzzeitpflege auch in Einrichtungen, die stationäre Leistungen zur medizinischen Vorsorge oder Rehabilitation erbringen, wenn während einer Maßnahme der medizinischen Vorsorge oder Rehabilitation für eine Pflegeperson eine gleichzeitige Unterbringung und Pflege des Pflegebedürftigen erforderlich ist.

§ 45a SGB XI Angebote zur Unterstützung im Alltag, Umwandlung des ambulanten Sachleistungsbetrags (Umwandlungsanspruch), Verordnungsermächtigung

(1) Angebote zur Unterstützung im Alltag tragen dazu bei, Pflegepersonen zu entlasten, und helfen Pflegebedürftigen, möglichst lange in ihrer häuslichen Umgebung zu bleiben, soziale Kontakte aufrechtzuerhalten und ihren Alltag weiterhin möglichst selbständig bewältigen zu können. Angebote zur Unterstützung im Alltag sind:

1. Angebote, in denen insbesondere ehrenamtliche Helferinnen und Helfer unter pflegefachlicher Anleitung die Betreuung von Pflegebedürftigen mit allgemeinem oder mit besonderem Betreuungsbedarf in Gruppen oder im häuslichen Bereich übernehmen (Betreuungsangebote),

2. Angebote, die der gezielten Entlastung und beratenden Unterstützung von pflegenden Angehörigen und vergleichbar nahestehenden Pflegepersonen in ihrer Eigenschaft als Pflegende dienen (Angebote zur Entlastung von Pflegenden),

3. Angebote, die dazu dienen, die Pflegebedürftigen bei der Bewältigung von allgemeinen oder pflegebedingten Anforderungen des Alltags oder im Haushalt, insbesondere bei der Haushaltsführung, oder bei der eigenverantwortlichen Organisation individuell benötigter Hilfeleistungen zu unterstützen (Angebote zur Entlastung im Alltag).

Die Angebote benötigen eine Anerkennung durch die zuständige Behörde nach Maßgabe des gemäß Absatz 3 erlassenen Landesrechts. Durch ein Angebot zur Unterstützung im Alltag können auch mehrere der in Satz 2 Nummer 1 bis 3 genannten Bereiche abgedeckt werden. In Betracht kommen als Angebote zur Unterstützung im Alltag insbesondere Betreuungsgruppen für an Demenz erkrankte Menschen, Helferinnen- und Helferkreise zur stundenweisen Entlastung pflegender Angehöriger im häuslichen Bereich, die Tagesbetreuung in Kleingruppen oder Einzelbetreuung durch anerkannte Helferinnen oder Helfer, Agenturen zur Vermittlung von Betreuungs- und Entlastungsleistungen für Pflegebedürftige und pflegende Angehörige sowie vergleichbar nahestehende Pflegepersonen, Familienentlastende Dienste, Alltagsbegleiter, Pflegebegleiter und Serviceangebote für haushaltsnahe Dienstleistungen.

(2) Angebote zur Unterstützung im Alltag beinhalten die Übernahme von Betreuung und allgemeiner Beaufsichtigung, eine die vorhandenen Ressourcen und Fähigkeiten stärkende oder stabilisierende Alltagsbegleitung, Unterstützungsleistungen für Angehörige und vergleichbar Nahestehende in ihrer Eigenschaft als Pflegende zur besseren Bewältigung des Pflegealltags, die Erbringung von Dienstleistungen, organisatorische Hilfestellungen oder andere geeignete Maßnahmen. Die Angebote verfügen über ein Konzept, das Angaben zur Qualitätssicherung des Angebots sowie eine Übersicht über die Leistungen, die angeboten werden sollen, und die Höhe der den Pflegebedürftigen hierfür in Rechnung gestellten Kosten enthält. Das Konzept umfasst ferner Angaben zur zielgruppen- und tätigkeitsgerechten Qualifikation der Helfenden und zu dem Vorhandensein von Grund- und Notfallwissen im Umgang mit Pflegebedürftigen sowie dazu, wie eine angemessene Schulung und Fortbildung der Helfenden sowie eine kontinuierliche fachliche Begleitung und Unterstützung insbesondere von ehrenamtlich Helfenden in ihrer Arbeit gesichert werden. Bei wesentlichen Änderungen hinsichtlich der angebotenen Leistungen ist das Konzept entsprechend fortzuschreiben; bei Änderung der hierfür in Rechnung gestellten Kosten sind die entsprechenden Angaben zu aktualisieren.

(3) Die Landesregierungen werden ermächtigt, durch Rechtsverordnung das Nähere über die Anerkennung der Angebote zur Unterstützung im Alltag im Sinne der Absätze 1 und 2 einschließlich der Vorgaben zur regelmäßigen Qualitätssicherung der Angebote und zur regelmäßigen Übermittlung einer Übersicht über die aktuell angebotenen Leistungen und die Höhe der hierfür erhobenen Kosten zu bestimmen. Beim Erlass der Rechtsverordnung sollen sie die gemäß § 45c Absatz 7 beschlossenen Empfehlungen berücksichtigen.

(4) Pflegebedürftige in häuslicher Pflege mit mindestens Pflegegrad 2 können eine Kostenerstattung zum Ersatz von Aufwendungen für Leistungen der nach Landesrecht anerkannten Angebote zur Unterstützung im Alltag unter Anrechnung auf ihren Anspruch auf ambulante Pflegesachleistungen nach § 36 erhalten, soweit für den entsprechenden Leistungsbetrag nach § 36 in dem jeweiligen Kalendermonat keine ambulanten Pflegesachleistungen bezogen wurden. Der hierfür verwendete Betrag darf je Kalendermonat 40 Prozent des nach § 36 für den jeweiligen Pflegegrad vorgesehenen Höchstleistungsbetrags nicht überschreiten. Die Anspruchsberechtigten erhalten die Kostenerstattung nach Satz 1 auf Antrag von der zuständigen Pflegekasse oder dem zuständigen privaten Versicherungsunternehmen sowie im Fall der Beihilfeberechtigung anteilig von der Beihilfefestsetzungsstelle gegen Vorlage entsprechender Belege über Eigenbelastungen, die ihnen im Zusammenhang mit der Inanspruchnahme der in Satz 1 genannten Leistungen entstanden sind. Die Vergütungen für ambulante Pflegesachleistungen nach § 36 sind vorrangig abzurechnen. Im Rahmen der Kombinationsleistung nach § 38 gilt die Erstattung der Aufwendungen nach Satz 1 als Inanspruchnahme der dem Anspruchsberechtigten nach § 36 Absatz 3 zustehenden Sachleistung. Beziehen Anspruchsberechtigte die Leistung nach Satz 1, findet § 37 Absatz 3 bis 5, 7 und 8 Anwendung; § 37 Absatz 6 findet mit der Maßgabe entsprechende Anwendung, dass eine Kürzung oder Entziehung in Bezug auf die Kostenerstattung nach Satz 1 erfolgt. Das Bundesministerium für Gesundheit evaluiert die Möglichkeit zur anteiligen Verwendung der in § 36 für den Bezug ambulanter Pflegesachleistungen vorgesehenen Leistungsbeträge auch für Leistungen nach Landesrecht anerkannter Angebote zur Unterstützung im Alltag nach den Sätzen 1 bis 6 spätestens bis zum 31. Dezember 2018. Die Inanspruchnahme der Umwandlung des ambulanten Sachleistungsbetrags nach Satz 1 und die Inanspruchnahme des Entlastungsbetrags nach § 45b erfolgen unabhängig voneinander.

§ 45b SGB XI Entlastungsbetrag

(1) Pflegebedürftige in häuslicher Pflege haben Anspruch auf einen Entlastungsbetrag in Höhe von bis zu 125 Euro monatlich. Der Betrag ist zweckgebunden einzusetzen für qualitätsgesicherte Leistungen zur Entlastung pflegender Angehöriger und vergleichbar Nahestehender in ihrer Eigenschaft als Pflegende sowie zur Förderung der Selbständigkeit und Selbstbestimmtheit der Pflegebedürftigen bei der Gestaltung ihres Alltags. Er dient der Erstattung von Aufwendungen, die den Versicherten entstehen im Zusammenhang mit der Inanspruchnahme von

1. Leistungen der Tages- oder Nachtpflege,
2. Leistungen der Kurzzeitpflege,
3. Leistungen der ambulanten Pflegedienste im Sinne des § 36, in den Pflegegraden 2 bis 5 jedoch nicht von Leistungen im Bereich der Selbstversorgung,
4. Leistungen der nach Landesrecht anerkannten Angebote zur Unterstützung im Alltag im Sinne des § 45a.

Die Erstattung der Aufwendungen erfolgt auch, wenn für die Finanzierung der in Satz 3 genannten Leistungen Mittel der Verhinderungspflege gemäß § 39 eingesetzt werden.

(2) Der Anspruch auf den Entlastungsbetrag entsteht, sobald die in Absatz 1 Satz 1 genannten Anspruchsvoraussetzungen vorliegen, ohne dass es einer vorherigen Antragstellung bedarf. Die Kostenerstattung in Höhe des Entlastungsbetrags nach Absatz 1 erhalten die Pflegebedürftigen von der zuständigen Pflegekasse oder dem zuständigen privaten Versicherungsunternehmen sowie im Fall der Beihilfeberechtigung anteilig von der Beihilfefestsetzungsstelle bei Beantragung der dafür erforderlichen finanziellen Mittel gegen Vorlage entsprechender Belege über entstandene Eigenbelastungen im Zusammenhang mit der Inanspruchnahme der in Absatz 1 Satz 3 genannten Leistungen. Die Leistung nach Absatz 1 Satz 1 kann innerhalb des jeweiligen Kalenderjahres in Anspruch genommen werden; wird die Leistung in einem Kalenderjahr nicht ausgeschöpft, kann der nicht verbrauchte Betrag in das folgende Kalenderhalbjahr übertragen werden.

(3) Der Entlastungsbetrag nach Absatz 1 Satz 1 findet bei den Fürsorgeleistungen zur Pflege nach § 13 Absatz 3 Satz 1 keine Berücksichtigung. § 63b Absatz 1 des Zwölften Buches findet auf den Entlastungsbetrag keine Anwendung. Abweichend von den Sätzen 1 und 2 darf der Entlastungsbetrag hinsichtlich der Leistungen nach § 64i oder § 66 des Zwölften Buches bei der Hilfe zur Pflege Berücksichtigung finden, soweit nach diesen Vorschriften Leistungen zu gewähren sind, deren Inhalte den Leistungen nach Absatz 1 Satz 3 entsprechen.

(4) Die für die Erbringung von Leistungen nach Absatz 1 Satz 3 Nummer 1 bis 4 verlangte Vergütung darf die Preise für vergleichbare Sachleistungen von zugelassenen Pflegeeinrichtungen nicht übersteigen. Näheres zur Ausgestaltung einer entsprechenden Begrenzung der Vergütung, die für die Erbringung von Leistungen nach Absatz 1 Satz 3 Nummer 4 durch nach Landesrecht anerkannte Angebote zur Unterstützung im Alltag verlangt werden darf, können die Landesregierungen in der Rechtsverordnung nach § 45a Absatz 3 bestimmen.

2.5 Leistungen der Pflegeversicherung im stationären Bereich

SITUATIONSVORGABE

Im Haus Mutter Theresa muss nun Herr Meier, der bereits seit einem Jahr in dieser Einrichtung wohnt, ordnungsgemäß abgerechnet und gebucht werden.

SGB XI Dritter Titel: Vollstationäre Pflege

§ 43 Inhalt der Leistung

(1) Pflegebedürftige der Pflegegrade 2 bis 5 haben Anspruch auf Pflege in vollstationären Einrichtungen.

(2) Für Pflegebedürftige in vollstationären Einrichtungen übernimmt die Pflegekasse im Rahmen der pauschalen Leistungsbeträge nach Satz 2 die pflegebedingten Aufwendungen einschließlich der Aufwendungen für Betreuung und die Aufwendungen für Leistungen der medizinischen Behandlungspflege. Der Anspruch beträgt je Kalendermonat

1. 770 Euro für Pflegebedürftige des Pflegegrades 2,
2. 1 262 Euro für Pflegebedürftige des Pflegegrades 3,
3. 1 775 Euro für Pflegebedürftige des Pflegegrades 4,
4. 2 005 Euro für Pflegebedürftige des Pflegegrades 5.

Abweichend von Satz 1 übernimmt die Pflegekasse auch Aufwendungen für Unterkunft und Verpflegung, soweit der nach Satz 2 gewährte Leistungsbetrag die in Satz 1 genannten Aufwendungen übersteigt.

(3) Wählen Pflegebedürftige des Pflegegrades 1 vollstationäre Pflege, erhalten sie für die in Absatz 2 Satz 1 genannten Aufwendungen einen Zuschuss in Höhe von 125 Euro monatlich.

(4) Bei vorübergehender Abwesenheit von Pflegebedürftigen aus dem Pflegeheim werden die Leistungen für vollstationäre Pflege erbracht, solange die Voraussetzungen des § 87a Abs. 1 Satz 5 und 6 vorliegen.

INFORMATIONSTEXT

Das Heimentgelt einer vollstationären Pflegeeinrichtung setzt sich aus folgenden Komponenten zusammen:

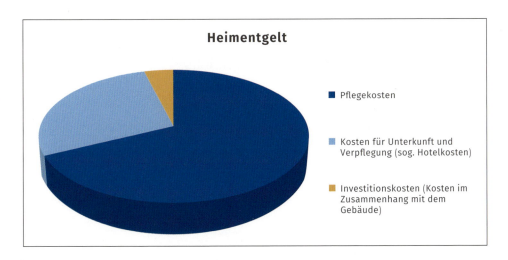

Die von den Pflegekassen zu zahlenden Leistungsbeiträge werden zum 15. eines jeden Monats fällig und sind unmittelbar an das Pflegeheim zu zahlen. Ist der Pflegebedürftige nicht in der Lage, das restliche Heimentgelt aufzubringen, so übernimmt das Sozialamt die restlichen Kosten.[1] Für Inves-

---

[1] *Hinweis: Das Sozialamt zahlt nicht automatisch; zuvor gilt: Einkommens-/Vermögenseinsatz des Pflege bedürftigen sowie ggf. Kostenbeteiligung von Angehörigen.*

titionskosten kann unter bestimmten Voraussetzungen und in bestimmten Bundesländern beim Sozialamt als Träger der Sozialhilfe Pflegewohngeld beantragt werden (näheres hierzu regeln die jeweiligen Landespflegegesetze).

> **Beispiel**
>
> **Die monatliche Abrechnung gestaltet sich wie folgt:**
>
> Herr Meier ist Selbstzahler.
>
> Herr Meier ist dem Pflegegrad II zugeordnet.
>
> Herr Meier bezieht eine monatliche Rente in Höhe von 900,00 EUR.
>
> Herr Meier bezieht jeden Monat 600,00 EUR durch Vermietung einer Eigentumswohnung, wovon u. a. die Differenz zwischen der Rechnung des Pflegeheimes und seiner Rente gezahlt wird.

Sachverhalt

Leistung	Gesamt	Pflegekasse	Selbstzahler	Rente
Pflegesatz für Pflegegrad II vollst.	1 358,04 EUR	770,00 EUR	588,04 EUR (ein- richtungseinheitli- ches Heimentgelt)	
Unterkunft/Verpflegung	759,59 EUR		759,59 EUR	
Investitionskostenanteil	144,50 EUR		144,50 EUR	
Zwischensumme	2 262,13 EUR	770,00 EUR	1 492,13 EUR	
Rente			– 900,00 EUR	900,00 EUR
Gesamt	2 262,13 EUR	770,00 EUR	592,13 EUR	900,00 EUR

Daraus ergeben sich für das Pflegeheim folgende Buchungen[1]:

Nr.	Vorgang/Konto	Soll	Haben
1	**Rechnung an Pflegekasse** Forderungen an Pflegekasse an Erträge aus vollst. Pflegeleistungen, Pflegekasse	770,00 EUR	770,00 EUR
2	**Zahlungseingang Pflegekasse** Bank an Forderungen an Pflegekasse	770,00 EUR	770,00 EUR
3	**Rechnung an Bewohner** Forderungen an Bewohner an Erträge aus vollstationären Pflegeleistungen, Selbstzahler an Erträge aus Unterk. + Verpfl. an Erträge aus Investitionskostenanteil	1 492,13 EUR	588,04 EUR 759,59 EUR 144,50 EUR

---

[1] Hinweis: Die Kontenbezeichnungen sind dem Kontenrahmen der Pflegebuchführungsverordnung entnommen. Um einer möglichen Verwirrung vorzubeugen, wird hier auf die Angabe der entsprechenden Kontennummern verzichtet.

Lernfeld 7 und 8

4	**Renteneingang für Bewohner**		
	Bank	900,00 EUR	
	an Renteneingang		900,00 EUR
5	**Ausgleich durch Rente**		
	Renteneingang	900,00 EUR	
	an Forderungen an Bewohner		900,00 EUR
6	**Zahlung Bewohner**		
	Bank	592,13 EUR	
	an Forderungen an Bewohner		592,13 EUR

Fallkonto Meier

1 Ertrag Pflegekasse	770,00 EUR	2 Bank	770,00 EUR
3 Ertrag Bewohner	1 492,13 EUR	4 + 5 Bank	900,00 EUR
		6 Bank	592,13 EUR
	2 262,13 EUR		**2 262,13 EUR**

ARBEITSAUFTRÄGE

Leistung	Gesamt	Pflegekasse	Selbstzahler	Rente
Pflegesatz für Pflegegrad III vollst.	1 850,04 EUR	①	② (heimeinheitlicher Eigenanteil)	
Unterkunft/Verpflegung	759,59 EUR		759,59 EUR	
Investitionskostenanteil	144,50 EUR		144,50 EUR	
Zwischensumme	③	④	⑤	
Rente			– 1 125,00 EUR	⑥
Gesamt	⑦	⑧	⑨	⑩

1. Ergänzen Sie die vorstehende Tabelle zu einer Abrechnung für eine weitere Bewohnerin des Hauses Mutter Theresa.
2. Bilden Sie die Buchungssätze für das Pflegeheim (von der Rechnungsstellung bis zum Zahlungsausgleich).
3. Nehmen Sie die entsprechenden Buchungen auf dem Debitorenkonto vor.

Lernfeld 7 und 8

3 Leistungen und Abrechnung in der ambulanten Versorgung

> **Lernfeld 5**
> Branchentypische Vertragsarten: der Behandlungsvertrag

3.1 Niedergelassene Ärzte

3.1.1 Honorarabrechnungen: Grundsätzlicher Ablauf und Zusammensetzung

SITUATIONSVORGABE

Christian kommt abends müde nach Hause. Seine Freundin ist Medizinische Fachangestellte in der Praxis von Dr. Kaiser und kündigt ihm beim Abendessen an, dass die nächsten Tage anstrengend würden, weil die Quartalsabrechnung anstehe. Christian ist nun neugierig geworden: „Ich höre immer Quartalsende, wie läuft denn das mit den Abrechnungen bei euch überhaupt?"

ARBEITSAUFTRAG

Ergänzen Sie in den jeweiligen Kästchen die Ziffern 1-6 (KV) bzw. 1-6 (PVS), sodass sich dadurch jeweils ein schlüssiger Ablauf einer Honorarabrechnung ergibt.

Honorarabrechnung der Ärztinnen/Ärzte

Honorarabrechnung über die Kassenärztliche Vereinigung (KV)

(...)	Die KV rechnet das Honorar mit den einzelnen Kostenträgern ab.
(...)	Die KV prüft die gemeldeten Leistungen und stellt das Honorar für die Einzelleistungen fest.
(...)	Der Vertragsarzt/Die Vertragsärztin erhält die Abrechnung des jeweiligen Quartalshonorars und eine Aufstellung der Honorare der jeweiligen Kostenträger.
(...)	Der Vertragsarzt/Die Vertragsärztin meldet vierteljährlich (Quartal) die für den Patienten erbrachten Einzelleistungen der KV, geordnet nach Kostenträgern (Versicherungen), auf der Grundlage von § 295 SGB V.
(...)	Die KV überweist dem Vertragsarzt/der Vertragsärztin das Resthonorar abzüglich Verwaltungskosten und sonstiger Zahlungen für Praxisausgaben und Privatausgaben (Restzahlung).
(...)	Der Vertragsarzt/Die Vertragsärztin erhält von der KV eine monatliche Abschlagszahlung auf das zu erwartende Quartalshonorar.

Honorarabrechnung über die Privatärztlichen Verrechnungsstellen (PVS)

(…)	Die PVS zieht das Honorar ein.
(…)	Die PVS überweist dem Arzt/der Ärztin das Honorar abzüglich der Bearbeitungsgebühren und Auslagen und schickt dem Arzt/der Ärztin die Honorarabrechnung zu. Der Arzt/Die Ärztin erhält evtl. eine Aufstellung der noch ausstehenden Honorare (Kontoauszug).
(…)	Der Arzt/die Ärztin meldet der PVS die Einzelleistungen für den Patienten mit sonstigen Vereinbarungen.
(…)	Die PVS schickt dem Patienten die Liquidation zu.
(…)	Die PVS stellt das Honorar für die Einzelleistungen fest.
(…)	Der Arzt/Die Ärztin lässt sich vom Patienten/von der Patientin eine Einwilligungserklärung zur Honorarabrechnung über die PVS unterschreiben.

Die Arztpraxen können die Privatabrechnungen auch selbst erstellen (siehe Kapitel 3.1.3.2), dem Patienten zuschicken und die Zahlungseingänge überwachen und gegebenenfalls säumige Patienten anmahnen.

Das Gesamthonorar eines niedergelassenen Arztes kann sich aus mehreren Honorarbestandteilen zusammensetzen:

- Ist der niedergelassene Arzt vertragsärztlich tätig, besitzt er also die Zulassung, um Versicherte der gesetzlichen Krankenversicherung zu behandeln, so bekommt er sein Honorar von der Kassenärztlichen Vereinigung (KV) über einen sogenannten Honorarverteilungsmaßstab (HVM).[1] Da das Geld für die vertragsärztliche Versorgung knapp ist, erhält jeder Arzt für seine vertragsärztlichen Leistungen über den HVM ein Art Budget, damit er weiß, wie viele Leistungen er zu einem festen Wert honoriert bekommt.

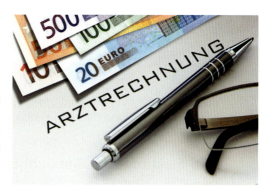

Bei der Verteilung gibt es unter anderem feste Arztgruppentöpfe für die arztgruppenspezifischen Leistungen. Innerhalb dieser Töpfe erfolgt die Budgetverteilung im Wesentlichen über das Instrument der Regelleistungsvolumina (RLV), bis zu denen ein Arzt seine Leistungen erstattet bekommt; darüber hinaus gehende Leistungen werden nur abgestaffelt vergütet.
Ermittlung des Regelleistungsvolumens:
Fallzahl des Arztes x Fallwert (in EUR) der Arztgruppe x Gewichtungsfaktor (Altersfaktor, der unterschiedliche Aufwenden der Behandlung berücksichtigt).
Neben dem Regelleistungsvolumen gibt es für bestimmte, hausärztliche bzw. fachärztliche qualitätsgebundene Leistungen ein zusätzliches Honorarvolumen, welches ebenfalls gedeckelt ist (z. B. für Sonographie) und bei Überschreiten nur noch abgestaffelt honoriert wird.

---

[1] siehe auch Lernfeld 7 und 8, Kapitel 3.2.1.

Freie Leistungen sind nicht über das RLV gedeckt, so z. B. Leistungen im organisierten Notfalldienst, bzw. unterliegen keiner Mengenbegrenzung, so z. B. Hautscreening und Früherkennungsuntersuchungen.
- Neben diesen Honorarbestandteilen eines niedergelassenen Arztes als Vertragsarzt können noch Einnahmen aus Individuellen Gesundheitsleistungen und Einnahmen durch Privatpatienten hinzukommen.[1]

ZUSAMMENFASSUNG

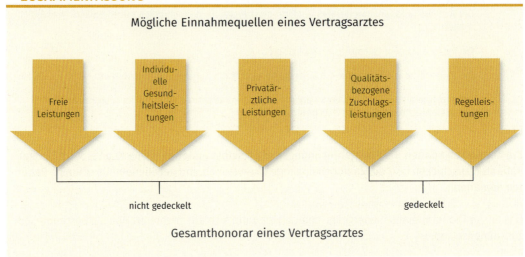

GUT ZU WISSEN

Das Honorar eines Privatarztes, der nach seiner Approbation in seiner eigenen Praxis ausschließlich Privatpatienten behandelt, setzt sich nur aus Einnahmen für Individuelle Gesundheitsleistungen und privatärztlichen Leistungen zusammen.

3.1.2 Die elektronische Gesundheitskarte (eGK)

INFORMATIONSTEXT

Aufbau und Inhalt der elektronischen Gesundheitskarte (eGK)

Die elektronische Gesundheitskarte (eGK) wurde Ende 2005 mit einer umfangreichen Testphase schrittweise eingeführt. Seit dem 01. Januar 2015 ersetzt sie die 1994 eingeführte Krankenversichertenkarte (KVK) als personenbezogene Identifikationskarte. Alle gesetzlich Krankenversicherten bzw. freiwillig krankenversicherten Mitglieder der Krankenkasse sind im Besitz einer eGK.

---

[1] *siehe auch Lernfeld 7 und 8, Kapitel 3.1.3. ff.*

Der wesentliche Unterschied der eGK zur KVK besteht in einem Lichtbild, das die missbräuchliche Inanspruchnahme medizinischer Leistungen verhindern soll (Ausnahme: Kinder unter 15 Jahren und Versicherte, deren Mitwirken bei der Erstellung eines Lichtbildes nicht möglich ist). Der Vertragsarzt hat eine vertragliche Verpflichtung zur Prüfung der Identität des Versicherten anhand des Lichtbildes. Stellt sich bei der Prüfung heraus, dass das Lichtbild nicht dasjenige des Versicherten ist, und kann der Versicherte seinen Anspruch nicht anderweitig nachweisen, kann er keine Leistungen der GKV in Anspruch nehmen.

Die eGK erhält ihre Gültigkeit durch die Unterschrift des Versicherten auf der Rückseite; bei Versicherten bis zur Vollendung des 15. Lebensjahres unterschreibt der gesetzliche Vertreter.

Die eGK wird mittels Eingabegerät einmal im Quartal direkt in die EDV-Anlage der Praxis eingelesen. Mithilfe des Lesegerätes und des Druckers werden die Versicherungsdaten, die auf dem Mikrochip gespeichert sind, auf verschiedene Vordrucke übertragen. Auf diesem Chip sind gespeichert: Name, Geburtsdatum, Adressdaten, Versichertennummer und Angaben über den Versichertenstatus (Mitglied, Familienangehöriger, Rentner).

Falls die eGK vom Patienten nicht vorgelegt werden kann (z.B. bei einer Notfallbehandlung oder einem Krankenkassenwechsel mit Bescheinigung der KK) bzw. die technische Anlage in der Praxis ausgefallen, die Karte defekt ist oder bei Hausbesuchen kein Lesegerät zur Verfügung steht, kann ein sogenanntes Ersatzverfahren durchgeführt werden. In diesen Fällen muss der Abrechnungsschein manuell ausgefüllt und vom Patienten unterschrieben (Vordruck Muster 5) werden. Die Unterschrift ist nicht notwendig, wenn der Notfallschein (Vordruck Muster 19) ausgefüllt wird. Bei diesem Verfahren werden die, aufgrund von Unterlagen in der Patientendatei oder von Angaben des Versicherten, Krankenkasse, der Name und das Geburtsdatum des Versicherten, der Versichertenstatus, die Postleitzahl des Wohnortes und – falls möglich – auch die Krankenversichertennummer dokumentiert. Das Nachreichen der egK im Ersatzverfahren ist nicht notwendig.

Wenn der Patient die eGK vergessen hat, so kann er diese innerhalb von 10 Tagen nachreichen, ansonsten besteht die Möglichkeit des Arztes, privat zu liquidieren (spätestens am Ende des Quartals).

Die eGK darf nicht angewendet werden bei Arbeitsunfällen und Berufskrankheiten, bei Kindergarten- oder Schulunfällen. Für diese Fälle gibt es besondere Vordrucke, die zwischen Ärzten und Unfallversicherungsträgern vereinbart wurden.

Eintragungen und Änderungen auf Karten dürfen aus Datenschutzgründen nur von der jeweiligen Krankenkasse vorgenommen werden. Die eGK ist mit einem Ablaufdatum versehen. Mit diesem Tag endet ihre Gültigkeit.

Die eGK ist grundsätzlich geeignet, bestimmte weitere medizinische Informationen speichern zu können (z. B. elektronischer Arztbrief, elektronische Patientenakte, Notfalldaten, Medikationsplan). Die Speicherung dieser medizinischen Informationen soll, anders als die Speicherung der Verwaltungsdaten, zukünftig nur auf ausdrücklichen Wunsch des Versicherten erfolgen. Auf der Rückseite können die Krankenkassen die Europäische Krankenversichertenkarte aufdrucken lassen (optional).

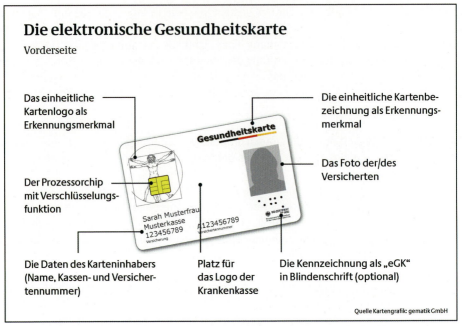

Bundesministerium für Gesundheit   www.bundesgesundheitsministerium.de/egk

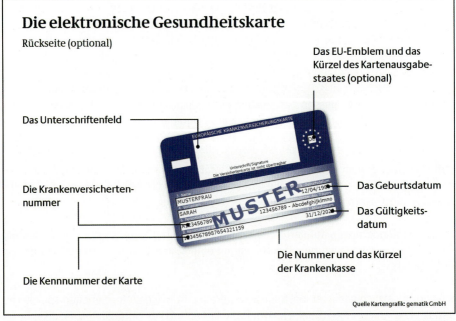

Bundesministerium für Gesundheit   www.bundesgesundheitsministerium.de/egk

Lernfeld 7 und 8

AUFGABE

1. Überprüfen Sie nachfolgende Aussagen auf Ihre Richtigkeit und korrigieren Sie diese gegebenenfalls entsprechend:
   a. Die elektronische Gesundheitskarte ist vom Patienten einmalig mitzubringen.
   b. Das Geburtsdatum des Versicherten ist auf der elektronischen Gesundheitskarte erkennbar.
   c. Ein 13-Jähriger muss seine elektronische Gesundheitskarte unterschreiben.
   d. Mit der Unterschrift des Patienten auf der elektronischen Gesundheitskarte bestätigt dieser die Kassenmitgliedschaft.
   e. Ist ein Patient bei einem Notfall nicht in der Lage, die elektronische Gesundheitskarte vorzulegen, wird das Ersatzverfahren durchgeführt. Bei diesem werden die Krankenkasse, der Name und das Geburtsdatum des Versicherten, der Versichertenstatus, die Postleitzahl des Wohnortes und – falls möglich – auch die Krankenversichertennummer manuell in das Personalienfeld des jeweiligen Vordruckes eingetragen.
   f. Der Patient muss innerhalb einer 15-Tage-Frist die vergessene elektronische Gesundheitskarte nachreichen, ansonsten besteht die Möglichkeit des Arztes, privat zu liquidieren.
   g. Wenn Verwaltungsdaten auf der elektronischen Gesundheitskarte gespeichert werden, müssen die Versicherten dieser Speicherung vorher ausdrücklich zustimmen.
   h. Eine Patient, dessen Lichtbild auf der elektronischen Gesundheitskarte nicht mit ihm übereinstimmt und der einen Versicherungsnachweis auch nicht anderweitig dokumentieren kann, ist grundsätzlich zu behandeln.

3.1.3 Die Gebührenordnungen

SITUATIONSVORGABE

Herr Müller kontaktiert am 10. Januar ... erstmals im Quartal den Allgemeinarzt Dr. Kaiser (Hausarzt).
Die elektronische Gesundheitskarte wurde ordnungsgemäß eingelesen.
Der ausgefüllte Aufnahmebogen gibt über diesen Patienten u. a. folgende Auskünfte:

Name:	Udo Müller
Geburtsdatum:	01.02.1967
Versichert bei:	AOK Neustadt
Versicherungsnummer:	53010267520
Arbeitgeber:	Hülchen-Werke Neustadt
Wohnort:	Neitzschestr. 575, 76358 Neustadt
Telefonnummer:	0345 532916
Status:	Mitglied: eGK gültig bis 12/2020
Größe:	1,73 m
Gewicht:	98 kg
Grund des Besuches:	Hepatitis-A- und -B-Impfung wegen Urlaub in Südafrika
Akute Beschwerden:	leichter Schnupfen, Kopfschmerzen, leichter Schwindel

Nach Sichtung der Krankenunterlagen rät Herr Dr. Kaiser Herrn Müller in einem ersten Patientengespräch, die längst überfällige Gesundheitsuntersuchung machen zu lassen. Als Herr Müller sich über die Schutzmöglichkeiten für seine bevorstehende Urlaubsreise erkundigt, empfiehlt Herr Dr. Kaiser zur gewünschten Impfung noch eine Malariaprophylaxe durchführen zu lassen. Herr Müller ist ein wenig ratlos: „Ja, wird das denn nicht alles zu teuer für mich?"

ARBEITSAUFTRAG

Finden Sie die Kostenträger sowie die entsprechenden Abrechnungssysteme für die angebotenen Leistungen heraus. Kontaktieren Sie dazu die örtliche Krankenkasse o. ä. Stellen.

MATERIALIEN

Die Gebührenordnungen sind die Grundlage für die Honorierung der ärztlichen Leistungen. Dabei wird grundsätzlich zwischen dem Einheitlichen Bewertungsmaßstab, kurz EBM, und der Gebührenordnung für Ärzte, kurz GOÄ, unterschieden.[1]

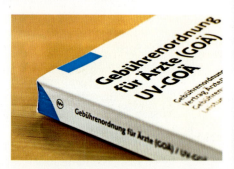

EBM – Einheitlicher Bewertungsmaßstab	GOÄ – Gebührenordnung für Ärzte

■ Vergütungsregelung für alle vertragsärztlichen Leistungen
■ Abrechnung mit den:
    ▫ Primärkassen
    ▫ Ersatzkassen
    ▫ Sonstigen Kostenträgern
	Gebührenordnung für Ärzte
	■ Geltungsbereich grundsätzlich außerhalb der vertragsärztlichen Versorgung
	■ Abzurechnen mit den:
	    ▫ Privatpatienten
	    ▫ Privatversicherten Beamten: Bundesbeamten, Landesbeamten, KVB (Krankenversicherung Bundesbahn), Postbeamten Gruppe B
	    ▫ Jugendlichen: Hier wird (nur) die Jugendarbeitsschutzuntersuchung nach GOÄ abgerechnet.
	    ▫ Individuelle Gesundheitsleistungen (IGeL): Das sind Leistungen, die nicht von den Krankenkassen übernommen werden, da sie nicht zum Umfang der vertragsärztlichen Versorgung gehören.
	    ▫ Primär- oder Ersatzkassenpatienten ohne gültigen Versicherungsnachweis

3.1.3.1 Der Einheitliche Bewertungsmaßstab (EBM in der gültigen Fassung)[2]

INFORMATIONSTEXT

Inhalt des EBM
- Inhalt der abrechnungsfähigen Leistungen
- Der Wert der Leistungen (Punktzahl, die zur Ermittlung des Preises mit einem regional verhandel-

---

[1] Hinweis: Es gibt noch die UV-GOÄ zur Abrechnung mit der gesetzlichen Unfallversicherung bei Arbeitsunfällen und Berufskrankheiten.
[2] Den nachfolgenden Ausführungen liegt der EBM in der Fassung mit Wirkung vom 1. Januar 2017 zugrunde.

ten Punktwert multipliziert wird. Ausgangspunkt für die Festsetzung eines regionalen Punktwertes ist der sogenannte Orientierungspunktwert, den die Kassenärztliche Bundesvereinigung jedes Jahr neu mit den Krankenkassen verhandelt. Der Orientierungspunktwert im Jahr 2017 beträgt 10,5300 Cent. Aus dem regionalen Punktwert und dem EBM ist eine regionale Gebührenordnung mit Euro-Preisen zu erstellen.

Aufbau des EBM
- Bereich I: Allgemeine Bestimmungen
- Bereich II: Arztgruppenübergreifende allgemeine Gebührenordnungspositionen (GOP)
- Bereich III: Arztgruppenspezifische Gebührenordnungspositionen (GOP) (Hausärzte/Fachärzte)
- Bereich IV: Arztgruppenübergreifende, spezielle Gebührenordnungspositionen (GOP) (Fachkundenachweise/apparative Ausstattung der Praxis)
- Bereich V: Kostenpauschalen (z. B. Porto, Fotokopien ...)
- Bereich VI: Anhänge
- Bereich VII: Ausschließlich im Rahmen der ambulanten spezialfachärztlichen Versorgung (ASV) berechnungsfähige Gebührenpositionen.

Bereich I EBM: Allgemeine Bestimmungen

Leistungsinhalt
Mit dem Begriff der Leistung, dem Leistungskomplex oder der Pauschale ist im EBM immer nur eine abrechnungsfähige Gebührenposition gemeint. Der EBM bestimmt den Inhalt der abrechnungsfähigen Leistungen und ihr wertmäßiges, in Punkten ausgedrücktes Verhältnis zueinander.

Inhalt der abrechnungsfähigen Leistungen	01410 Besuch eines Kranken, wegen der Erkrankung ausgeführt 01411 Dringender Besuch außerhalb org. Notfalldienst zu bestimmten Zeiten und/oder bestimmten Tagen, wegen der Erkrankung unverzüglich nach Bestellung ausgeführt
Die zu erbringenden Leistungsinhalte können bestehen aus: **Obligaten Leistungsinhalten:** Leistungsinhalte, die zur Abrechnung dieser Ziffer verpflichtend erbracht sein müssen. Wenn nur einer der obligaten Leistungsinhalte nicht erbracht wurde, kann die Leistung nicht abgerechnet werden. **Fakultativen Leistungsinhalten:** Leistungsinhalte, die der Arzt im Zusammenhang mit dem obligaten Leistungsinhalt nach eigenem Ermessen des jeweiligen Einzelfalls erbringen kann, ohne diese zusätzlich abrechnen zu können. Die Leistung kann abgerechnet werden, ohne dass ein fakultativer Leistungsinhalt erbracht werden muss.	01430 Verwaltungskomplex **Obligater Leistungsinhalt** – Ausstellung von Wiederholungsrezepten ohne persönlichen Arzt-Patienten-Kontakt und/oder – Ausstellen von Überweisungsscheinen ohne persönlichen Arzt-Patienten-Kontakt und/oder – Übermittlung von Befunden oder ärztlichen Anordnungen an den Patienten im Auftrag des Arztes durch das Praxispersonal **Fakultativer Leistungsinhalt** – Übermittlung mittels technischer Kommunikationseinrichtungen
Hinweis zur Abrechnungshäufigkeit	Einmal im Behandlungsfall (z.B. bei der Versichertenpauschale nach GOP 03000)

Lernfeld 7 und 8

Der Wert jeder Leistung in Punkten	01410 212 Punkte (212 x 0,1053 = 22,32 EUR) 01411 469 Punkte (469 x 0,1053 = 49,39 EUR)
Andere Gebührenpositionen (GOP), die neben dieser Ziffer generell nicht abrechnungsfähig sind	Die GOP 01430 ist im Arztfall nicht neben anderen Gebührenpositionen und nicht mehrfach an demselben Tag berechnungsfähig. Kommt in demselben Arztfall eine Versicherten-, Grund- und/oder Konsiliarpauschale zur Abrechnung, ist die Gebührenordnungsposition 01430 nicht berechnungsfähig.

Leistungserbringung:

Ärztliche Leistungen sind nur berechnungsfähig,

■ wenn sie vollständig sind,	d. h., wenn alle obligaten Inhalte erbracht worden, alle Dokumentationspflichten erfüllt sowie die erbrachten Leistungen dokumentiert sind. Außerdem muss, wenn in der Gebührenordnungspositionen gefordert, die Berichtspflicht erfüllt worden sein.	03000 Versichertenpauschale (Hausärztliche Versorgung) Obligat.: Persönlicher Arzt-Patienten-Kontakt Fakult.: z. B. Koordination diagnostischer, therapeutischer und pflegerischer Maßnahmen, insbesondere auch mit behandelnden Ärzten, nicht ärztlichen Hilfen und flankierenden Diensten (weitere fakultative Inhalte siehe EBM, Anhang 1)
■ wenn der an der vertragsärztlichen Versorgung teilnehmende Arzt die Tätigkeit persönlich ausübt.		

Ärztliche Leistungen sind nicht berechnungsfähig,

■ wenn sie Teil einer anderen berechnungsfähigen Leistung sind,	z. B. wenn die Nr. 03321 (Belastungs-Elektrokardiographie) abgerechnet wurde, d. h., wenn ein Belastungs-EKG erbracht und abgerechnet wird, kann das vorher abgeleitete Ruhe-EKG nicht gesondert berechnet werden, da es Bestandteil des Leistungskomplexes 03321 ist.	Das Ruhe-EKG ist nicht gesondert berechnungsfähig.
■ wenn die Berechnung von erbrachten Leistungen nebeneinander ausgeschlossen ist. Dann kann die jeweils höher bewertete Leistung abgerechnet werden.	Ein Patient ruft eine Medizinische Fachangestellte an und möchte eine Auskunft über Medikamenteneinnahme (01430 – 12 Punkte); am nächsten Tag ruft der Patient den Arzt an, um sich telefonisch beraten zu lassen (01435 – 88 Punkte).	01430 – Verwaltungskomplex = 12 Punkte (1,26 EUR) oder 01435 – haus-/fachärztliche Bereitschaftspauschale = 88 Punkte (9,27 EUR) Abrechnung: 01435 = 88 Punkte (9,27 EUR)

Arzt-Patienten-Kontakt:

Eine Leistung, die den „persönlichen Arzt-Patienten-Kontakt" vorschreibt, setzt voraus, dass sich

- Arzt und Patient an einem Ort treffen und
- sich über die Erkrankung des Patienten unterhalten (Interaktion).

Andere Arzt-Patienten-Kontakte, also nicht persönliche, setzen einen telefonischen und/oder anderen mittelbaren Kontakt (z. B. Fax, E-Mail, Videosprechstunde ...) zwischen Arzt und Patient voraus, wobei sich beide zwar nicht an einem Ort treffen müssen, die Interaktion sich aber auf die Krankheit des Patienten beziehen muss. Ein mittelbarer Arzt-Patienten-Kontakt liegt auch vor, wenn der Arzt mit einer Bezugsperson des Patienten spricht, der Patient aber nicht anwesend ist (z. B. bei direkt-persönlichem Gespräch mit der Ehefrau, wenn dementer Ehemann nicht anwesend ist).

Krankheits- und Behandlungsfall § 21 BMV-Ä[1]:

[1]Die gesamte von derselben Arztpraxis (Vertragsarzt, Vertragspsychotherapeut, Berufsausübungsgemeinschaft, Medizinisches Versorgungszentrum) innerhalb desselben Kalendervierteljahres an demselben Versicherten ambulant zu Lasten derselben Krankenkasse vorgenommene Behandlung gilt jeweils als Behandlungsfall.

[9]Ein Krankheitsfall umfasst das aktuelle sowie die nachfolgenden drei Kalendervierteljahre, die der Berechnung der krankheitsfallbezogenen Leistungsposition folgen.

Arztfall und Betriebsstättenfall § 21 BMV-Ä[1]:

(1a) Die gesamten innerhalb **desselben Kalendervierteljahres** in **derselben Betriebsstätte** oder **Nebenbetriebsstätte** bei **demselben Versicherten** zu Lasten **derselben Krankenkasse** vorgenommenen **Behandlungsleistungen** gelten jeweils als **Betriebsstättenfall**. Ein Betriebsstättenfall liegt auch vor, wenn die ärztlichen Leistungen bei demselben Versicherten von einem angestellten Arzt des Vertragsarztes oder einem angestellten Arzt des Medizinischen Versorgungszentrums in einer Betriebsstätte oder Nebenbetriebsstätte erbracht werden und von diesem nicht selbst, sondern vom Träger der Betriebsstätte abgerechnet werden. Werden von demselben Arzt bei demselben Versicherten ärztliche Leistungen an unterschiedlichen Betriebsstätten erbracht, in welchen der Arzt in einem **jeweils unterschiedlichen vertragsarztrechtlichen Status** tätig ist (Vertragsarzt, angestellter Arzt, Arzt im Medizinischen Versorgungszentrum, ermächtigter Arzt, Arzt in genehmigter Berufsausübungsgemeinschaft), liegt jeweils ein **gesonderter Betriebsstättenfall** vor. Betriebsstättenfälle sind nach Maßgabe der dazu bestehenden besonderen Vorschriften, insbesondere bei der Abrechnung, zu kennzeichnen.

(1b) Als **Arztfall** werden alle **Leistungen** bei einem **Versicherten** bezeichnet, welche durch **denselben Arzt** unabhängig vom vertragsarztrechtlichen Status in der vertragsärztlichen Versorgung in **demselben Kalendervierteljahr** und unabhängig von der Betriebsstätte/Nebenbetriebsstätte zu Lasten **derselben Krankenkasse** erbracht werden. [...]

---

[1] Bundesmantelvertrag-Ärzte (BMV-Ä), vom 1. Januar 2017, S. 33-34.

Bereich III EBM: Arztgruppenspezifische Gebührenpositionen

Als Beispiel: IIIa. Hausärztlicher Versorgungsbereich:
Hier werden die Leistungen aufgeführt, die der Arzt bei seiner hausärztlichen Tätigkeit regelmäßig selbst erbringt. Dazu gehören vor allem die vielen einzelnen Leistungen, die bei einer Basisversorgung anfallen. Um die Abrechnung solcher einzelner Leistungen zu erleichtern, werden sie in Leistungskomplexen und Leistungspauschalen zusammengefasst.

- Hausärztliche Versichertenpauschalen (umfasst die im Anhang 1 des EBM aufgeführten Leistungen)

    als Beispiel: 03000 Versichertenpauschale
    Obligater Leistungsinhalt:
    Persönlicher Arzt-Patienten-Kontakt
    Fakultativer Leistungsinhalt, zum Beispiel:
    - allgemeine und fortgesetzte ärztliche Betreuung eines Patienten in Diagnostik und Therapie nach Kenntnis seines häuslichen und familiären Umfeldes

    Abrechnungsbestimmung:
    - einmal im Behandlungsfall (kurativ-ambulant oder kurativ-stationär)
        Die Praxis rechnet unabhängig vom Alter die GOP 03000 ab, die KV kodiert altersabhängig die GOP 03000 in die GOP 03001-03005.
        Es gibt fünf Kategorien:
        1. bis vollendetem 4. Lebensjahr (236 Punkte/24,85 €)
        2. ab Beginn des 5. bis zum vollendeten 18. Lebensjahr (150 Punkte/15,80€)
        3. ab Beginn des 19. Lebensjahr bis zum vollendeten 54. Lebensjahr (122 Punkte/12,85 €)
        4. ab Beginn des 55. Lebensjahr bis zum vollendeten 75. Lebensjahr (157 Pkte/16,53 €)
        5. ab Beginn des 76. Lebensjahr (210 Punkte/22,11 €)

    Abrechnungsausschüsse:
    in derselben Sitzung 01436
    im Behandlungsfall 01600, 01601, 03030

> **Merke**
>
> » Voraussetzung zur Berechnungsfähigkeit der Versichertenpauschale ist die persönliche Begegnung von Arzt und Patient.
>
> » Die Versichertenpauschale wird nur beim ersten persönlichen Arzt-Patienten-Kontakt im Quartal berechnet. Sie ist nur einmal im Behandlungsfall berechnungsfähig - kurativ-ambulant oder kurativ-stationär (Belegarzt) - und umfasst die in Anhang 1 des EBM aufgeführten Leistungen. Die Versichertenpauschale darf nicht abgerechnet werden, wenn ausschließlich präventive Leistungen erbracht werden.

Lernfeld 7 und 8

GOP	Beschreibung	Obligater Leistungsinhalt	Fakultativer Leistungsinhalt	Abrechnungsbestimmung	Abrechnungsausschlüsse
03230	Problemorientiertes ärztliches Gespräch, das aufgrund von Art und Schwere der Erkrankung erforderlich ist.	Gespräch von mindestens 10 Minuten Dauer, mit einem Patienten und/oder einer Bezugsperson.	Beratung und Erörterung zu den therapeutischen, familiären, sozialen oder beruflichen Auswirkungen und deren Bewältigung im Zusammenhang mit der/den Erkrankung(en), die aufgrund von Art und Schwere das Gespräch erforderlich macht (machen).	je vollendete 10 Minuten	Leistungen in derselben Sitzung 03370, 03372, 03373, 35100, 35110, 35150, 35151, 35152, 37300, 37302, 37305, 37306 Leistungen im Behandlungsfall 30700

Anmerkung

Die Gebührenordnungsposition 03230 ist im Notfall und im organisierten Not(-fall)dienst nicht berechnungsfähig. Bei der Nebeneinanderberechnung diagnostischer bzw. therapeutischer Gebührenordnungspositionen und der Gebührenordnungsposition 03230 ist eine mindestens 10 Minuten längere Arzt-Patienten-Kontaktzeit als in den entsprechenden Gebührenordnungspositionen angegeben Voraussetzung für die Berechnung der Gebührenordnungsposition 03230.

GOP	Beschreibung	Obligater Leistungsinhalt	Fakultativer Leistungsinhalt	Abrechnungsbestimmung	Abrechnungsausschlüsse
01435	Haus-/Fachärztliche Bereitschaftspauschale	Telefonische Beratung des Patienten im Zusammenhang mit einer Erkrankung durch den Arzt bei Kontaktaufnahme durch den Patienten und/oder anderer mittelbarer Arzt-Patienten-Kontakt gemäß 4.3.1 der Allgemeinen Bestimmungen.		einmal im Behandlungsfall	Leistungen im Behandlungsfall 01438

Anmerkung

Die Gebührenordnungsposition 01435 ist im organisierten Not(-fall)dienst nicht berechnungsfähig. Kommt in demselben Arztfall eine Versicherten-, Grund- und/oder Konsiliarpauschale zur Abrechnung, ist die Gebührenordnungsposition 01435 nicht berechnungsfähig. Die Gebührenordnungsposition 01435 ist nicht neben anderen Gebührenordnungspositionen berechnungsfähig. Die Gebührenordnungsposition 01435 ist bei Neugeborenen, Säuglingen, Kleinkindern und Kindern bis zum vollendeten 12. Lebensjahr zweimal im Behandlungsfall berechnungsfähig.

ARBEITSAUFTRÄGE

1. Ordnen Sie die Ihrer Meinung nach abrechnungsfähigen Positionen des EBM den jeweiligen Leistungen zu. Wählen Sie dazu aus folgenden Ziffern aus:
   - 01435
   - 03000
   - 03230

Lernfeld 7 und 8

Beispiele für die Abrechnung im EBM

Datum	Abrechnungsfähige Leistung	EBM-Nummer
10.01.Mi.	Gerd Bauer, 62 Jahre, kommt in diesem Quartal erstmals in die Sprechstunde und klagt über Halsschmerzen. Der Arzt untersucht, inspiziert Mund- und Rachenraum und tastet die Lymphknoten ab; er diagnostiziert eine akute Tonsillitis, verordnet ein entzündungshemmendes Medikament und stellt eine Arbeitsunfähigkeitsbescheinigung für die nächsten drei Tage aus.	(...)
14.01.Fr.	Hermann Schütz, 58 Jahre, kommt in diesem Quartal erstmals in die Sprechstunde und klagt über akute Magenschmerzen. Der Arzt untersucht den Patienten und überprüft die vorliegenden Gastroskopiebefunde (Dauer 10 Minuten). Anschließend unterhält er sich mit ihm über seine beruflichen Probleme und bespricht ausführlich die richtige Ernährungsweise; er verordnet ein Arzneimittel. Die Arzt-Patienten-Begegnung dauert insgesamt 30 Minuten.	(...)
21.01.Fr.	Anke Maus, 37 Jahre, erscheint um 9.00 Uhr erstmals in diesem Quartal persönlich in der Praxis. Der Arzt führt eine Untersuchung (Ganzkörperstatus) durch. Sie erhält neben der Untersuchung noch eine Beratung, die 5 Minuten dauert.	(...)
02.04.Mo.	Anke Maus, 37 Jahre, ruft in der Praxis an und holt sich vom Arzt Anweisungen für die Einnahme des bei der Untersuchung am 21.01. verordneten Medikamentes, da sie besondere Beschwerden verspürt.	(...)

2. Erklären Sie den Aufbau des EBM.
3. Nennen Sie die Voraussetzungen, an die die Abrechnung einer ärztlichen Leistung geknüpft ist.
4. Stellen Sie begründet dar, warum bei der Versichertenpauschale eine unterschiedliche Bewertung nach Patientengruppen (Alter) vorgenommen wird.
5. Beurteilen Sie, wie oft die Versichertenpauschale abgerechnet werden darf.
6. Ein Patient sucht die Praxis am 28.03.... auf, weil er unter ständigen Hustenanfällen leidet. Der Arzt führt eine Untersuchung durch und diagnostiziert eine chronische Bronchitis. Zur weiteren Behandlung wird der Patient zum 02.04.... in die Praxis bestellt.
   a. Welche Gebührenposition darf der Arzt am 28.03. abrechnen?
   b. Begründen Sie, ob diese Gebührenposition am 02.04. erneut abgerechnet werden darf.

3.1.3.2 Die Gebührenordnung für Ärzte (GOÄ in der gültigen Fassung)

Allgemeine Informationen zur GOÄ

INFORMATIONSTEXT

Die amtliche Gebührenordnung für Ärzte (GOÄ) ist im Jahre 1965 eingeführt und seither mehrfach überarbeitet worden.
Die GOÄ besteht aus zwei Teilen:
Teil 1 – Gebührenordnung für Ärzte – GOÄ (insgesamt 15 Abschnitte)
Teil 2 – Gebührenverzeichnis für ärztliche Leistungen

§ 1 GOÄ (Anwendungsbereich) legt fest, dass sich die Vergütungen für die beruflichen Leistungen der Ärzte nach dieser Verordnung bestimmen.

§ 2 GOÄ (Abweichende Vereinbarung) gibt Arzt und Patient als Partnern des Behandlungsvertrages die Möglichkeit, auf freiwilliger Basis eine von der GOÄ abweichende Höhe der Vergütung festzulegen. Dies muss in einem Schriftstück, Abdingung genannt, niedergelegt sein.

Will ein Arzt Leistungen nach GOÄ berechnen, müssen diese Leistungen zwei Bedingungen erfüllen:
Nach § 1 müssen diese Leistungen nach den Regeln der ärztlichen Kunst für eine medizinisch notwendige ärztliche Versorgung erforderlich sein.
Nach § 4 müssen diese Leistungen vom Arzt selbst oder durch Personen erbracht worden sein, die seiner Aufsicht und Weisung unterstehen.

Leistungen, die über das medizinisch notwendige Maß hinausgehen, dürfen nur berechnet werden, wenn der Patient diese ausdrücklich verlangt. Aus Gründen der Beweisführung sollten diese Leistungen auf Verlangen schriftlich vereinbart werden.

Nach § 3 GOÄ stehen dem Arzt als Vergütungen zu:
- Gebühren (§ 4)   als Vergütung für ärztliche Leistungen
- Entschädigungen (§ 7)   für zusätzlichen Aufwand bei Besuchen
- Ersatz von Auslagen (§ 10) für Ausgaben, die er für den Patienten getätigt hat, z. B. für ein Impfserum

Gebühren (§ 4 GOÄ) sind Vergütungen für die im Gebührenverzeichnis genannten ärztlichen Leistungen. Mit den Gebühren sind die Praxiskosten und alle Kosten für die Anwendung von Instrumenten und Apparaten abgegolten.
Ergänzend zu den Gebührenregelungen bei ambulanter Behandlung bestimmt **§ 6a GOÄ** (Gebühren bei stationärer Behandlung), dass der durchführende Arzt bei **stationären, teilstationären** sowie **vor- und nachstationären privatärztlichen** Leistungen die Gebühr (einschließlich Zuschläge) um 25 % zu mindern hat.
Belegärztliche Leistungen sind um 15 % zu kürzen.
Mit diesem Anteil sollen die Leistungen, die das Krankenhaus erbringt, berücksichtigt werden.

Berechnen von Gebühren und Erstellen einer Rechnung nach GOÄ

Die Bewertung der einzelnen Leistung erfolgt in Punkten =   Punktzahl
Nach § 5 GOÄ wird der einzelne Punkt mit 0,0582873 EUR bewertet = Punktwert
Multiplikation der Punktzahl mit dem Punktwert =   einfacher Gebührensatz

In § 12 GOÄ werden insbesondere die Inhalte einer Rechnung – häufig auch Liquidation genannt – zwingend vorgeschrieben; folgende Mindestangaben muss eine Rechnung beinhalten:

Inhalte einer Liquidation

1. Datum der Rechnung	
2. bei Gebühren	<ul><li>Datum der Leistungserbringung</li><li>Nummer der Gebührenposition</li><li>Bezeichnung der einzelnen erbrachten Leistungen einschl. einer in der Leistungsbeschreibung ggf. genannten Mindestdauer</li><li>Steigerungssatz, bei Überschreiten des Schwellenwertes auch die Begründung</li></ul>
3. bei Erbringung stationärer oder teilstationärer privatärztlicher Leistungen	Minderungsbetrag nach § 6a (25 % bzw. 15 %)
4. bei Entschädigungen nach §§ 7-9	den Betrag, die Art der Entschädigung (z.B. „Wegegeld") und die Berechnung
5. bei Ersatz von Auslagen nach § 10	den Betrag und die Art der Auslage (z. B. „Verbandmaterial"), bei Auslagen über 25,56 € auch einen Zahlungsbeleg

Bei der Bemessung der Gebühr (§ 5 GOÄ) hat der Arzt die Möglichkeit, die Vergütung für seine Leistung unter Berücksichtigung von Schwierigkeit und Zeitaufwand zu berechnen. Je nach Schwierigkeit und Zeitaufwand kann der einfache Gebührensatz mit einem Steigerungssatz erhöht werden. Der verwendete Steigerungssatz muss auf der Rechnung ausgewiesen sein. Es gibt verschiedene Leistungsarten. Zusätzlich bestimmt § 5 GOÄ einen Schwellenwert. Dieser Wert liegt innerhalb des Gebührenrahmens. Überschreitet ein Arzt diesen Wert, so muss er dies schriftlich begründen.

Leistungsart	Gebührenrahmen		Schwellenwert
	Einfachsatz	Höchstsatz	
Persönlich ärztliche Leistungen	1,0-facher Geb.-Satz	3,5-facher Geb.-Satz	2,3-facher Geb.-Satz
Technisch ärztliche Leistungen	1,0-facher Geb.-Satz	2,5-facher Geb.-Satz	1,8-facher Geb.-Satz
Laboratoriumsuntersuchungen	1,0-facher Geb.-Satz	1,3-facher Geb.-Satz	1,15-facher Geb.-Satz

GUT ZU WISSEN - STEIGERUNGSSÄTZE IN ABHÄNGIGKEIT DER VERSICHERTENGRUPPE

Die Steigerungssätze bzw. der Gebührenrahmen sind auch abhängig von der Versichertengruppe. Die hier aufgeführten Steigerungsfaktoren gelten für die „klassischen" Privatpatienten mit dem „normalen" Tarif. Für bestimmte Personengruppen bieten die privaten Krankenversicherungen einen Standardtarif (seit 1994) bzw. Basistarif (seit 2009) an. Während der Standardtarif eine soziale Schutzfunktion, insbesondere für Ältere, die aufgrund ihrer finanziellen Situation einen günstigeren Tarif benötigen, erfüllen soll, soll der Basistarif einen Versicherungsschutz für diejenigen ermöglichen, die bisher nicht krankenversichert waren und dies auch nicht sein mussten. Diese Tarife bedingen andere Beitragssätze und Leistungsumfänge und damit in der Konsequenz auch andere Steigerungssätze.

SITUATIONSVORGABE

Herr Müller hat sich entschieden, etwas für seine Gesundheit zu tun. Herr Dr. Kaiser führt daher am 14.01.... einen umfangreichen Gesundheits-Check-up durch. Seine Verdachtsdiagnose bestätigt sich, Herr Müller leidet unter Bluthochdruck (Hypertonie). Herr Dr. Kaiser führt daraufhin am gleichen Tag mit Herrn Müller ein umfangsreiches Beratungsgespräch, in welchem er ihn auf seine ab jetzt lebensverändernden Umstände hinweist. Dr. Kaiser schlägt Herrn Müller u. a. eine spezielle Schulung seitens der Krankenkasse, eine kontrollierte Gewichtsreduktion sowie gezielte Maßnahmen zum Fettabbau und Muskelaufbau vor. Herr Müller lässt sich alles genau erklären. Des Weiteren nimmt Herr Dr. Kaiser nach der Unterschrift von Herrn Müller auf einer „Vereinbarung über die Erbringung individueller Gesundheitsleistungen" die notwendigen Impfungen vor.[1] Vorher überprüft er seine Impftauglichkeit:

- Intramuskuläre Schutzimpfung
- Orale Schutzimpfung
- Zusatzinjektion

(GOÄ-Ziffern 5, 375, 376, 377).

Herr Dr. Kaiser bittet Herrn Müller, das Privatrezept über das Impfserum bei der Schlossapotheke einzulösen.

INFORMATIONSTEXT

Bei der elektronischen Abrechnung für das erste Quartal werden für Herrn Müller von der Medizinischen Fachangestellten folgende Ziffern gemäß EBM in die entsprechenden Spalten eingetragen:

Datum	Ziffer	Bezeichnung	Punkte/EUR
10.01.	03000	(Versichertenpauschale)	Punkte 122 (12,85 EUR)
14.01.	01732	(Gesundheitsuntersuchung)	Punkte 302 (31,80 EUR)
	32880	(Laborpauschale für Untersuchungen im Zusammenhang mit der Gebührenposition 01732)	0,50 EUR
	32880	ist die Urinteststreifenuntersuchung, die Bestandteil der Gesundheitsuntersuchung ist und in der Arztpraxis von Herrn Dr. Kaiser durchgeführt wurde. Die beiden weiteren Laboruntersuchungen, die Bestandteil der GU sind [Blut-Glucose und Cholesterin], werden in der Regel durch die Laborgemeinschaft erbracht und dann auch von dieser mit den GO-Ziffern	
	32881	(Glucose) und	
	(32882	(Cholesterin gesamt) wird über die Laborgemeinschaft mit der KV abgerechnet.)	

---

[1] *Inwieweit die Kosten für diese Leistungen ggf. auch von der gesetzlichen Krankenkasse übernommen werden, ist in jedem Einzelfall zu prüfen.*

Lernfeld 7 und 8

ARBEITSAUFTRAG

7. Erstellen Sie die Liquidation für Herrn Udo Müller über die erbrachten IGeL unter der Annahme, dass sich Herr Dr. Kaiser bei seiner Berechnung an die Gebührenordnung für Ärzte mit den zur Zeit gültigen Schwellenwerten hält.[1]

   Hinweis: 5   symptombezogene Untersuchung   Punkte 80
            375   Schutzimpfung, auch intramuskulär   Punkte 80
            376   Schutzimpfung, oral   Punkte 80
            377   Zusatzinjektion   Punkte 50

3.2 Weitere ambulante Versorgungsformen

SITUATIONSVORGABE

Die Tagesordnung der diesjährigen Gesellschafterversammlung der Schlossklinik sieht als einziges Thema die Erweiterung der Krankenhaustätigkeit auf den ambulanten Sektor vor.

Herr Bäumel:	„Wie Sie alle wissen, arbeiten wir mit Herrn Dr. Kaiser seit langer Zeit gut zusammen. Durch die hervorragend guten Vordiagnosen sowie die anschließende einwandfreie ambulante Nachbetreuung durch Herrn Dr. Kaiser konnten in vielen Fachgebieten die Liegezeiten unserer stationären Patienten erheblich reduziert werden. Er verfügt über einen großen Patientenstamm, geht allerdings in fünf Jahren in seinen wohlverdienten Ruhestand. Wir sollten versuchen, ihn in unser im Aufbau befindliches Medizinisches Versorgungszentrum in Form einer GmbH zu integrieren. Es laufen bereits persönliche Gespräche."
Herr Siegmund:	„Das ist eine gute Idee. Ich finde, wir sollten uns weitere Nischen für unser Haus suchen. Schließlich bietet uns der Gesetzgeber hier eine Menge Möglichkeiten an."
Frau Gratz:	„Ich habe eine gute Nachricht. Die Bank hat uns den beantragten Kredit für den Neubau einer Kurzzeitchirurgie bewilligt. Die bewilligte Summe beläuft sich auf 2 644 000,00 EUR. Das wird zwar unsere geschätzten Kosten in Höhe von 3 464 777,00 EUR nicht ganz decken, aber aufgrund unserer wirtschaftlichen Betriebsführung können wir die finanzielle Lücke mit unseren Eigenmitteln in Höhe von 820 777,00 EUR decken. Wir können nun mit dem Bau loslegen."
Herr Siegmund:	„Gut, wichtig ist nun, auch Belegärzte für unsere Kurzzeitchirurgie zu gewinnen, denn eine 100-prozentige Auslastung der Klinik durch unsere hauseigenen Patienten und Operateure erscheint mir doch etwas schwierig."

---

[1] Individuelle Gesundheitsleistungen (IGeL) sind umsatzsteuerfrei, wenn sie medizinisch indiziert (z. B. Impfungen, die bei bestimmten Urlaubsreisen medizinisch/gesundheitlich indiziert sind) oder therapeutisch zielorientiert sind (z. B. Akupunktur, wenn diese nicht von der GKV bezahlt wird). Jede IGel ist zu überprüfen, ob sie diesen Anforderungen entspricht. Umsatzsteuerpflichtig sind z. B. Schönheitsoperationen, bei denen ausschließlich ästhetische Gesichtspunkte eine Rolle spielen. Weitere Informationen zur Umsatzsteuerpflicht/Umsatzsteuerbefreiung siehe Lernfeld 3, Kapitel 2.3.

Lernfeld 7 und 8

Herr Bäumel:	„Auf jeden Fall haben wir damit eine Möglichkeit zur Auslagerung bestimmter chirurgischer Leistungen zugunsten aufwändigerer stationärer Eingriffe geschaffen und das ist auch notwendig, da unsere chirurgische Abteilung aufgrund ihres hervorragenden Rufes teilweise bereits lange Wartezeiten für Nicht-Notfallpatienten einräumen muss. Wir wollen unsere Patienten doch nicht verlieren."
Frau Gratz:	„Ich glaube auch, dass unsere Patienten, wenn möglich, lieber wieder so bald wie möglich nach Hause gehen als viele Tage stationär aufgenommen zu bleiben. Und da hat sich die Medizin, wie z. B. im chirurgischen Bereich, in den letzten Jahren immer weiterentwickelt."
Herr Siegmund:	„Ja, und ich denke auch an die immer mehr zunehmenden Fehlbelegungsprüfungen durch die Krankenkassen. Vielleicht wird uns jetzt mancher Ärger erspart bleiben."

3.2.1 Erbringer ambulanter Leistungen

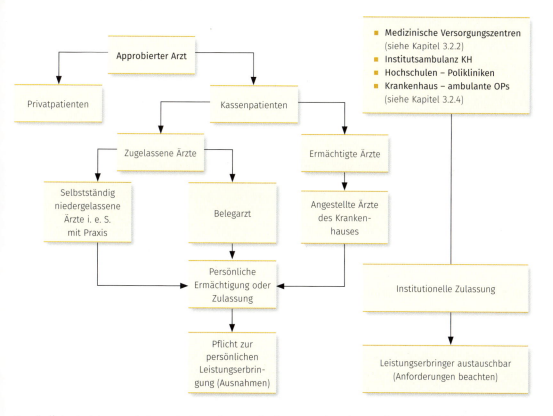

Persönliche Leistungserbringer haben eine an die Person gebundene Leistungspflicht, bei den institutionellen Leistungserbringern ist diese nicht gegeben. Die institutionelle Leistungserbringung bestimmt sich anhand von Rahmenkriterien (z. B. Facharztstandard), sodass hier ein Austausch eines Arztes gegen einen anderen Arzt bei gleicher Qualifikation möglich ist.

Lernfeld 7 und 8

INFORMATIONSTEXT

Der Vertragsarzt

Diese Form ist im Bereich der ambulanten Leistungserbringung allgemein bekannt. Patienten suchen einen (niedergelassenen) Vertragsarzt auf, der eine ambulante Behandlung durchführt[1].

Ein niedergelassener Arzt ist dann ein Vertragsarzt, wenn ein Vertrag zwischen ihm und der Kassenärztlichen Vereinigung zustande kommt. Dies ist in der Regel der Fall, wenn in dem Gebiet, in dem sich der Arzt niederlässt, ein Bedarf zur Behandlung gesetzlich versicherter Patienten in dem entsprechenden Fachgebiet vorliegt. Dann wird dem Arzt die Erlaubnis zugesprochen (die Zulassung erteilt), ambulante Leistungen für Patienten der gesetzlichen Krankenversicherung zu erbringen und diese Leistungen gegenüber der Kassenärztlichen Vereinigung abzurechnen. Behandelt der Arzt selbst zahlende Patienten, wird er nicht in seiner Funktion als Vertragsarzt tätig; er liquidiert auf der Basis der Gebührenordnung für Ärzte (GOÄ). Versorgt er einen am Arbeitsplatz verunfallten Patienten, erbringt er Leistungen nach Maßgabe der berufsgenossenschaftlichen Heilbehandlung. Auf der Grundlage der Regelung von § 20 Abs. 2 Satz 2 der Zulassungsverordnung für Ärzte (Ärzte-ZV) können Vertragsärzte auch im stationären Bereich tätig werden: „Die Tätigkeit in oder die Zusammenarbeit mit einem zugelassenen Krankenhaus nach § 108 des Fünften Buches Sozialgesetzbuch oder einer Vorsorge- oder Rehabilitationseinrichtung nach § 111 des Fünften Buches Sozialgesetzbuch ist mit der Tätigkeit des Vertragsarztes vereinbar."

Der Belegarzt

Der Belegarzt wird als Vertragsarzt in einem zugelassenen Krankenhauses an seinen Patienten (Belegpatienten) tätig, ist dort jedoch nicht fest angestellt. Er nutzt die Infrastruktur des Krankenhauses, erhält das Honorar jedoch von seiner Kassenärztlichen Vereinigung und nicht von einer Krankenkasse, wie es bei Abrechnung stationärer Leistungen üblich ist. Das Krankenhaus rechnet gegenüber der Krankenkasse für die übrigen erbrachten stationären Leistungen (Pflege, Unterkunft etc.) ein gemindertes Entgelt in Form einer Fallpauschale (DRG bei Versorgung durch Belegabteilungen) ab.[2] Für die Inanspruchnahme der Infrastruktur zahlt der Belegarzt an das Krankenhaus in der Regel einen bestimmten Betrag, z. B. für den Bereitschaftsdienst und die Stationsarzttätigkeit (siehe hier Konto „433 Nutzungsentgelte der Belegärzte"). Alternativ kann der Belegarzt mit dem Krankenhaus auch eine andere Abrechnungssystematik nach § 121 Abs. 5 SGB vereinbaren. Danach würde das Krankenhaus keine Beleg- sondern Hauptabteilungs-DRGs, diese jedoch nur zu 80 Prozent, mit den Krankenkassen abrechnen. Aus diesen Erlösen erhält der Belegarzt sein auszuhandelndes Honorar.

Der ermächtigte Krankenhausarzt

Nach den Bestimmungen der Ärzte-ZV kann ein Krankenhausarzt neben seiner stationären Tätigkeit zur ambulanten vertragsärztlichen Versorgung ermächtigt werden, u. a. um eine drohende Unterversorgung in einer bestimmten Region abzuwenden. Im Rahmen des Ermächtigungsumfanges (zeitliche und inhaltliche Begrenzung) erbringt der Krankenhausarzt dann ambulante Leistungen zugunsten der Patienten der gesetzlichen Krankenversicherung und rechnet diese gegenüber der Kassenärztlichen Vereinigung ab. Auch dieser Arzt kann Leistungen für selbst zahlende Patienten erbringen und diese nach GOÄ liquidieren, da er auch approbiert ist (siehe Schema „Erbringer ambulanter Leistungen"). Es ist zu beachten, dass der angestellte Krankenhausarzt arbeitsrechtlich über eine Nebentätigkeitserlaubnis verfügt, die es ihm erlaubt, neben seinem angestellten Arbeitsverhältnis ambulant tätig zu werden.

---

[1] siehe Lernfeld 7 und 8, Kapitel 3.1 „Niedergelassene Ärzte".
[2] siehe Lernfeld 7 und 8, Kapitel 4.4 „Die Finanzierung der laufenden Betriebskosten".

Institutsambulanzen

Die Notfallambulanz
Die klassische Notfallambulanz des Krankenhauses dient der Akutversorgung. Bei dieser Art der Ambulanz besitzt das Krankenhaus eine eigene KV-Abrechnungsnummer. Das Krankenhaus sammelt die Entgelte nach den EBM-Nummern nach dem gültigen EBM-Katalog und übermittelt diese Leistungsdaten an die zuständige Kassenärztliche Vereinigung. Die Vergütung der Leistungen für die Versorgung im Notfall sowie im Notfalldienst erfolgen aus einem eigenen Honorarvolumen und werden bezüglich der Leistungsmengen nicht „gedeckelt" (weiterer Ablauf siehe Lernfeld 7 und 8, Kapitel 3.1.1 „Honorarabrechnung über die Kassenärztliche Vereinigung). Zur Sicherstellung des ärztlichen Notdienstes sollen Notfallambulanzen von Krankenhäusern direkt in den Notdienst eingebunden werden. Grundsätzlich ist zu beachten, dass es auch Notfallbehandlungskonzepte gibt, bei denen im Krankenhaus Räume an niedergelassene Ärzte vermietet werden, die als Notfallbehandlungsstelle betrieben werden. Hier stellt das Krankenhaus lediglich die Infrastruktur zur Verfügung, es handelt sich nicht um eine Institutsambulanz.

Ambulante Behandlung durch Krankenhäuser bei Unterversorgung (§ 116a SGB V)
Zugelassene Krankenhäuser können für das entsprechende Fachgebiet in unterversorgten Planungsbereichen zur vertragsärztlichen Versorgung ermächtigt werden, soweit und solange dies zur Beseitigung der Unterversorgung oder zur Deckung des zusätzlichen Versorgungsbedarfs erforderlich ist.

Ambulante spezialfachärztliche Versorgung (§ 116b SGB V)
Diese Art der ambulanten Versorgung, kurz ASV, umfasst die Diagnostik und Behandlung komplexer, schwer therapierbarer Krankheiten, die je nach Krankheitsform eine spezielle Qualifikation, eine interdisziplinäre Zusammenarbeit und besondere Ausstattungen erfordern. Dazu gehören Erkrankungen mit schweren Verlaufsformen, seltene Erkrankungen und hochspezialisierten Leistungen. Unter bestimmten Voraussetzungen sind sowohl Vertragsärzte und Medizinische Versorgungszentren als auch für zugelassene Krankenhäusern unter gleichen Qualitäts- und Vergütungskriterien zur spezialfachärztlichen Versorgung berechtigt. Die Rahmenbedingungen für die spezialfachärztliche Versorgung werden vom Gemeinsamen Bundesausschuss (GBA)[1] in einer Richtlinie festgelegt.[2] Die Vergütungen der Leistungen, die im Rahmen der ASV erbracht werden, sind im Bereich VII des jeweils gültigen EBM geregelt.[3] Die Abrechnung erfolgt direkt über die Krankenkassen, Vertragsärzte können stattdessen auch über die KV abrechnen.

Die Hochschulambulanz (§ 117 SGB V)/Poliklinik
Zur Wahrnehmung ihrer Aufgaben in den Bereichen Forschung und Lehre werden Hochschulkliniken ermächtigt, in diesen ambulant tätig zu werden, wenn der Hochschulträger den entsprechenden Antrag beim Zulassungsausschuss gestellt hat. Die Ermächtigung ist dabei so zu gestalten, dass der Hochschulambulanz ausreichend Patienten zur Untersuchung und Behandlung zugewiesen werden, damit der Auftrag zur Forschung und Lehre erfüllt werden kann.
Im Gegensatz zu einem Vertragsarzt rechnet die Hochschulambulanz nicht mit der KV, sondern direkt mit dem Sozialleistungsträger ab. Diese Entgelte sind in der Regel zeitlich und nach Höhe pro Patient pauschaliert. Sie müssen gemäß § 120 SGB V eine Behandlung bei wirtschaftlicher Betriebsführung gewährleisten. Seit dem 1. Dezember 2016 dürfen Hochschulambulanzen auch Patienten mit schweren, komplexen Krankheiten ambulant behandeln.

---

[1] *Die Kassenärztlichen Bundesvereinigungen, die Deutsche Krankenhausgesellschaft und der Spitzenverband Bund der Krankenkassen bilden einen Gemeinsamen Bundesausschuss.*
[2] *Der GBA hat die Richtlinie über die ambulante spezialfachärztliche Versorgung nach § 116b SGB V - ASV-RL am 21. März 2013 veröffentlicht.*
[3] *siehe Lernfeld 7 und 8, Kapitel 3.1.3.1.*

Die psychiatrische Institutsambulanz (§ 118 SGB V)

Der Auftrag an die psychiatrischen Institutsambulanzen, kurz PIA, ist die Vermeidung regelmäßiger stationärer Aufnahmen und das Verkürzen stationärer Behandlungen.

Psychiatrische Krankenhäuser sind vom Zulassungsausschuss zur ambulanten psychiatrischen und psychotherapeutischen Versorgung zu ermächtigen. Eine Zulassung des Zulassungsausschusses ist nicht erforderlich. Die Vergütung erfolgt pauschaliert und im direkten Verhältnis zu den Sozialleistungsträgern (i. d. R. pro Quartal).

Geriatrische Institutsambulanzen (§ 118a SGB V)

Geriatrische Fachkrankenhäuser, Allgemeinkrankenhäuser mit selbstständigen geriatrischen Abteilungen sowie Krankenhausärzte mit geriatrischer Weiterbildung können vom Zulassungsausschuss zu einer ambulanten geriatrischen Versorgung der Versicherten ermächtigt werden, um eine ausreichende ambulante geriatrische Versorgung sicherzustellen. Diese Möglichkeit wurde vor dem Hintergrund der demografischen Entwicklung geschaffen. Für die Leistungen der geriatrischen Institutsambulanzen, kurz GIA, wurde der EBM um entsprechende Postionen erweitert (siehe Abschnitt 30.13 EBM).

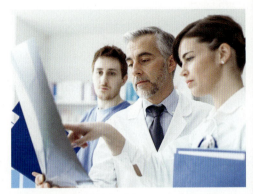

Es geht um ein Miteinander

3.2.2 Medizinisches Versorgungszentrum

INFORMATIONSTEXT

Das Gesetz zur Modernisierung der gesetzlichen Krankenversicherung (GMG) hat zum 1. Januar 2004 für Krankenhäuser eine Reihe von Möglichkeiten eröffnet, an der ambulanten Versorgung von Patienten teilzunehmen. Eine dieser Möglichkeiten ist die Gründung eines **Medizinischen Versorgungszentrums (MVZ)**.

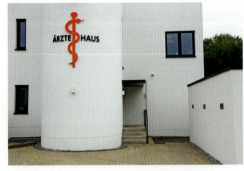

Ziel der Bundesregierung war es, die enge Zusammenarbeit aller an der Behandlung Beteiligten und ihre gemeinsame Verständigung über Krankheitsverlauf, Behandlungsziele und Therapie zu erreichen. Es wurden ein geringerer Verwaltungsaufwand und mehr Zeit für Patienten in Aussicht gestellt, indem die Verwaltung sowie die Koordinierung der Behandlung übergreifend erfolgt. Die gemeinsame Nutzung von Medizintechnik und technischen Einrichtungen solle Wirtschaftlichkeitspotenziale erschließen. Eine Kostenersparnis solle außerdem eintreten, indem Doppeluntersuchungen vermieden, verschriebene Arzneimittel besser aufeinander abgestimmt und die Qualität der medizinischen Versorgung insgesamt erhöht werden solle. Insbesondere die Möglichkeit, als angestellter Arzt in einem MVZ tätig sein zu können, solle dem Problem zurückgehender Einzelpraxen bei gleichzeitigem Wunsch nach bestmöglicher Patientenversorgung entgegenwirken und eine attraktive Beschäftigungsmöglichkeit für Ärzte schaffen.

Entwicklung der MVZ, Sachstand 31.12.2015

Anzahl der Zulassungen	2.156
Gesamtzahl der im MVZ tätigen Ärzte	14.317
Vertragsärzte	1.341
Ärzte in Anstellungsverhältnis	12.976
MVZ-Größe	Ø 6,6 Ärzte
vorwiegende Gründer	Vertragsärzte und Krankenhäuser
Anteil Vertragsarztträgerschaft	40,0 Prozent
Anteil Krankenhausträgerschaft	40,0 Prozent
weitere Trägerschaft	20,0 Prozent
vorwiegende Rechtsformen	GmbH, GbR
am häufigsten beteiligte Facharztgruppen	Hausärzte, fachärztliche Internisten, Chirurgen

Kassenärztliche Bundesvereinigung: Medizinische Versorgungszentren. www.kbv.de/media/sp/mvz_aktuell.pdf [30.03.2017].

Ein MVZ ist definiert als eine ärztlich geleitete Einrichtung, in der Ärzte, die in das Arztregister eingetragen sind, als freiberufliche Vertragsärzte oder Angestellte tätig sind. Der ärztliche Leiter muss in dem MVZ selbst als angestellter Arzt oder Vertragsarzt tätig sein und darf in medizinischen Fragen keinen Weisungen unterliegen. Hierdurch will der Gesetzgeber die ärztliche Therapie- und Weisungsfreiheit gewährleisten. MVZ bieten fachgleiche oder fachübergreifende ambulante Versorgung aus einer Hand und unter einem Dach an. Dadurch, dass Ärzte so eng zusammenarbeiten können, soll eine besonders umfassende und übergreifende Versorgung angeboten werden. Fachgleiche MVZ können zum Beispiel reine Hausarzt-MVZ oder spezialisierte facharztgruppengleiche MVZ sein.

Grundsätzlich sind Gründer und Leistungserbringer in einem MVZ zu unterscheiden.

Organisationsformen
Konnte sich das MVZ bisher aller zulässigen Organisationsformen bedienen, so sind die zulässigen Rechtsformen mit dem GKV-VStG auf die Rechtsform einer Personengesellschaft, einer eingetragenen Genossenschaft und einer Gesellschaft mit beschränkter Haftung (GmbH) oder eine öffentlichen Rechtsform (z. B. Körperschaft öffentlichen Rechts) eingeschränkt worden. Durch den Ausschluss einer Aktiengesellschaft als Rechtsform für ein MVZ soll die Unabhängigkeit ärztlicher Entscheidungen von reinen Kapitalinteressen gewährleistet werden.

Gründungsvoraussetzungen
Medizinische Versorgungszentren können von zugelassenen Ärzten, von zugelassenen Krankenhäusern, von Erbringern nicht ärztlicher Dialyseleistungen oder von gemeinnützigen Trägern, die aufgrund von Zulassung oder Ermächtigung an der vertragsärztlichen Versorgung teilnehmen, oder von Kommunen, gegründet werden. Die Gründungsberechtigung wird dadurch nach dem Willen des Gesetzgebers auf Leistungserbringer konzentriert, die den Großteil der ambulanten und stationären ärztlichen Versorgung der Versicherten leisten. Sonstige Leistungserbringer nach dem SGB V, die nicht an der vertragsärztlichen Versorgung teilnehmen, sind künftig nicht mehr berechtigt, Medizinische Versorgungszentren zu gründen.

Lernfeld 7 und 8

Auf Antrag wird die Zulassung eines Medizinischen Versorgungszentrums sowie die der dort angestellten Ärzte durch den Zulassungsausschuss erteilt, wenn in dem jeweiligen Fachgebiet ein Bedarf an weiteren Teilnehmern der vertragsärztlichen Versorgung besteht (sogenannte „nicht gesperrte Gebiete"). Die Übernahme bestehender Zulassungen ist in „gesperrten Gebieten" notwendig, in denen eine Überversorgung in den geplanten Fachbereichen des Medizinischen Versorgungszentrums besteht.

In gesperrten Planungsgebieten ist die Anstellung von Ärzten möglich, die auf ihre Zulassung zugunsten der Anstellung in einem MVZ verzichtet haben. Der Zulassungsausschuss kann dies untersagen, wenn dadurch eine bedarfsgerechte Versorgung gefährdet ist.

Bei einer GmbH ist des Weiteren für die Zulassung eines MVZ erforderlich, dass die Gesellschafter selbstschuldnerische Bürgschaften für eventuelle Rückforderungen von Kassenärztlichen Vereinigungen und Krankenkassen gegen das MVZ aus dessen vertragsärztlicher Tätigkeit abgeben müssen. Die Bürgen haften nur für Rückforderungen der KV gegen das MVZ mit ihrem Privatvermögen, auch wenn diese erst nach Auflösen des MVZ fällig werden. Andere Forderungen, zum Beispiel Schadensersatzforderungen von Patienten, werden durch die Bürgschaft nicht abgedeckt.

Vergütung

Wirtschaftliche Grundlage für das MVZ ist vertragsärztliche Bedarfsplanung. Für Vergütung, Inanspruchnahme und Verordnung von Versicherungsleistungen, Wirtschaftlichkeitsprüfungen, Abrechnungsprüfungen etc. gelten grundsätzlich die Regelungen zur Vertragsarzttätigkeit, sofern nichts Abweichendes bestimmt ist.

Das Gehalt der Ärzte kommt aus dem Topf der vertragsärztlichen Gesamtvergütung. Das Budget des MVZ wird auf der Grundlage des Honorarverteilungsmaßstabs (HVM) der KV ermittelt.[1] Das MVZ hat für alle seine vertragsärztlichen Leistungen nur eine Abrechnungsnummer gegenüber der Kassenärztlichen Vereinigung.

> **Merke**
>
> » Ein MVZ kann von folgenden Leistungserbringern gegründet werden:
>   - zugelassene Ärzte
>   - zugelassene Krankenhäuser
>   - Erbringer nichtärztlicher Dialyseleistungen (kooperieren für den ärztlichen Part mit niedergelassenen Nephrologen)
>   - gemeinnützige Träger, die aufgrund von Zulassung oder Ermächtigung an der vertragsärztlichen Versorgung teilnehmen
>   - Kommunen
>
> » Das MVZ ist fachgleich (gleiche Arztgruppen) oder fachübergreifend tätig (verschiedene Facharzt- oder Schwerpunktbezeichnungen).
>
> » Als Rechtsform kommen die Personengesellschaft, die eingetragene Genossenschaft und die GmbH in Betracht; bei der GmbH sind selbstschuldnerische Bürgschaften für Forderungen notwendig. Bei der Gründung durch eine Kommune kommen öffentlich-rechtliche Rechtsformen in Betracht.

---

[1] *siehe hierzu Lernfeld 7 und 8, Kapitel 3.1.1.*

> » Zugelassene Vertragsärzte können in einem gesperrten Gebiet auf ihre Zulassung verzichten, um als angestellte Ärzte im MVZ arbeiten zu können.
> » Grundsätzlich sind drei verschiedene MVZ-Typen denkbar:
>   – Das (Angestellten-)MVZ als fachübergreifende ärztlich geleitete Einrichtung, in der ausschließlich in das Arztregister eingetragene Angestellte tätig sind,
>   – das (Angestellten- und Vertragsärzte-)MVZ als fachübergreifende ärztlich geleitete Einrichtung, in der in das Arztregister eingetragene angestellte Ärzte und Vertragsärzte tätig sind und
>   – das (Vertragsärzte-)MVZ als fachübergreifende geleitete Einrichtung, in der ausschließlich Vertragsärzte tätig sind.

ARBEITSAUFTRAG

Die Interessenlage zu Medizinischen Versorgungszentren ist vielfältig (Staat, Krankenhäuser, niedergelassene Ärzte, Patienten u. a.).
1. Formulieren Sie mithilfe der nachfolgenden Aussagen jeweils ein Argument für oder gegen die Errichtung eines MVZ und geben Sie an, welche Interessensgruppe dieses Argument vorbringen könnte.
   - ganzheitliche Betrachtung des Menschen
   - Verschärfung der Wettbewerbssituation
   - Öffnung der Märkte
   - Vermeidung von Doppeluntersuchungen
   - Einweiserbindung
   - Ausweitung der Leistungen auf den ambulanten Sektor
   - Existenz- und Alterssicherung bei gleichzeitigem Abstreifen von Problemen der Freiberuflichkeit
   - Erhöhung der Wirtschaftlichkeit durch Nutzung einer gemeinsamen Infrastruktur
   - Qualitätsverbesserung in ländlichen Gebieten
   - Verzicht auf Gewinnchancen und Gestaltungsspielräume
   - Schaffen von wirtschaftlich günstigeren Rahmenbedingungen z. B. im Einkauf
   - hohe medizinische Qualität durch Kompetenzbündelung

3.2.3 Disease-Management-Programme

INFORMATIONSTEXT

Des Weiteren können Krankenhäuser in die ambulante Leistungserbringung durch die Teilnahme an **Disease-Management-Programmen (DMP)** einbezogen werden. Auf der Grundlage von § 137f Absatz 7 SGB V können die Krankenhäuser bei sogenannten strukturierten Behandlungsprogrammen für chronisch erkrankte Patienten ambulante Leistungen erbringen, soweit dies erforderlich ist. Disease-Management-Programme sollen Geld einsparen und die Behandlung chronisch Kranker verbessern. Damit eine gesetzliche Krankenkasse (oder mehrere Krankenkassen bzw. ein Krankenkassen-Verband) ihren Versicherten die Teilnahme an einem DMP, die freiwillig ist, anbieten kann, schließt sie Verträge mit den KVen sowie den beteiligten Leistungserbringern. Diese Verträge werden für die Zulassung eines DMP danach überprüft, ob sie die für das DMP entwickelten Richtlinien des Gemeinsamen Bundesausschusses[1] (GBA) zur Qualitätssicherung erfüllen. Die Vergütung, für die das Gesetz keine Vorgaben macht, erfolgt unmittelbar durch die Krankenkassen. Auf der Grundlage verschiedener Kriterien (siehe § 137f SGB V) sind durch Rechtsverordnung bisher Disease-Management-Programme zu folgenden chronischen Erkrankungen entwickelt worden:

- Diabetes mellitus Typ 1
- Diabetes mellitus Typ 2
- Brustkrebs
- Modul Herzinsuffizienz bei koronarer Herzkrankheit (KHK)
- Asthma bronchiale
- chronisch obstruktive Lungenerkrankung (COPD)

Weitere chronische Indikationen (wie z. B. Rückenleiden und Depressionen) sind in Vorbereitung. Selbstverständlich nehmen Krankenhäuser auch mit ihrer stationären Behandlung an DMP teil.

3.2.4 Ambulantes Operieren

INFORMATIONSTEXT

Eine weitere Möglichkeit für Krankenhäuser, ambulant tätig zu werden, bietet das ambulante Operieren. Zu diesem sind Krankenhäuser seit dem Gesundheitsstrukturgesetz 1993 durch die Einführung von § 115b SGB V zugelassen. Grund war ein mögliches Einsparpotenzial für die Kostenträger durch geringeren Sach- und Personalaufwand bei ambulanter anstelle von stationärer Versorgung.

Die Deutsche Krankenhausgesellschaft, die Kassenärztliche Bundesvereinigung und die Spitzenverbände der gesetzlichen Krankenversicherungen haben dazu einen regelmäßig aktualisierten Katalog ambulant durchführbarer Operationen und sonstiger stationsersetzender Eingriffe vereinbart (AOP-Katalog).

Des Weiteren existiert zwischen den vorgenannten Verhandlungspartnern ein Vertrag über ambulantes Operieren und stationsersetzende Eingriffe im Krankenhaus (AOP-Vertrag), um einheitliche Rahmenbedingungen in diesem Bereich zu schaffen.

Die Abrechnung ambulanter Leistungen ist gegenwärtig quantitativ nicht limitiert und stellt somit eine budgetneutrale Erlösquelle dar.

MATERIALIEN

(Die nachfolgenden Ausführungen beziehen sich auf die Abrechnung mit den gesetzlichen Krankenkassen)

---

[1] siehe hierzu unter: https://www.g-ba.de/downloads/62-492-1273/DMP-A-RL_2016-07-21_iK-2017-01-01.pdfz [30.03.2017].

Lernfeld 7 und 8

Gesetzliche Grundlage	§ 115b SGB V auf der Grundlage des Gesundheitsstrukturgesetzes vom 21.12.1992
Begründungen	Einsparmöglichkeiten für die Kostenträger durch geringeren Sach- und Personalaufwand (Grundlage GSG), siehe auch § 39 SGB V
Grundlage des Zugangs	In der Regel auf Veranlassung eines niedergelassenen Vertragsarztes unter Verwendung eines Überweisungsscheins oder einer Krankenversichertenkarte in Verbindung mit einem amtlichen Lichtbildausweis bzw. einer elektronischen Gesundheitskarte.
Wer	Ambulante Operationen können durch Arztpraxen, Medizinische Versorgungszentren, Praxiskliniken und Krankenhäuser durchgeführt werden, wenn bestimmte Voraussetzungen erfüllt sind. Diese sind in der Qualitätsvereinbarung ambulantes Operieren geregelt. Dabei soll sichergestellt werden, dass nur solche Einrichtungen ambulant operieren, die die fachlichen, räumlichen, organisatorischen und personellen Voraussetzungen erfüllen. Ambulante Operationen können auch auf der Grundlage einer vertraglichen Zusammenarbeit des Krankenhauses mit niedergelassenen Ärzten ambulant im Krankenhaus erbracht werden. Zur Sicherung einer adäquaten Versorgung erfolgt eine ■ Mitteilung an die Krankenkasse auf Landesebene, ■ Mitteilung an die Kassenärztliche Vereinigung (Zulassungsausschuss). Dies ist wichtig für die ■ Erteilung von Ermächtigungen für die Krankenhausärzte, ■ Zulassung von Schwerpunktpraxen für ambulante OPs.
Was	Es gibt einen Katalog von Leistungen, die ambulante Operationen sind (AOP-Katalog). Leistungen, die in der Regel ambulant erbracht werden können, sind mit der Ziffer 1 gekennzeichnet. § 3 Abs. 3 AOP-Vertrag regelt Ausnahmen, bei deren Vorliegen bei Leistungen mit der Ziffer 1 jedoch eine stationäre Durchführung dieser Eingriffe erforderlich sein kann.
Zulassung	Ambulante OPs sind im Krankenhaus in den Leistungsbereichen zugelassen (durch die Anmeldung), in denen auch die stationären Krankenhausbehandlungen erbracht werden.
Vergütung der ärztlichen Leistungen	Die Vergütung erfolgt nach der regionalen Euro-Gebührenordnung bzw. den diesen zugrunde liegenden Punktwerten (regionale Punktwerte) und den Punktzahlen des EBM außerhalb der morbiditätsbedingten Gesamtvergütung. Die Leistungen werden unmittelbar durch die Krankenkassen vergütet. Für besonders förderungsfähige Leistungen können auf Landesebene Zuschläge vereinbart werden. Wird ein Patient an demselben Tag in unmittelbarem Zusammenhang mit dem ambulanten Eingriff eines Krankenhauses stationär aufgenommen, erfolgt die Vergütung nach der Bundespflegesatzverordnung bzw. dem Krankenhausentgeltgesetz.
Vergütung der Sachkosten (Verbrauchsmaterialien, Verbandmittel, Arzneimittel, Hilfsmittel)	**Pauschalerstattungen** ■ Pauschalerstattungen nach Kapitel 40 des EBM ■ Sachmittelpauschale: 7 % auf die Honorarsumme → z. B. für den Sprechstundenbedarf (siehe § 9 Abs. 3 AOP-Vertrag) **Einzelerstattungen** ■ Erstattung nach Einzelaufwand bei Kosten für bestimmte **Sachmittel** > 12,50 EUR, dabei Erstattung des Betrages, der die Wertgrenze übersteigt (siehe § 9 Abs. 5 AOP-Vertrag) ■ Erstattung nach Einzelaufwand bei Kosten für **Arzneimittel** > 40,00 EUR, dabei Erstattung mit einem Abschlag von 25 % zuzüglich Mehrwertsteuer auf der Grundlage der Lauertaxe (siehe § 9 Abs. 7 AOP-Vertrag)
Prä-, intra- und postoperativ	Präoperative Leistungen sind nach Maßgabe der Abrechnungsbestimmungen des EBM zu erbringen, d. h., an 5 Arbeitstagen können 3 Behandlungen erbracht werden. Bei stationärem Aufenthalt sind die diagnostischen Maßnahmen, die dazu erforderlich und innerhalb der Frist nach § 115a SGB V erbracht werden, nicht gemäß § 115b SGB V abzurechnen. Die Abrechnung postoperativer Leistungen nach EBM ist innerhalb der 14-Tage-Frist möglich (7 Behandlungstage innerhalb der 14 Kalendertage), bei Erbringung durch den Operateur mit einem Abschlag von 27,5 % auf die Punktzahl des postoperativen Behandlungskomplexes.

Lernfeld 7 und 8

MATERIALIEN

1. Abrechnungsbeispiel: Vergütung von hochpreisigen Arzneimitteln (§ 9 Abs. 7 AOP-Vertrag)

Für einen Behandlungsfall (inkl. prä-, intra- und postoperativer Leistungen) wurden 5 Tabletten des Medikaments A verbraucht. Nach Lauertaxe enthält die größte Verpackungseinheit des Medikaments A 100 Tabletten, der Apothekeneinkaufspreis dieser Packungseinheit beträgt 900,00 EUR. Der Preis einer Tablette (Verbrauchseinheit) beträgt somit 9,00 EUR. Der Preis des Arzneimittels in unserem Behandlungsfall beträgt 45,00 EUR (5 Tabletten · 9,00 EUR). Dieser Preis übersteigt 40,00 EUR, sodass die Regelung nach § 9 Abs. 7 AOP-Vertrag hier angewendet wird. Es wird der Betrag von 45,00 EUR abzüglich 25 % (Abschlag) und zuzüglich des geltenden Umsatzsteuersatzes vergütet:
45,00 EUR − 11,25 EUR (25 %) = 33,75 EUR
33,75 EUR +   6,41 EUR (19 %) = 40,16 EUR

Das Beispielkrankenhaus erhält für die verbrauchten Tabletten 40,16 EUR.

2. Abrechnungsbeispiel: Kataraktoperation (Phakoemulsifikation) mit Linsenimplantation

ICD-10-GM	H25.1	Cataracta nuclearis senilis			
OPS 2016	5-144.3aL	Extrakapsuläre Extraktion der Linse [ECCE]: Linsenkernverflüssgung [Phakoemulsifikation] über sklero-kornealen Zugang: Mit Einführung einer kapselfixierten Hinterkammerlinse, monofokale Intraokularlinse: links			
Anästhesie		Retrobulbäranästhesie durch Operator			
Behandlungstag	EBM-Nr.	Leistungsbeschreibung	EBM Punkte	Punktwert	Betrag
präop. Tag	06212	Grundpauschale, je Behandlungsfall Fachgruppe Augenärzte, Versicherte ab Beginn des 60. Lj.	150	10,4361	15,65 EUR
	06333	Binokulare Untersuchung des gesamten Augenhintergrundes	51	10,4361	5,32 EUR
	33001	Ultraschall-Biometrie des Auges	53	10,4361	5,53 EUR
OP-Tag	31351	Intraocularer Eingriff der Kategorie X2	4.058	10,4361	423,50 EUR
	31801	Retrobuläre Anästhesie **durch den Operateur**, der einen Eingriff der Kategorie X erbringt	163	10,4361	17,01 EUR
	31503	Postoperative Überwachung im Anschluss an die Erbringung einer Leistung entsprechend den Gebührenordnungspositionen ..., 31351	513	10,4361	53,54 EUR
1. postop. Tag		Arzt-Patienten-Kontakt zur Nachbehandlung (mit der Grundpauschale bzw. dem OP-Komplex abgegolten)			
2. postop. Tag	31719	Postoperative Behandlung nach der Erbringung einer Leistung entsprechend den Gebührenordnungspositionen ..., 31351 bei Erbringung durch den Operateur (abzgl. 27,5% gem. § 7 Abs. 2; 286 Punkte − 79 Punkte)	207	10,4361	21,60 EUR

Honorarsumme	542,15 EUR
Sachmittelpauschale gem. § 9 Abs. 3 AOP-Vertrag i. H.v. 7 % der Honorarsumme	37,95 EUR
Pauschalerstattungen nach Kapitel 40 EBM: 40120 – Briefversand (Kurzmitteilung nach § 8)	0,55 EUR
Einzelerstattung > 12,50 EUR gem. § 9 Abs. 5 AOP-Vertrag:	
– Implantat (Linse, 161,77 EUR – 12,50 EUR)	149,27 EUR
– Viskoelastika (102,70 EUR – 12,50 EUR)	90,20 EUR
Rechnungssumme	820,12 EUR

Deutsche Krankenhaus Verlagsgesellschaft mbH Düsseldorf: Ambulantes Operieren und stationsersetzende Eingriffe im Krankenhaus nach § 115b SGB V, 20. Auflage, Düsseldorf 2016, S. 69.

Ambulante Operationen werden auch, wenn bestimmte Voraussetzungen erfüllt sind, von Versorgungszentren und niedergelassenen Ärzten angeboten.

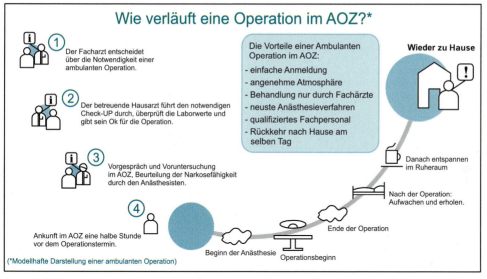

Ambulantes Operationszentrum Düsseldorf;
http://www.aoz-duesseldorf.de/op-ablauf.html - [30.03.2017].

AUFGABEN

1. Sie werden beauftragt, die Abrechnung der ambulant durchgeführten Operationen und stationsersetzenden Eingriffe vorzunehmen. Prüfen Sie, welche zwei Regelungen mit der Abrechnung der Vergütung für einen Kassenpatienten korrekt sind.
   a. Erfolgt die ambulante Operation durch einen am Krankenhaus tätigen Belegarzt, sind seine Leistungen ausschließlich nach den vertragsärztlichen Regelungen mit der zuständigen Kassenärztlichen Vereinigung abzurechnen. Die belegärztliche Leistung ist auf der Rechnung des Krankenhauses als gesonderter Posten auszuweisen.

b. Die Leistungen aus dem Katalog ambulant durchführbarer Operationen und stationsersetzender Eingriffe werden dem Krankenhaus von der für die Patienten zuständigen Krankenkasse vergütet.
c. Grundlage für die Vergütung sind die aufgeführten Leistungen des Einheitlichen Bewertungsmaßstabes nach den vertragsärztlichen Vergütungssätzen, wobei die Punktzahlen mit dem regionalen Punktwert multipliziert werden.
d. Das Krankenhaus rechnet seine ambulanten Leistungen nach tatsächlichem Aufwand ab.
e. Das Krankenhaus kann seine ambulanten Leistungen erst abrechnen, wenn der Antrag auf Zulassung der ambulanten Tätigkeit durch die Kassenärztliche Vereinigung bewilligt wurde.
f. Wird ein Patient an demselben Tag in unmittelbarem Zusammenhang mit dem ambulanten Eingriff eines Krankenhauses stationär aufgenommen, erfolgt die Vergütung auf der Grundlage des Einheitlichen Bewertungsmaßstabes und der Bundespflegesatzverordnung bzw. des Krankenhausentgeltgesetzes.
g. Postoperative Leistungen sind im Rahmen des ambulanten Operierens im Krankenhaus innerhalb von 30 Tagen durchzuführen.

2. Tragen Sie in die rechte Spalte die notwendigen Regelungen ein. Beschaffen Sie sich diese Informationen selbst. Die Wahl der Sozialform ist Ihnen freigestellt.

Grundlage für die Tätigkeit als Vertragsarzt	
Zuständige Stelle für das Honorar des Belegarztes	
Gründe für das Abrechnen einer geminderten Fallpauschale	
Zuständige Stelle für den Honoraranspruch eines ermächtigten KH-Arztes im Rahmen seiner ambulanten Tätigkeit	
Begriff der Institutionellen Leistungserbringer	

Lernfeld 7 und 8

Leistungserbringer in der spezialfachärztlichen Versorgung	
Voraussetzung für eine Hochschulambulanz	
Zuständige Stelle für die Vergütung einer Hochschulambulanz	
Inhalt von § 118 SGB V	
Institutsambulanz als Reaktion auf die demografische Entwicklung	
Begriff der Geriatrie	
Gesetzliche Grundlage zur Gründung eines MVZ	
Merkmale eines MVZ	
Gründer eines MVZ	
Verschiedene MVZ-Typen	

Lernfeld 7 und 8

Vorwiegende Rechtsformen eines MVZ	
Vertragspartner bei DMP	
Inhalt von § 137f Absatz 4 SGB V	
Inhalt von § 115b SGB V	
Vertragspartner des AOP-Vertrages	
Erstattung von Arzneimitteln nach AOP-Vertrag über 40,00 EUR	
Vergütung von ärztlichen Leistungen nach AOP-Vertrag	
Ambulantes Operieren durch Vertragsärzte im Krankenhaus	
Zuständige Stelle für die Leistungsabrechnung der Notfallambulanz	

Lernfeld 7 und 8

4 Abrechnung von Leistungen vollstationärer Behandlung im somatischen Bereich

Lernfeld 9: QM
Des Weiteren:
Deutsch/Kommunikation

4.1 Ablauf und Dokumentation in der Patientenaufnahme

SITUATIONSVORGABE

Sarah ist für einige Wochen in der Patientenaufnahme der Schlossklinik eingesetzt. Sie erinnert sich noch mit Schrecken an den gestrigen Tag und berichtet der kaufmännischen Angestellten Anna Fröhlich, die ebenfalls in der Patientenaufnahme tätig ist, Folgendes: „Gestern erschien ein Patient in der Patientenaufnahme und verlangte lautstark die stationäre Aufnahme durch den Stationsarzt. Der Mann behauptete, telefonisch einen Termin zur stationären Aufnahme mit der Station abgesprochen zu haben, gestützt durch die Behauptung, er sei im Besitz einer ordnungsgemäßen Überweisung. Der Patient konnte keine gültige Versichertenkarte vorlegen."

INFORMATIONSTEXT

Patientengruppen in einem Krankenhaus	Anlaufstellen zur Patientenaufnahme
Gehfähige Patienten mit Einweisung durch den behandelnden Hausarzt	■ Zentrale stationäre Aufnahme (Abklärung der verwaltungstechnischen Daten) ■ Ärztliche Ambulanz (ärztliche Aufnahme)
Selbstzuführer ohne Einweisung	Aufnahme erfolgt in der entsprechenden Ambulanz
Liegendkranke Patienten mittels Rettungsdienst oder Krankentransport	Aufnahme erfolgt in der Notfallambulanz

Was muss wie eingewiesen werden?

Voll- und teilstationärer Aufenthalt	Einweisung durch den niedergelassenen Arzt
Vor- und/oder nachstationärer Aufenthalt	Einweisung
Ambulantes Operieren	Keine Einweisung erforderlich
Behandlung in der Notfallambulanz	Keine Einweisung erforderlich
Behandlung in der Ermächtigungsambulanz	Keine Einweisung erforderlich

ARBEITSAUFTRÄGE

1. Tragen Sie Ihre Erfahrungen bezüglich einer Patientenaufnahme in Ihren Häusern zusammen. Gehen Sie dabei auf unterschiedliche Klientengruppen ein. Stellen Sie Vor- und Nachteile des jeweiligen Ist-Ablaufes heraus.
2. Leiten Sie in Ihrer Gruppe daraus ab, wie die Patientenaufnahme von gehfähigen Patienten mit Einweisung durch den behandelnden Hausarzt in der Schlossklinik grundsätzlich erfolgen sollte (im Sinne eines Optimalzustandes). Klären Sie dazu auch die Begriffe Überweisung und Einweisung.

3. Die Schlossklinik arbeitet derzeit im Rahmen ihres Qualitätsmanagement-Systems an verschiedenen Verfahrensanweisungen.
   a. Erstellen Sie in Ihrer Gruppe eine Verfahrensanweisung zum Ablauf einer Patientenaufnahme elektiv einbestellter GKV-Patienten in der Schlossklinik. Berücksichtigen Sie dazu mögliche Abweichungen oder Störungen des Prozessablaufs (s. o.) Stellen Sie dabei das unterschiedliche Vorgehen über Entscheidungsschritte dar. Geben Sie auch die erforderlichen Dokumente an (Patientenstammblatt, Kostenübernahmeantrag, Datenschutzantrag, Behandlungsvertrag, Wahlleistungsvereinbarung).
   b. Klären Sie in Ihrer Gruppe die wesentlichen Inhalte der Dokumente im Rahmen der Patientenaufnahme.

MATERIALIEN

Bei einer Verfahrensanweisung (VA) wird ein bestimmter Prozess in Prozessschritte -sogenannte Handlungs- und Entscheidungsschritte- aufgegliedert. Anschließend erfolgt eine einheitliche Regelung und Abbildung dieses Prozesses. Es wird berücksichtigt, was bei jedem Schritt an möglichen Abweichungen passieren kann und wie damit zu verfahren ist. VA = Beschreibung und Anleitung eines geregelten betrieblichen Prozesses.

Zu verwendende Symbole

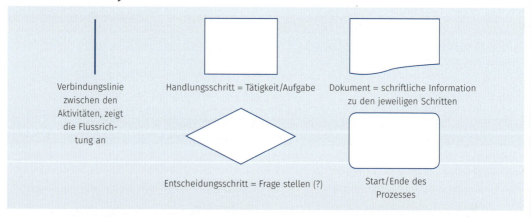

4.2 Verschlüsselung von Diagnosen und Prozeduren

SITUATIONSVORGABE

Ein Patient von Herrn Dr. Kaiser, Herr Kraus, findet sich mit einem Einweisungsschein in der Patientenaufnahme der Schlossklinik ein. Sarah sieht sich u. a. die Diagnoseverschlüsselung I21.9 V an und erklärt einer Auszubildenden im ersten Ausbildungsjahr, wie Diagnosen und Prozeduren verschlüsselt werden.

INFORMATIONSTEXT

Die Abkürzung **ICD** steht für „**International Statistical Classification of Diseases and Related Health Problems**", also Internationale statistische Klassifikation der Krankheiten und verwandter Gesundheitsprobleme. Derzeit handelt es sich um die 10. Revision.

Diese Klassifikation wurde von der Weltgesundheitsorganisation erstellt und vom Deutschen Institut für Medizinische Dokumentation und Information (DIMDI) ins Deutsche übertragen und herausgegeben.
Der ICD 10 wird seit dem 01.01.1998 in der Todesursachenstatistik und seit dem 01.01.2000 zur Verschlüsselung von Diagnosen in der **ambulanten** und **stationären Versorgung** eingesetzt.

Die Codierung ist zu verwenden auf:
- Abrechnungsunterlagen
- Arbeitsunfähigkeitsbescheinigungen
- Angaben zur Krankenhausbehandlung gegenüber den Krankenkassen

Eine Diagnoseverschlüsselung auf Überweisungen, Krankenhauseinweisungen, Arztbriefen oder bei der Patientendokumentation kann hilfreich sein, reicht aber aufgrund der Informationsverdichtung nicht aus. Hier sind Klartextangaben erforderlich!
Zur Verschlüsselung von Diagnosen in der **ambulanten** und **stationären Versorgung** wird das systematische und das alphabetische Verzeichnis der ICD-10-GM in der jeweils gültigen Fassung eingesetzt. GM bedeutet ‚German Modifikation'.
Wann welche **ICD-10-Version** für welche Zwecke eingesetzt wurde und wird, legt das Deutsche Institut für Medizinische Dokumentation und Information (DIMDI) fest.

Der ICD-10-GM besteht aus zwei Teilen:
- Band 1 enthält das systematische Verzeichnis, also die Gliederung nach der entsprechenden Verschlüsselung. Hinter dem entsprechenden Schlüssel ist die Art der Erkrankung hinterlegt. Das Systematische Verzeichnis ordnet den unterschiedlichen Krankheitsgruppen jeweils Buchstaben zu. Beispielsweise gehören ICDs mit dem Buchstaben I Krankheiten des Kreislaufsystems, die mit K Krankheiten des Verdauungssystems an. Die darauf folgenden Zahlen geben die genaue Diagnose an.
- Band 2 enthält das alphabetische Verzeichnis. Hier kann mithilfe der Art der Erkrankung (nicht mit der anatomischen Lokalisation) die entsprechende Schlüsselnummer nachgeschlagen werden.

Die Regeln für die Verschlüsselung von Krankheiten und Prozeduren in der stationären Versorgung sind in der jeweiligen Fassung der Deutschen Kodierrichtlinien (DKR) festgehalten. In psychiatrischen und psychosomatischen Einrichtungen sind die DKR-Psych zu beachten.

Im Krankenhaus sind zu verschlüsseln:
- **Die Hauptdiagnose:** „Die Diagnose, die nach Analyse als diejenige festgestellt wird, die hauptsächlich für die Veranlassung des stationären Krankenhausaufenthaltes verantwortlich ist."
  Die Hauptdiagnose wird auf der Grundlage der Befunde erst am Ende des stationären Aufenthaltes festgestellt. Die Hauptdiagnose kann, muss aber nicht mit der Einweisungsdiagnose übereinstimmen.
  I20.0 Instabile Angina pectoris
- **Die Nebendiagnose:** „Eine Krankheit oder Beschwerde, die entweder gleichzeitig mit der Hauptdiagnose besteht oder sich während des Krankenhausaufenthaltes entwickelt."
  Die Nebendiagnose muss eine der nachfolgenden Konsequenzen haben:
  - therapeutische Maßnahmen
  - diagnostische Maßnahmen
  - erhöhter Betreuungs-, Pflege- und/oder Überwachungsaufwand

Eine oder mehrere der oben genannten Faktoren werden üblicherweise eine verlängerte Dauer des stationären Aufenthaltes zur Folge haben.

Beispiel 1:

Ein Patient, der wegen einer Pneumonie stationär aufgenommen wird, hat zusätzlich Diabetes mellitus. Das Pflegepersonal prüft täglich den Blutzucker und der Patient bekommt eine Diabetes-Diät.

Hauptdiagnose J18.-   Pneumonie

Nebendiagnose E10.9   Diabetes mellitus

Beispiel 2:

Ein Kind mit Down-Syndrom wird wegen eines angeborenen Herzfehlers zur Herzoperation aufgenommen.

Hauptdiagnose: Q21.0   Ventrikelseptumdefekt

Nebendiagnose: Q90.9   Down-Syndrom, nicht näher bezeichnet

Folgende Diagnosezusätze können im niedergelassenen Bereich zur Qualifizierung verwendet werden:
- V Verdachtsdiagnose bzw. auszuschließende Diagnose
- Z (symptomloser) Zustand nach der betreffenden Diagnose
- A ausgeschlossene Diagnose
- G gesicherte Diagnose (auch anzugeben, wenn A, V oder Z nicht zutreffen)

Merke

» Im Krankenhaus dürfen diese Zusatzkennzeichen nicht verwendet werden!

Zur Kennzeichnung der Lokalisation dient das Zusatzkennzeichen mit den drei Ausprägungen:
- R Rechts
- L Links
- B Beiderseits

Das Zeichen „-" ist Teil der Schlüsselnummern des Minimalstandards. Wird z. B. die Schlüsselnummer I44.- verwendet, so wird damit das oberste Gliederungskriterium eines Schlüssels angezeigt. Auf eine weitere Präzisierung, die möglich ist (I44.0, I44.1, I44.2, I44.7) wird aus bestimmten Gründen verzichtet.

Beispiele:

Diagnose	§ 295 SGB V (ambulante Versorgung)	§ 301 SGB V (stationäre Versorgung)
Schnittwunde am linken Unterarm	S51.9 GL	S51.9 L
Schrumpfniere beiderseits	N26 GB	N26 B
Zustand nach Apoplex	I64 Z	Z86.7
Ausgeschlossener Herzinfarkt	I21.9 A	Z03.4
Verdacht auf Herzinfarkt	I21.9 V	Z03.4

So darf der Minimalstandard von den Ärzten der hausärztlichen Grundversorgung, im organisierten Notfalldienst und von Ärzten in der fachärztlichen Versorgung, sofern sie Diagnosen außerhalb ihres eigenen Fachgebietes verschlüsseln, benutzt werden.

Merke

» Fachärzte innerhalb ihres eigenen Fachgebietes und Krankenhausärzte müssen die komplette ICD-10-Angaben für die Zwecke des SGB V verwenden! Es ist so spezifisch wie möglich zu verschlüsseln.

Schlüsselnummern, die mit einem Ausrufungszeichen im ICD-10-Katalog versehen sind, dürfen nur im Zusammenhang mit anderen nicht markierten Schlüsselnummern verwendet werden. Es handelt sich zum Teil um Spezifikationen einer Diagnose. Auch Stern-Schlüsselnummern dürfen nicht als alleinige Schlüsselnummern verwendet werden, sondern immer nur zusammen mit einer anderen, nicht-optionalen Schlüsselnummer. Die primäre Schlüsselnummer wird in diesem Fall durch ein angehängtes Kreuz gekennzeichnet, z. B. E10.30 + H36.0* (diabetische Retinopathie). Auf den Abrechnungsunterlagen und Arbeitsunfähigkeitsbescheinigungen nach § 295 SGB V können Kreuz und Stern weggelassen werden, da diese Eigenschaften für alle Schlüsselnummern eindeutig vorgegeben sind: E10.30 H36.0. Mit der Einführung des DRG-Systems[1] hat die Kreuz-Stern-Verschlüsselung im Krankenhaus an Bedeutung gewonnen, da ein Behandlungsfall unter Umständen durch die Angabe einer Stern-Schlüsselnummer einer höheren Komplexitätsstufe zugeordnet wird.

Die Prozedur

Alle signifikanten Prozeduren, die vom Zeitpunkt der Aufnahme bis zum Zeitpunkt der Entlassung vorgenommen werden und im **Operationen- und Prozedurenschlüssel (OPS)** abbildbar sind, sind zu kodieren. Dieses schließt diagnostische, therapeutische und pflegerische Prozeduren ein. Die Verwendung der OPS-Schlüssel gilt auch für den Bereich des ambulanten Operierens.

Die Definition einer signifikanten Prozedur ist, dass sie entweder

- chirurgischer Natur ist,
- ein Eingriffsrisiko birgt,
- ein Anästhesierisiko birgt,
- Spezialeinrichtungen oder Geräte oder eine spezielle Ausbildung erfordert.

---

[1] siehe Lernfeld 7 und 8, Kapitel 4.4.

Lernfeld 7 und 8

Der Aufbau eines OPS-Kodes

Ein OPS-Kode hat maximal sechs Stellen. Die erste Stelle bezeichnet die Kapitelnummer, d. h., sie lautet 1, 3, 5, 6, 8 oder 9 (die Kapitel 2, 4 und 7, die in der Ursprungsversion der WHO vorhanden waren, sind im OPS derzeit nicht besetzt). Danach folgt, durch einen Bindestrich getrennt, eine dreistellige Folge aus Ziffern und Buchstaben, die der weiteren Untergliederung dient. Nach der vierten Stelle kann der Kode enden; ist das nicht der Fall, folgen ein Punkt und eine oder zwei weitere alphanumerische Stellen.

5	-	52	6	.	2	0
Kapitel 5: Operationen						
		Dreistelliger Kode **5-52**: Operationen am Pankreas				
			Vierstelliger Kode **5-526**: Endoskopische Operation am Pankreasgang			
					Fünfstelliger Kode **5-526.2**: Endoskopische Steinentfernung am Pankreasgang	
						Sechsstelliger Kode **5-526.20**: Endoskopische Steinentfernung am Pankreasgang mit Körbchen

OPS Version 2017, Z www.dimdi.de/static/de/klassi/ops/kodesuche/onlinefassungen/opshtml2017/block-5-42...5-54.htm#code5-526 - [30.03.2017].

Chirurgische Prozeduren werden häufig als Hauptprozedur verwendet. Normalerweise ist eine Prozedur vollständig mit all ihren Komponenten, wie z. B. Vorbereitung, Lagerung, Anästhesie, Zugang, Naht usw., in einem Kode abgebildet.

Beispiel:	
Hauptdiagnose:	Ovarialzyste
Nebendiagnose:	Polyp des Corpus uteri/Menorrhagie
Prozedur:	Laparoskopische Exzision einer Ovarialzyste, Therapeutische Kürettage

Es ist sinnvoll, den Kode für die Hauptprozedur zur Therapie der Ovarialzyste an erster Stelle anzugeben:
5-651.92   Exzision einer Ovarialzyste, endoskopisch (laparoskopisch)
5-690.2   Therapeutische Kürettage mit Polypentfernung

Wann welche OPS-Version für welche Zwecke eingesetzt wurde und wird, legt das DIMDI fest.

Ab dem OPS 2005 gelten für die Seitenangabe die Zusatzkennzeichen, wie sie im ICD-10-GM verwendet werden. Diese müssen bei paarigen Organen und Körperteilen (Augen, Nieren...) verwendet werden. Ansonsten sind Schlüsselnummern, die mit einem Zusatzzeichen versehen werden müssen, mit einem Doppelpfeil gekennzeichnet.

Die Auflistung der Diagnosen bzw. Prozeduren liegt in der Verantwortung des behandelnden Arztes. Vor der Kodierung jeglicher Diagnose bzw. Prozedur müssen Informationen anhand der Krankenakte geprüft werden. Der OPS ist eine wichtige Grundlage für das pauschalierende Entgeltsystem. Dieses System liegt der Abrechnung von stationären Krankenhausleistungen (DRGs, siehe Lernfeld 7 und 8, Kapitel 4.4.2) sowie von Leistungen psychiatrischer und psychosomatischer Einrichtungen (PEPPs, siehe Lernfeld 7 und 8, Kapitel 6) zugrunde. Für die Vergütung der ambulanten Operationen nach einheitlichem Bewertungsmaßstab (EBM) werden Operationen und Prozeduren ebenfalls nach OPS kodiert. Auch die Qualitätsberichte der Krankenhäuser basieren auf OPS-kodierten Operationen.

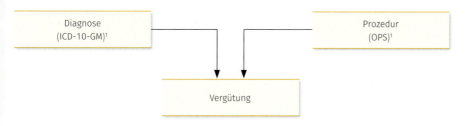

ARBEITSAUFTRÄGE

1. Erklären Sie die Abkürzung ICD 10.
2. Wofür wird dieser Kodierungsschlüssel verwendet?
3. Wer verwendet diesen Kodierungsschlüssel?
4. Auf Herrn Kraus' Einweisungsschein findet sich unter der Diagnose lediglich die entsprechende Codierung. Nehmen Sie dazu Stellung.
5. Welchen Gliederungskriterien unterliegt das systematische Verzeichnis des ICD-10-GM?
6. Unter I.21 weist der ICD 10 als Diagnose ‚Akuter Myokardinfarkt' aus. Auf verschiedenen Einweisungsscheinen tauchen auf:
I21.-   I21.-V   I21.-A
Interpretieren Sie die jeweilige Diagnoseverschlüsselung.
Wer kann die jeweilige Verschlüsselung vorgenommen haben?
Interpretieren Sie die Diagnoseverschlüsselung von Herrn Dr. Kaiser.
7. Erklären Sie den Begriff der Hauptdiagnose und grenzen Sie diesen von der Nebendiagnose ab.
8. Erklären Sie die Bedeutung von Schlüsselnummern, die mit einem Sternchen oder Ausrufungszeichen gekennzeichnet sind.
9. Nennen Sie die Anzahl der Stellen, die ein OPS-Kode mindestens haben muss.
10. Beschreiben Sie, was durch den OPS-Kode verschlüsselt wird.
11. Nennen Sie die Bereiche, in denen der OPS Anwendung findet.

---

[1] in der jeweils aktuell gültigen Fassung, zu finden unter: www.dimdi.de

4.3 Grundlagen der Krankenhausfinanzierung in Deutschland

SITUATIONSVORGABE

Die Universität Neustadt veranstaltet am Lehrstuhl für Gesundheitsökonomie einen Informationstag zum Thema „DRG, Fluch oder Segen für die Gesundheitsbranche". Die Veranstaltung wurde auch im Neustädter Stadtanzeiger angekündigt. Herr Conrad, Leiter der Abteilung Abrechnung, meldet Christian und Sarah für diese Veranstaltung an. Da die beiden Auszubildenden neu in dieser Abteilung sind, bekommen sie im Vorfeld die Aufgabe, sich über die Grundsätze der Krankenhausfinanzierung umfassend zu informieren.

INFORMATIONSTEXT

Die Krankenhausfinanzierung ändert sich grundsätzlich jährlich.

Große Entwicklungsschritte waren in der Vergangenheit **1972/73** die Einführung des dualen Finanzierungssystems (Betriebskosten zahlen die Krankenkassen, Investitionskosten bezahlen die Bundesländer).

Diese Phase wird im Betriebskostenbereich auch mit dem Begriff „Selbstkostendeckung" verknüpft.

Die Krankenhausentgelte leiteten sich damals aus den geplanten Istkosten ab und wurden über tagesgleiche Pflegesätze finanziert. Die Finanzierung der Investitionskosten -zu zahlen von den jeweiligen Bundesländern- betrug damals knapp 10 % der gesamten Krankenhausausgaben. Es wird in dieser Phase von Selbstkostendeckung für jedes Krankenhaus gesprochen.

1993 erfolgte die Umstellung von rein tagesbezogenen Entgelten auf Fallpauschalen, Sonderentgelten und Pflegesätzen des Restbudgets. Im Ergebnis hatte Deutschland mit dem Gesundheitsstrukturgesetz (1993 in Kraft getreten) versucht, ein eigenes Krankenhausfinanzierungssystem neu zu entwickeln. Dieser Versuch wurde aufgegeben zugunsten der Übernahme eines vollständigen Fallpauschalensystems zum **01.01.2003**, welches aus dem angelsäsischen Raum, hier Australien, übernommen wurde.

Zum **01.01.2004** mussten alle somatischen Krankenhäuser ihre Umsatzerlöse in der stationären Patientenversorgung auf das neue pauschalierte Entgeltsystem umstellen. Im Rahmen der sogenannten Konvergenz, beginnend **2005** und abgeschlossen **2010**, erfolgte die Umstellung der somatischen Krankenhausbudgets von der Selbstkostendeckung hin zu allgemein kalkulierten, pauschalierten Entgelten (Bewertungsrelation*Einheitspreis) nach dem Prinzip: „Gleicher Preis für gleiche Leistung". Die Kalkulation der Bewertungsrelationen in der somatischen Patientenbehandlung auf Bundesebene besorgt das Institut für das Entgeltsystem im Krankenhaus GmbH (InEK) in Form sogenannter DRGs (Diagnosis Related Groups). Diese Kalkulationsergebnisse werden in der Regel Ende September für das nächste Jahr als DRG-Katalog veröffentlicht und für verbindlich erklärt. Wenige Einrichtungen sind als besondere Einrichtungen zeitlich befristet von der DRG-Vergütung ausgenommen (zum Beispiel Palliativeinheiten, Krankenhäuser mit dem Behandlungsschwerpunkt „Multiple Sklerose). Diese Einrichtungen vereinbaren weiterhin krankenhausindividuell kalkulierte Entgelte.

Lernfeld 7 und 8

Mit einer zeitlichen Verzögerung von **7 Jahren** wurden die psychiatrischen Entgelte neu gestaltet. Auch für diesen Bereich sollte die Abkehr vom Selbstkostendeckungsprinzip hin zu allgemein pauschalierten Entgelten erfolgen. Diese Entgelte werden als PEPPs (Pauschalierte Entgelte in derPsychiatrie und Psychosomatik) bezeichnet. Jährlich gibt das InEK auf seiner Homepage (www.g-drg.de) die aktuellen Entgeltkataloge für die Somatik (DRGs) und die Psychiatrie (PEPPs) bekannt. Sie basieren auf der Kalkulation echter Fälle (ca. 15 % aller DRG-Fälle aller Krankenhäuser).

Es gibt Absichten des Gesetzgebers, die Investitionskostenfinanzierung und die Betriebskostenfinanzierung zusammenzuführen[1].

Nach Abschluss der Konvergenzphase entwickelte sich die Krankenhausfinanzierung durch eine deutliche Leistungsausweitung in eine gesundheitspolitisch nicht gewollte Richtung. Dieser wirtschaftlichen Mengenausweitung wirkt der Gesetzgeber entgegen, zunächst durch den sogenannten Mehrleistungsabschlag und seit dem **01.01.2017** durch den sogenannten **Fixkostendegressionsabschlag** (FKDA). Es handelt sich um eine Form der Mengensteuerung. Leistungen, die im Vergleich zur Vereinbarung für das laufende Kalenderjahr für den kommenden Vereinbarungszeitraum zusätzlich im Erlösbudget berücksichtigt werden, sind mit einem Abschlag von 25 Prozent (Mehrleistungsabschlag) bzw. 35-50 % (Fixkostendegressionsabschlag) zu vergüten. Der Gesetzgeber geht dabei davon aus, dass mit dem vereinbarten Erlösbudget die in einem Krankenhaus anfallenden Fixkosten bereits gedeckt sind.

GUT ZU WISSEN: VEREINFACHTE DARSTELLUNG ZUR ERMITTLUNG DES FKDA FÜR EIN KRANKENHAUS

DRG	Fälle	x	CMI	x	LBFW (EUR)	=	Planumsatz (EUR)
2017	21,500	x	1.12	x	3 300	=	7 946 4000,00
2016*	20,500	x	1.08	x	3 150	=	6974 1000,00
Differenz	1,000		0.04		150		972 3000,00
						35%	340 3050,00
Abschlag 2017 pro Fallpauschale		340 3050,00	/		21 500	=	158,28

* Zur Vergleichbarkeit wurden die Daten aus 2016 mit Grouper 2017 bewertet.

---

[1] vgl. Lernfeld 3, Kapitel 6.3.1.

Lernfeld 7 und 8

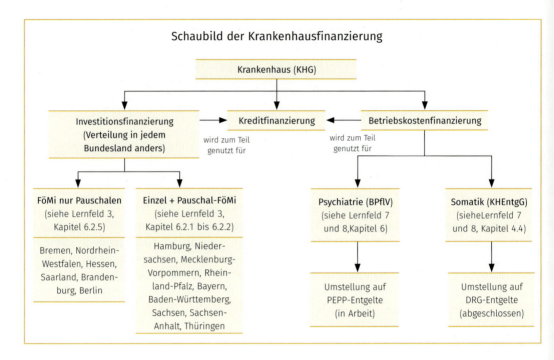

Schaubild der Krankenhausfinanzierung

Auf der Grundlage der oben skizzierten Entwicklung liegen dem Krankenhaus zum gegenwärtigen Zeitpunkt folgende Gesetze bzw. Verordnungen vor:

MATERIALIEN

Rechnungslegungs- und Finanzierungsvorschriften zur Krankenhausfinanzierung

Gesetzesebene[1]	Krankenhausfinanzierungsgesetz (KHG) des Bundes und Krankenhausfinanzierungsgesetze der Länder (KHGs Länder)	Wirtschaftliche Sicherung der Krankenhäuser durch eine duale Finanzierung: – Investitionskosten werden im Wege der öffentlichen Einzel- und/oder Pauschalförderung durch die Länder übernommen, die Verteilung ist jeweils länderspezifisch geregelt. – Laufende Betriebskosten werden durch Erlöse aus medizinisch leistungsgerechten Pflegesätzen finanziert. – Für die Vergütung der allgemeinen Krankenhausleistungen gilt ein durchgängiges, leistungsorientiertes und pauschaliertes Vergütungssystem. – Für die Vergütung der allgemeinen Krankenhausleistungen von psychiatrischen oder psychosomatischen Einrichtungen ist ein durchgängiges, leistungsorientiertes und pauschalierendes Vergütungssystem auf der Grundlage von tagesbezogenen Entgelten einzuführen.
	Fünftes Sozialgesetzbuch (SGB V)	Regelungen zur ambulanten und vor- bzw. nachstationären Krankenhausbehandlung sowie Qualitätssicherung

[1] in den jeweils gültigen Fassungen

Lernfeld 7 und 8

Verordnungen[1]	Gesetz über Entgelte für voll- und teilstationäre Krankenhausleistungen (Krankenhausentgeltgesetz KHEntgG)	Die voll- und teilstationären Leistungen der Krankenhäuser werden nach diesem Gesetz und dem Krankenhausfinanzierungsgesetz vergütet.
	Bundespflegesatzverordnung (BPflV)	Vergütungsvorschriften für voll- und teilstationäre Leistungen, die nach § 17b Abs.1 Satz 1 des KHG nicht in das DRG-Vergütungssystem einbezogen sind.
	Fallpauschalenvereinbarung (FPV)	Abrechnungsbestimmungen für DRG-Fallpauschalen sowie der Fallpauschalen-Katalog
	Vereinbarung pauschalierter Entgelte Psychiatrie und Psychosomatik (PEPPV)	Abrechnungsgrundsätze für psychiatrische und psychosomatische Leistungen sowie PEPP-Entgeltkatalog
	Abgrenzungsverordnung (AbgrV)	Regeln zur Abgrenzung zwischen geförderten und nicht geförderten Wirtschaftsgütern sowie zwischen Instandhaltungs- und Investitionskosten
	Krankenhausbuchführungsverordnung (KHBV)	Regelung der Rechnungs- und Buchführungspflichten von Krankenhäusern

ARBEITSAUFTRÄGE

1. Erklären Sie den Begriff der dualen Finanzierung und nennen Sie die entsprechende gesetzliche Grundlage.
2. Erklären Sie den Unterschied zwischen dem Selbstkostendeckungsprinzip und dem Prinzip „gleiche Leistung, gleicher Preis".
3. Begründen Sie die Einführung eines pauschalierten Vergütungssystems gegenüber den traditionellen Pflegesätzen und nennen Sie das Gesetz, das dieser Vergütungsform zugrunde liegt.
4. Wo werden die Abrechnungsbestimmungen der deutschen Diagnosis Related Groups und der pauschalierten Entgelte in psychiatrischen und psychosomatischen Einrichtungen geregelt?
5. Erklären Sie, warum sich die Kreditfinanzierung aus der Investitionsfinanzierung bzw. der Betriebskostenfinanzierung speisen kann.
6. Erläutern Sie Begriff und Funktion des „Fixkostendegressionsabschlags".
7. Formulieren Sie sechs Fragen zu den bisherigen Abrechnungsmodalitäten und klären Sie diese mit einem Mitschüler/einer Mitschülerin.

4.4 Finanzierung der laufenden Betriebskosten

4.4.1 Grundsätzlicher Aufbau einer DRG

INFORMATIONSTEXT

Der Begriff DRG steht für „Diagnosis Related Groups" (diagnosebezogene Fallgruppen). In diese Fallgruppen wird der Patient aufgrund seiner **Art der Erkrankung**, der **Schwere der Erkrankung** und der **Behandlungsform** eingruppiert. Gegenwärtig gibt es insgesamt 1 220 DRGs und 179 Zusatzentgelte (auf der Grundlage des Fallpauschalenkatalogs 2016).

Es handelt sich bei den DRG also um ein **Patientenklassifikationssystem** mit dem Ziel der systematischen Zuordnung aufwandsähnlicher Fälle zu möglichst kostenhomogenen Fallgruppen unter Beachtung von Kriterien der medizinischen Zusammengehörigkeit. Identisch kodierte Fälle landen in ein- und derselben DRG.

Mehrere DRGs sind grundsätzlich nicht nebeneinander abrechenbar. Das G-DRG-System gilt damit auch als sogenanntes eindimensionales System.

Die Zuordnung zu einer DRG ist nicht zufällig, sondern wird nach festen Regeln vorgenommen. Diese Regeln sind in der EDV-Software hinterlegt, die Grouper genannt wird. Die DRGs werden als vierstelliger alphanumerischer Code (= mögliche Kombination aus Buchstaben und Zahlen) dargestellt. Dieser Code gibt bereits Auskunft über wesentliche Tatbestände, die der Einordnung in diese DRG zugrunde liegen.

Die erste Stelle (Buchstabe) verweist auf die MDC. Das G-DRG-System basiert auf derzeit rund 24 in der Regel organbezogenen Hauptgruppen (Major Diagnostic Categories). Ein Behandlungsfall wird einer Hauptgruppe zugeordnet, indem die Hauptdiagnose nach dem ICD-10-Code definiert wird (z. B. MDC 02 „Krankheiten und Störungen des Auges", alle dortigen DRGs beginnen mit „C").

Die zweite und dritte Stelle (Zahl) des DRG-Codes bildet die Prozedur (Behandlung) ab. Die Verschlüsselung erfolgt über den OPS.
- 0-39 **O**perative Partition
- 40-59 **A**ndere Partition (z. B. invasive Eingriffe)
- 60-99 **M**edizinische Partition

Die Verschlüsselung in den ersten drei Kriterien wird auch **Basis-DRG** genannt.

Bis zu der Ebene der **Basis-DRG** haben die medizinischen Kriterien den größten Einfluss auf die Zuordnung. Wenn es keine Schwankungen innerhalb der Basis-DRG gibt, ist die Basis-DRG mit der abgerechneten DRG identisch. Schwanken die Kosten innerhalb einer Basis-DRG jedoch sehr stark, ist es sinnvoll, eine weitere Unterteilung vorzunehmen. Dies kann über das Alter des Patienten (über bzw. unter 17/70 Jahren), die Nebendiagnosen (mit bzw. ohne CC) oder das Geburtsgewicht im Bereich der Behandlung von Neugeborenen erfolgen.

Die vierte Stelle (Buchstabe) kennzeichnet die Unterscheidung der DRG innerhalb der Basis-DRG durch ihren Ressourcenverbrauch. Die Ressourcenintensität wird über verschiedene Faktoren ermittelt (z. B. Schweregrad des Falls, Alter). Dabei kennzeichnet der Buchstabe A den höchsten Ressourcenverbrauch. Der Buchstabe Z zeigt an, dass die Basis-DRG nicht weiter unterteilt ist. Seit der Einführung des DRG-Systems wurden neue Schweregradstufen eingeführt. Gegenwärtig können maximal 9 Schweregrade innerhalb einer Basis-DRG vorliegen (DRG B70 Apoplexie).

Um den **Schweregrad**, auch als **Splitkriterium** bezeichnet, zu ermitteln, muss jede Nebendiagnose verschlüsselt und bewertet werden. Es erfolgt dann eine Einordnung in einen fünfstufigen Complication und Comorbidity Level (CCL).

Anhand aller dokumentierten und nach der CCL-Systematik bewerteten Nebendiagnosen, die in dem sogenannten PCC_Level gebündelt werden, wird der Gesamtschweregrad mithilfe einer Glättungsformel für den Fall errechnet und an der vierten Stelle der DRG über die Einordnung in einen der neun Schweregrade abgebildet.

> **Beispiel für eine DRG: F62A Herzinsuffizienz und Schock mit äußerst schweren CC, mit Dialyse oder komplizierender Diagnose**
>
> F ➡ Das F steht für eine Krankheit und Störung des Kreislaufsystems (MDC 05)
> (Hauptdiagnosekategorie – MDC)
>
> 62 ➡ Die 62 steht für eine Herzinsuffizienz oder Schock (medizinische Partition)
> (Medizinische Kategorie – Basis-DRG)
>
> A ➡ Das A steht für Begleiterkrankungen oder Symptome, die den Krankheitsverlauf im Sinne des höchsten Ressourcenverbrauches erschweren
> (ökonomisch differenzierte Kategorie – DRG)

4.4.2 Von der DRG zur Vergütung

INFORMATIONSTEXT

Relativgewicht

Jede einzelne DRG hat ein individuelles **Relativgewicht** (auch **Kostengewicht** oder **Bewertungsrelation** genannt). Damit wird der ökonomische Aufwand im Vergleich zu einer Bezugsgröße definiert. Die Durchschnittsfallgruppe im deutschen DRG-System wird mit 1,0 bestimmt und entspricht damit den (gedachten) nationalen Durchschnittsfallkosten. Die Relativgewichte geben also die Verhältnisse der Vergütungshöhen zwischen den einzelnen DRG wieder. Ein Relativgewicht von 2,0 für eine DRG bedeutet eine doppelt so hohe Vergütung wie bei einer DRG mit dem Relativgewicht von 1,0. Das Relativgewicht der einzelnen DRG ist eine vom InEK (Institut für das Entgeltsystem im Krankenhaus) vorgegebene Größe und findet sich in dem jeweils gültigen Fallpauschalenkatalog.

Basisfallwert (BFW)

Im DRG-System wird der Punktwert als Basisfallwert (base rate) bezeichnet. Der Basisfallwert ist für alle DRG gleich hoch. Der Basisfallwert dient als Größe, auf die sich alle DRG in ihrer Vergütung beziehen. Es gilt:

> **Formel**
>
> DRG-Vergütungshöhe = Relativgewicht x Basisfallwert

Bis 2009 wurden die Basisfallwerte in Deutschland krankenhausindividuell verhandelt, wobei seit dem Jahr 2005 ein landeseinheitlicher Basisfallwert für das jeweils kommende Jahr festgelegt wurde. In dieser Konvergenzphase wurden die krankenhausindividuellen Basisfallwerte mit Zu- oder Abschlägen vom Budget an den landeseinheitlichen Basisfallwert angenähert. Der Landesbasisfallwert (LBFW) für das kommende Kalenderjahr wird jährlich auf Landesebene neu vereinbart. Derzeit werden die unterschiedlichen Landesbasisfallwerte in sechs Schritten bis 2021 an einen Korridor um einen Bundesbasisfallwert herangeführt. Dieser wird ebenfalls jährlich ermittelt.

Lernfeld 7 und 8

Der Bundesbasisfallwert betrug 2016 3 311,98 EUR. Der Landesbasisfallwert für NRW betrug 2016 3 278,19 EUR.[1]

Formel		
Basisfallwert	Relativgewicht der DRG	= DRG-Preis
3 278,19 EUR	2,220	= 7 277,58 EUR

Fakturierung in somatischen Einrichtungen

Eingaben	Grouper	Relativgewicht	Landesbasisfallwert	DRG-Umsatzerlöse
InEK-Datenmodell ICD (Haupt- und Nebendiagnosen) OPS (Diagnostik/Therapie) Alter Verweildauer Beatmung Weitere administrative Faktoren	IneK zertifizierte Groupersoftware	Im Ergebnis erhält jeder Fall (stat. Patient) ein Fallgewicht (Relativgewicht), das den Ressourcenverbrauch der KH-Behandlung abbildet.	Auf Landesebene wird der Landesbasisfallwert bestimmt und vereinbart. Er gilt für alle Krhs. im Bundesland. + Zuschläge ./. Abschläge	Fall x Relativgewicht x LBFW = Erlös in der GuV Kontengruppe 40 Elektronisch übermittelte Rechnung
Vom Krankenhaus (Ärzte und Medizincontrolling) beeinflussbar und laufend kontrolliert vom Med. Dienst der Krankenkassen			Preis für das Krhs nicht verhandelbar	Fibu des Krankenhauses

Obere/Untere Grenzverweildauer

Für eine große Anzahl von DRGs gibt es eine obere/untere und eine mittlere Verweildauer. Dies hat wirtschaftliche Konsequenzen. Ist die Verweildauer eines Patienten oder einer Patientin länger als die obere Grenzverweildauer, wird zusätzlich zur Fallpauschale ein tagesbezogenes Entgelt abgerechnet. Dieses wird ermittelt, indem das für diesen Fall ausgewiesene Relativgewicht mit dem Basisfallwert multipliziert wird.

Die Zahl der zusätzlich berechneten Belegungstage[2] ermittelt sich wie folgt:
Belegungstage insgesamt (tatsächliche Verweildauer) + 1
− erster Tag mit zusätzlichem Entgelt bei oberer Grenzverweildauer
= zusätzlich abrechenbare Belegungstage

Ist die Verweildauer eines Patienten oder einer Patientin kürzer als die untere Grenzverweildauer, ist ein Abschlag für jeden nicht erbrachten Belegungstag von der Fallpauschale vorzunehmen. Dieser Abschlag pro Tag wird ermittelt, indem das für diesen Fall ausgewiesene Relativgewicht mit dem Basisfallwert multipliziert wird.

---

[1] Dies ist der Landesbasisfallwert NRW 2016. Die aktuellen Landesbasisfallwerte aller Bundesländer sowie den jeweiligen Bundesbasisfallwert entnehmen Sie bitte entsprechenden Seiten im Internet, z. B. unter www.vdek.com.

[2] Zu den Belegungstagen zählt der Aufnahmetag zur voll- und teilstationären Behandlung sowie jeder weitere Tag des Krankenhausaufenthaltes ohne den Verlegungs- oder Entlassungstag aus dem Krankenhaus.

Die Zahl der Abschlagstage ist wie folgt zu ermitteln:
Erster Tag mit Abschlag bei unterer Grenzverweildauer + 1
− Belegungstage insgesamt (tatsächliche Verweildauer)
= Zahl der Abschlagstage

Man kann für die DRG F62A einen sogenannten ‚Pseudotagessatz' bilden. Dabei wird der Basisfallwert mit dem Relativgewicht multipliziert und durch die mittlere Verweildauer dividiert.[1]

Formel
3 278,19 EUR · 2,220 : 16,9 = 430,62 EUR/Tag

Der so ermittelte Tagesrichtwert kann als Grundlage für einen wirtschaftlichen Vergleich mit den ermittelten Zu- bzw. Abschlägen pro Abweichtag der jeweilgen Grenzverweildauer dienen.

Grenzverweildauer, Zuschläge/Abschläge (beispielhaft)

"Kurzlieger" — Tag 1, Tag 2
Untere Grenzverweildauer (UGVD)

"Normallieger" — Tag 3, Tag 4, Tag 5, Tag 6, Tag 7, Tag 8

Obere Grenzverweildauer (OGVD)

"Langlieger" — Tag 9, Tag 10, Tag 11

Abschlag pro Tag (tagesbezogenes Entgelt)
gleiches Entgelt innerhalb dieser Verweildauer
Zuschlag pro Tag (tagesbezogenes Entgelt)

Fallzusammenfassungen
Bei Patienten, die
- innerhalb der oberen Grenzverweildauer bei Einstufung in dieselbe Basis-DRG oder
- innerhalb von 30 Tagen ab dem ersten Aufnahmedatum bei Eingruppierung in dieselbe Hauptdiagnosegruppe (MDC) mit Partitionswechsel (von M oder A nach O) oder
- innerhalb der oberen Grenzverweildauer wegen Komplikationen im Verantwortungsbereich des KH

wieder aufgenommen werden, sind die Aufenthaltsdaten zusammenzuführen und zu einem Fall zusammenzufassen. Zur Ermittlung der Verweildauer sind dabei die Belegungstage der Aufenthalte in diesem Krankenhaus zusammenzurechnen.
Soweit einer der zusammenfassenden Krankenhausaufenthalte bereits abgerechnet wurde, ist diese Abrechnung zu stornieren.

---
[1] Den Berechnungen liegt der Fallpauschalenkatalog 2016 zugrunde.

Auch bei Rückverlegungen innerhalb von 30 Kalendertagen ab dem Entlassungsdatum des ersten Krankenhausaufenthalts aus anderen Krankenhäusern hat das wiederaufnehmende Krankenhaus eine Fallzusammenfassung wie vor beschrieben vorzunehmen.

Abschläge bei Verlegung
Im Fall einer Verlegung eines Patienten bzw. einer Patientin in ein anderes Krankenhaus ist von dem **verlegenden (abgebenden) Krankenhaus** ein Abschlag vorzunehmen, wenn der Patient oder die Patienten die im Fallpauschalen-Katalog ausgewiesene mittlere Verweildauer unterschreitet.

Höhe des Abschlags je Tag
Ausgewiesene Bewertungsrelation für externe Verlegung (siehe Spalte 11 Fallpauschalen-Katalog bei Hauptabteilung bzw. Spalte 13 Fallpauschalen-Katalog bei Belegabteilung) · Basisfallwert.

Abschlagstage
Mittlere Verweildauer nach dem Fallpauschalen-Katalog, kaufmännisch auf die nächste ganze Zahl gerundet
− Belegungstage insgesamt
= **Zahl der Abschlagstage**

DRG-Erlös
Relativgewicht · Basisfallwert
− Höhe des Abschlags je Tag · Zahl der Abschlagstage

Im Fall einer Verlegung aus einem anderen Krankenhaus ist von dem **aufnehmenden** Krankenhaus ein Abschlag (wie oben beschrieben) vorzunehmen, wenn die im Fallpauschalen-Katalog ausgewiesene mittlere Verweildauer im aufnehmenden Krankenhaus unterschritten wird.

Belegpatienten
Für Belegpatienten werden gesonderte Fallpauschalen und Zusatzentgelte vereinbart und im Fallpauschalenkatalog extra ausgewiesen[1] (für das Krankenhaus reduzierte Fallpauschale, Belegarzt rechnet mit der KV, außerhalb seines Regelleistungsvolumens, extra ab).
Für den Fall, dass ein Krankenhaus mit Belegbetten mit dem Belegarzt einen sogenannten Honorarvertrag schließt, wird der Belegpatient mit der Fallpauschale für die Hauptabteilung
in Höhe von 80 % abgerechnet[2]. In diesem Fall rechnet der Belegarzt direkt mit der Klinik ab.

---

[1] Im Fallpauschalenkatalog unter Teil b) Bewertungsrelationen durch Belegabteilung.
[2] Im Fallpauschalenkatalog unter Teil a) Bewertungsrelationen durch Hauptabteilung.

Lernfeld 7 und 8

> **Merke**
>
> Eine DRG wird hinsichtlich der Verweildauer des Patienten oder der Patientin bei ganzheitlicher Behandlung in einem Krankenhaus oder bei einer externen Verlegung wie folgt geändert:
>
> G-DRG-Fallpauschale, ggf. zu korrigieren um
>
> – Abschlag für Nicht-Überschreiten der unteren Grenzverweildauer oder
>
> + Zuschlag für Erreichen der oberen Grenzverweildauer oder
>
> – Abschlag bei Entlassungsverlegung vor Erreichen der mittleren Verweildauer
>
> – Abschlag bei Aufnahmeverlegung und Nichterreichen der mittleren Verweildauer
>
> Damit wird deutlich, dass eine bestimmte DRG-Fallpauschale nicht immer den gleichen Wert – vergütet in EUR – besitzt.

Während die Relativgewichte und der Landesbasisfallwert gegebene Größen sind, sind der **Casemix** (CM) und der **Casemix-Index** (CMI) zwei Parameter, die variabel sind und neben der Fallzahl die entscheidenden betriebswirtschaftlichen Größen darstellen:

Casemix

Der **Fallmix (Casemix)** ergibt sich, indem das Relativgewicht je DRG mit der entsprechenden Fallzahl multipliziert wird. Es spiegelt die Summe aller Relativgewichte innerhalb einer Abteilung, eines Krankenhauses, einer Region oder eines Landes wider.

> **Formel**
>
> Relativgewicht der DRG a 2 · Fallzahl der DRG a 100
>
> + Relativgewicht der DRG b 3 · Fallzahl der DRG b 40
>
> + Relativgewicht der DRG c 4 · Fallzahl der DRG c 20
>
> = Casemix (2,00 · 100 + 3,00 · 40 + 4,00 · 20) = 400

Casemix-Index

Der **Casemix-Index** entsteht, indem der Casemix durch die Gesamtfallzahl dividiert wird. Der Casemix-Index gibt Auskunft über die durchschnittliche ökonomische Fallschwere der zugrunde liegenden Daten, sei es des Krankenhauses, der Fachabteilung oder der Erkrankungsgruppe.

> **Formel**
>
> Casemix : Gesamtfallzahl = Casemix-Index
>
> 400 : 160 = 2,50

Ein Casemix-Index (CMI) von 2,50 bedeutet, dass die Fälle des Krankenhauses bzw. der Fachabteilung im Durchschnitt um 1,50 ökonomisch aufwändiger sind als der normierte Durchschnittsfall. Auf diese Weise lassen sich Fachabteilungen untereinander sowie Krankenhäuser besser miteinander vergleichen.
Es gilt folgende Faustregel: Je höher der Casemix-Index (CMI), desto schwerer (und erlösträchtiger!) sind die behandelten Fälle.

Lernfeld 7 und 8

Das DRG-Budget

Ein Krankenhausbudget auf der Basis von DRG kann ermittelt werden aus der Multiplikation von Casemix-Index, Gesamtfallzahl und Basisfallpreis. Eine Krankenhausrechnung (per Datenübertragung in digitaler Form vom KH an die KK)

Eine Rechnung besteht nicht nur aus der DRG, sondern aus Zu- und Abschlägen, die dann angewendet werden, wenn der Sachverhalt in diesem speziellen Krankenhaus verwirklicht ist.

Formel

Casemix-Index	· Gesamtfallzahl	· Basisfallpreis	= DRG-Budget
2,50	· 160 Fälle	· 3 278,19 EUR/Fall	= 1 311 276,00 EUR

DIE GRUNDFORM EINER SOMATISCHEN FALLABRECHNUNG

Rechnungsdatum: 10.11.20..
Patient: Klaus Eschbach
Aufnahmenummer: 4711
Aufenthaltsdauer 01.11.20.. Bis 06.11.20..
Fachabteilung: Urologie

		Bewertungs-relation	LBFW NRW (2016)	Betrag
M02B	Transurethrale Prostataresektion ohne äußerst schwere CC	1,003	3 278,19 EUR	3 288,02 EUR
	ggf. Zusatzentgelt			
	Zu- und Abschläge			
①	DRG-Systemzuschlag (§ 17b KHG)			1,15 EUR
②	Qualitätssicherungszuschlag (§ 17b Abs. 1a KHG)			1,10 EUR
③	G-BA-Systemzuschlag (§91 Absatz 2 SGB V, i.V.m. § 139c SGB V)			1,63 EUR
④	Ausbildungszuschlag (§ 17a KHG)			82,30 EUR
⑤	Pflegezuschlag (§ 10 Abs. 8 KHEntgG)			11,50 EUR
	Erlösausgleiche (§ 5 Abs. 4 KHEntgG)			32,17 EUR
⑥	Mehrleistungsabschlag bzw. Fixkostendegressionsabschlag (ab 01.01.2017) (§ 4 Abs. 2 KHEntgG)			18,25 EUR
	Zwischensumme Zu- und Abschläge			47,26 EUR
⑦	abzüglich Zuzahlung des Pateienten von 10 EUR pro Tag (§ 39 SGB V i.V.m. § 61 SGB V)			50,00 EUR
	Gesamt			3 285,28 EUR

Hinweis: Die Patientenabrechnung im Krankenhaus (der sogenannte Rechnungssatz) erfolgt im Rahmen eines elektronischen Datenaustauschs gemäß § 301 SGB V papierlos durch die Übermittlung elektronischer Datensätze.

① zur Finanzierung der Entwicklung, Einführung und laufenden Pflege des DRG-Vergütungssystems
② zur Finanzierung von Maßnahmen der Qualitätssicherung
③ Systemzuschlag für den Gemeinsamen Bundesausschuss

Lernfeld 7 und 8

④ zur Finanzierung des Ausbildungsbudgets
⑤ zur Förderung der pflegerischen Versorgung
⑥ zur Mengenregulierung
⑦ innerhalb eines Kalenderjahrs max. 28 Tage bei vollstationärer KH-Behandlung

WESENTLICHE SCHRITTE IM ABRECHNUNGSPROZESS EINES KRANKENHAUSES

Spätestens 3 Arbeitstage nach Aufnahme des Patienten: Meldung an die KK → Spätestens 3 Arbeitstage nach Aufnahmemeldung: Meldung Kostenübernahme durch die KK → Entlassung Patient → Vervollständigen der Patientenakte auf Station → Dokumentation+Codierung → Fakturierung und digitale Übermittlung der Daten nach § 301 SGB

Krankenhausinternes Prozessmanagement

MATERIALIEN

DRG	Partition	Bezeichnung	Bewertungsrelation bei Hauptabteilung	Mittlere Verweildauer 1)	Untere Grenzverweildauer		Obere Grenzverweildauer		Externe Verlegung Abschlag/Tag (Bewertungsrelation)
					Erster Tag mit Abschlag 2), 5)	Bewertungsrelation/Tag	Erster Tag zus. Entgelt 3), 5)	Bewertungsrelation/Tag	
1	2	3	4	6	7	8	9	10	11
B39A	O	Neurologische Komplexbehandlung des akuten Schlaganfalls mit bestimmter OR-Prozedur, mehr als 72 Stunden mit komplexem Eingriff oder mit komplizierender Konstellation oder intensivmedizinischer Komplexbehandlung > 392/368/- Aufwandspunkte	4,955	14,3	4	0,876	28	0,215	
B39B	O	Neurologische Komplexbehandlung des akuten Schlaganfalls mit bestimmter OR-Prozedur, bis 72 Stunden mit komplexem Eingriff, oder mehr als 72 Stunden, ohne kompl. Eingr., ohne kompliz. Konst., ohne intensivmed. Komplexbehandlung > 392/368/- Punkte	3,432	12,9	3	0,699	25	0,152	

Lernfeld 7 und 8

| DRG | Partition | Bezeichnung | Bewertungsrelation bei Hauptabteilung | Mittlere Verweildauer 1) | Untere Grenzverweildauer | | Obere Grenzverweildauer | | Externe Verlegung Abschlag/Tag (Bewertungsrelation) |
					Erster Tag mit Abschlag 2), 5)	Bewertungsrelation/Tag	Erster Tag zus. Entgelt 3), 5)	Bewertungsrelation/Tag	
1	2	3	4	6	7	8	9	10	11
B67A	M	Morbus Parkinson mit äußerst schweren CC oder schwerster Beeinträchtigung	1,567	14,5	4	0,311	28	0,075	0,100
B70B	M	Apoplexie mit neurologischer Komplexbehandlung des akuten Schlaganfalls, mehr als 72 Stunden, ohne komplizierende Diagnose oder mit komplexem zerebrovaskulären Vasospasmus	1,846	8,8	2	0,613	19	0,146	
F62A	M	Herzinsuffizienz und Schock mit äußerst schweren CC, mit Dialyse oder komplizierender Diagnose oder komplizierende Konstellation	2,220	16,9	5	0,360	33	0,089	0,121
L60B	M	Niereninsuffizienz, mehr als ein Belegungstag, mit Dialyse, und komplizierenden Faktoren Alter > 15 Jahre	2,295	13,7	4	0,442	27	0,113	0,150
L60C	M	Niereninsuffizienz, mehr als ein Belegungstag, mit Dialyse oder äußerst schweren CC	1,636	11,5	3	0,394	24	0,096	0,126
W60Z	M	Polytrauma, verstorben < 5 Tage nach Aufnahme	2,208	1,5					

Auszug aus dem Fallpauschalenkatalog 2016; www.g-drg.de

Lernfeld 7 und 8

ARBEITSAUFTRÄGE

1. Ein Patient, bei dem die DRG F62A zur Abrechnung kommt, liegt 36 Tage im Krankenhaus (ohne Entlassungstag).
   Eine weitere Patientin, bei der ebenfalls die DRG F62A zur Abrechnung kommt, wird 4 Tage stationär behandelt (ohne Entlassungstag).
   a. Ermitteln Sie für beide Patienten die jeweiligen Zu- und Abschläge (auf der Grundlage des Landesbasisfallwertes von NRW 2016: 3278,19 EUR).
   b. Belegen Sie rechnerisch, ob eine Unter- bzw. Überschreitung der jeweiligen Grenzverweildauern ökonomisch sinnvoll ist.

2. Ermitteln Sie für die nachfolgenden Fälle jeweils den abrechnungsfähigen DRG-Preis (auf der Grundlage des Landesbasisfallwertes von NRW 2016: 3278,19 EUR).
   a. Ein Patient mit akutem Nierenversagen wird in das örtliche Krankenhaus der Regelversorgung gebracht. Dieses verfügt über keine Dialyseabteilung. Zunächst wird der Patient in dem aufnehmenden Krankenhaus versorgt. Angesichts der Verschlechterung des Gesundheitszustandes wird der Patient nach zwei Tagen in ein passendes anderes Krankenhaus der Regelversorgung gebracht. Der behandelnde Arzt verschlüsselt DRG L60C.
   b. Das aufnehmende Krankenhaus der Maximalversorgung behandelt den Patienten 17 Tage und verschlüsselt DRG L60B.
   c. Ein Patient wird nach einem schweren Motorradunfall vom Rettungsdienst in ein nahe gelegenes Krankenhaus der Schwerpunktversorgung gebracht. Dort diagnostiziert der Arzt eine Vielzahl von Verletzungen (Polytraumatologie). Der Patient erliegt nach drei Tagen den schweren Verletzungen. Abrechnungstechnisch wird vom Krankenhaus die G-DRG-Fallpauschale W60Z fakturiert.
   d. Ein älterer Mann wird mit einem unblutigen Schlaganfall in das nahe gelegene Krankenhaus der Regelversorgung gebracht. Dort diagnostiziert der aufnehmende Arzt eine Apoplexie ohne intrakranielle Blutung (DRG B70B) mit einer mittleren Verweildauer von 9,7 Tagen. Der Patient verbleibt bis zu seiner Verlegung in eine Rehabilitationsklinik insgesamt 28 Belegungstage in dem Krankenhaus.
   e. Ein Patient wird am 11. April des Jahres in den Akutbereich des örtlichen Krankenhauses aufgenommen und am 21. April in das nächst gelegene Krankenhaus der Maximalversorgung verlegt. Verschlüsselt wird B67A.
   f. Das Krankenhaus der Maximalversorgung entlässt den Patienten am 29. April. Der Fall wird identisch kodiert.

3. Ein Patient wird als Notfall in ein Krankenhaus mit Stroke Unit (= Schlaganfallspezialstation) eingeliefert und mit einer neurologischen Komplexbehandlung therapiert. Nach 13 Belegungstagen wird der Patient am 14. Tag in eine neurologische Rehabilitation entlassen; es kommt DRG B39B zur Abrechnung.

Lernfeld 7 und 8

Am 4. Tag nach der Entlassung muss der Patient aus der neurologischen Reha-Klinik (Anschlussheilbehandlung) zurück in das Akutkrankenhaus verlegt werden, weil sich die Ausfallerscheinungen häufen. Der Patient wird wieder stationär aufgenommen und wechselt wieder nach weiteren 16 Belegungstagen in die neurologische Reha-Klinik. Das Krankheitsbild hat sich verschlechtert und wird nun als B39A verschlüsselt.

a. Beschreiben Sie, wie mit dem vorstehenden Fall abrechnungstechnisch umzugehen ist.
b. Ermitteln Sie den abrechnungsfähigen DRG-Preis.

AUFGABEN

1. Überlegen Sie sich bitte Fragen zu den gegebenen Antworten. Achten Sie darauf, dass Frage und Antwort eindeutig zueinander passen.
   Die Antworten:
   1. Er steht für diagnosebezogene Fallgruppen
   2. Weil mehrere DRGs nebeneinander nicht abrechenbar sind
   3. Um die Einordnung in die MDC vorzunehmen
   4. Er steht für die Einordnung in einer der 24 organbezogenen Hauptgruppen
   5. Sie bildet die Prozedur ab
   6. Sie wird Basis-DRG genannt
   7. Wenn es keine ökonomischen Schwankungen gibt
   8. Das Alter, die Nebendiagnosen, das Geburtsgewicht
   9. Er wird als Splittkriterium bezeichnet
   10. Er gibt den Ressourcenverbrauch wieder
   11. Damit wird der ökonomische Aufwand im Vergleich zu einer Bezugsgröße definiert
   12. Das ist der Basisfallwert
   13. Für alle Krankenhäuser in einem Bundesland gilt ein einheitlicher Basisfallwert
   14. Indem es Zu- bzw. Abschläge auf den jeweiligen Landesbasisfallwert gibt
   15. Basisfallwert · Relativgewicht
   16. Multiplikation der Relativgewichte mit der Fallzahl
   17. Casemix : Gesamtfallzahl
   18. CMI · Gesamtfallzahl · Basisfallpreis
   19. Das KH erhält Zu- oder Abschläge
   20. Insgesamt eine hohe Fallschwere und demzufolge hohe Erlöse
   21. Den Fixkostendegressionsabschlag

2. Legen Sie sich Lernkarteien an.

   Schreiben Sie dazu einen Begriff auf die Vorderseite der Karteikarte und die jeweilige Erklärung dazu auf die Rückseite der Kartei.
   Zu klärende Karteien bleiben im vorderen Teil Ihres Karteikastens. Karteikarten, deren Inhalte bereits gut gefestigt sind, wandern in den hinteren Teil des Kastens.

MATERIALIEN

Klartext: Die Fallpauschalabrechnung

Sinkende Kapazitäten

Ursprünglich wurde das System der Fallpauschalenabrechnung in Deutschland eingeführt, um Kapazitäten im Bereich Krankenhausbetten zu reduzieren, denn vor 20 Jahren betrug die durchschnittliche Verweildauer in deutschen Krankenhäusern in der Somatik rund 14 Tage. Derzeit liegt die durchschnittliche Verweildauer bei ungefähr 6,5 Tagen. Die Patienten werden im Krankenhaus nicht mehr austherapiert, sondern nach der Hauptbehandlung so schnell wie möglich entlassen. Die Überlegung der Gesundheitspolitik hierzu war, die frei werdenden Kapazitäten einzusparen; also bei gleicher Fallzahl wie zuvor und halbierter Verweildauer die leerstehenden Abteilungen bzw. ganze Krankenhäuser zu schließen.

Neben der Verweildauerverkürzung haben auch die landeseinheitlichen Basisfallwerte eine steuernde Funktion, denn: Die Kalkulation einer Fallpauschale entspricht dem Durchschnittswert vorher definierter Behandlungskomplexe. Die Gesundheitspolitik hat die kalkulierten Kosten durch das System der landeseinheitlichen Basisfallwerte von den Erlösen getrennt. Die Landesbasisfallwerte sind politisch bestimmte Festpreise je Bundesland und liegen seit Jahren unter den kalkulierten Durchschnittskosten der Behandlungskomplexe. Die politischen Gründe liegen auf der Hand: Die Krankenhauslandschaft soll sich auch auf diese Art und Weise „gesund schrumpfen". Alternativ bliebe für die Gesundheitspolitik die Möglichkeit, diese Strukturbereinigung direkt über die Krankenhausplanung zu steuern, beispielsweise durch Schließung von Abteilungen bzw. sogar ganzen Krankenhäusern. Dies jedoch ist politisch nicht mehrheitsfähig.

Steigende Kontrollen

Aus Sicht der Krankenhäuser wird mit diesem fallpauschalbasiertem Abrechnungssystem der wirtschaftliche Anreiz gesetzt, mehr Fälle zu behandeln und/oder den Schweregrad der Behandlung zu maximieren. Unter dem Motto: „Aus eins mach zwei und diese Fälle dann optimal verschlüsselt, spült mehr Geld in die Krankenhauskasse".

Als Konsequenz auf diese Strategie setzen die Krankenkassen verstärkt den Medizinischen Dienst der Krankenkassen (MDK) ein, um den systembedingten Fehlanreizen entgegenzuwirken. So werden derzeit im Durchschnitt 12,5 Prozent der stationären Krankenhausrechnungen durch den MDK überprüft. 41,5 Prozent dieser überprüften Rechnungen gehen im Durchschnitt zugunsten der Krankenkassen aus und die Krankenhäuser müssen im Durchschnitt Abschläge von 500,00 EUR pro Abrechnung hinnehmen.

Als Gegenmaßnahme zu den verstärkten MDK-Prüfungen haben die Krankenhäuser die Dokumentation ihrer Behandlungsprozeduren deutlich verbessert und Medizincontrolling-Abteilungen eingerichtet.

Fazit: Die Kontrollkosten sind im System der Fallpauschalenabrechnung besonders hoch.

Steigende politische Steuerung

Weil die Krankenhäuser ihre Fallzahlen erhöhen, versucht die Politik, dieser Entwicklung durch gesetzlich verordnete Abschläge (Mehrleistungsabschlag, Fixkostendegressionsabschlag) entgegenzuwirken mit dem Ziel, die Kosten im Gesundheitswesen (Krankenkassenbeiträge) zu begrenzen.

Lernfeld 7 und 8

Wer nicht passt, passt nicht

Die Abrechnung einer Fallpauschale berücksichtigt alle Kosten, die während der Behandlung in einem Patientenpfad entstehen können. Die kalkulierten Kosten laut INeK sind dabei Durchschnittswerte, die sowohl reibungslose als auch komplizierte Behandlungsverläufe abbilden. Krankenhäuser mit ökonomischem Druck zu besseren wirtschaftlichen Ergebnissen versuchen, problematische Fälle abzuwehren, zum Beispiel Patienten mit Alkohol- oder anderen Drogenproblemen, Patienten mit Demenzerkrankungen etc. Oft ist aber auch ein hohes Alter des Patienten und der damit einhergehenden beschränkten Beweglichkeit ein Störfaktor in einer wirtschaftlich optimierten Patientenbehandlung. Diese Fälle und deren Behandlungsaufwand sind mit den zugrunde gelegten Durchschnittswerten der DRGs (Fallerlöse) nicht richtig abgebildet. Daher sind diese Fälle wirtschaftlich nicht attraktiv und werden möglichst zu anderen Krankenhäusern geschickt.

Im Ergebnis wird erkennbar, dass die Krankenhauskapazitätspolitik nicht über das System der Krankenhausbedarfsplanung (Planbetten), sondern über ökonomische Zwänge gesteuert wird. Dadurch vollzieht sich in Deutschland abrechnungstechnisch zurzeit das, was in Australien, woher das Deutsche DRG-System ursprünglich stammte, mit den Worten beschrieben wird: **„Patients get sicker and quicker"**, frei übersetzt: Die Patientenabrechnung zeigt ständig steigende Fallschwere-Werte (CMI) bei immer kürzeren Verweildauern.

ARBEITSAUFTRAG

1. Sie sind von der Universität Neustadt als Gastredner zu dem Informationstag ‚DRG, Fluch oder Segen für die Gesundheitsbranche' eingeladen.
    a. Nutzen Sie den Text aus der Wochenzeitung als Primärinformationsquelle.
    b. Suchen Sie im Internet nach weiteren Argumenten für Ihren jeweiligen Interessenvertreter.
    c. Bereiten Sie Ihre Argumente als Statements auf (Ich bin der Meinung, dass, weil …).

Gruppe 1: Krankenhausverwaltungsdirektor   Gruppe 3: Angestellter Krankenhausarzt
Gruppe 2: Gesundheitsministerin   Gruppe 4: Herzpatient

Tipps für den Vortrag:
Bereiten Sie das Statement vor. Nennen Sie das Thema, worüber Sie sprechen.
Einigen Sie sich, wer die Meinung vertritt. Stellen Sie Ihre Position begründet dar.
Stellen Sie sich kurz in Ihrer Funktion vor. Fassen Sie Ihre Botschaft schlüssig zusammen.
Nutzen Sie weitere, mögliche Informationsquellen.

4.5 Dokumentation der Krankenhausbehandlung

SITUATIONSVORGABE

In der Abteilung Leistungsabrechnung der Schlossklinik präsentiert Frau Pohl der Auszubildenden Sarah folgende Abrechnungsbeispiele[1]:

---

[1] *Grundlage für diese Beispiele sind der ICD-10-GM 2016 und der Fallpauschalenkatalog 2016.*

Lernfeld 7 und 8

Patient in:	47 Jahre, weiblich
Verweildauer:	4 Tage
Hauptdiagnose:	Benigne essentielle Hyperthonie: Mit Angabe einer hypertensiven Krise I10.01
Weitere Diagnosen:	Akute respiratorische Insuffizienz, andernorts nicht klassifiziert Typ I (hypoxisch) J96.0
	Eisenmangelanämie, nicht näher bezeichnet D50.9
	Sonstiges akutes Nierenversagen: Stadium 1 N17.81
	Sepsis, nicht näher bezeichnet A41.9
Basisfallpreis:	3 278,19 EUR

1. Beispiel: Dokumentation unvollständig, nur die Hauptdiagnose wird verschlüsselt und dokumentiert I 10.01

↓

	MDC 05 Krankheiten und Störungen des Kreislaufsystems
F67D	Hypertonie ohne komplizierende Diagnose, ohne äußerst schwere oder schwere CC, Alter > 15 Jahre
PCCL	0
Kostengewicht	0,474
Mittlere Verweildauer	4,4 Tage
Untere Grenzverweildauer	2 Tage (0,286 Bewertungsrelation pro Tag)
Erstattung	1 553,86 EUR (3 278,19 EUR · 0,474)

2. Beispiel: Dokumentation unvollständig, die Hauptdiagnose und eine weitere Diagnose werden verschlüsselt und dokumentiert I10.01/J96.0

↓

	MDC 05 Krankheiten und Störungen des Kreislaufsystems
F67D	Hypertonie ohne komplizierende Diagnose, ohne äußerst schwere oder schwere CC, Alter > 15 Jahre
PCCL	2
Kostengewicht	0,474
Mittlere Verweildauer	4,4 Tage
Untere Grenzverweildauer	2 Tage (0,286 Bewertungsrelation pro Tag)
Erstattung	1 553,86 EUR (3 278,19 EUR · 0,474)

3. Beispiel: Dokumentation unvollständig, die Hauptdiagnose und zwei weitere Diagnosen werden verschlüsselt und dokumentiert I10.01/J96.0/D50.9

↓

	MDC 05 Krankheiten und Störungen des Kreislaufsystems
F67B	Hypertonie mit komplizierender Diagnose oder schweren CC
PCCL	3
Kostengewicht	0,767
Mittlere Verweildauer	6,9 Tage
Untere Grenzverweildauer	2 Tage (0,537 Bewertungsrelation pro Tag)
Erstattung	2 514,37 EUR (3 278,19 EUR · 0,767)

4. Beispiel: Dokumentation vollständig, die Hauptdiagnose und alle weiteren Diagnosen werden verschlüsselt und dokumentiert I10.01/J96.0/D50.9/N17.81/A41.9

↓

	MDC 05 Krankheiten und Störungen des Kreislaufsystems
F67A	Hypertonie mit äußerst schweren CC
PCCL	4
Kostengewicht	1,335
Mittlere Verweildauer	11,3
Untere Grenzverweildauer	4 Tage (0,327 Bewertungsrelation pro Tag)
Erstattung	4 376,38 EUR (3 278,19 EUR · 1,335)

Lernfeld 7 und 8

SITUATIONSVORGABE

Frau Pohl erklärt Sarah: „Seit der Einführung des DRG-Finanzierungssystems als Abrechnungsinstrumentarium kommt der Kodierung der Diagnose- und Prozedurenschlüssel sowie der klinischen Dokumentation eine existentielle Rolle für unsere Schlossklinik zu. Früher wurden die Nebendiagnosen nur unvollständig dokumentiert, da sie bei der pflegesatzrelevanten Vergütung keine Rolle spielten. Hier waren nur die Belegungstage wichtig.

Unter den Abrechnungsbedingungen des DRG-Systems wird die korrekte und vollständige Angabe der gruppierungsrelevanten Falldaten jedoch erlösrelevant. An dem Beispiel zeigt sich, wie schwer es für unser Krankenhaus ist, auch mit einem zunehmend ungünstigen Krankheitsverlauf einen höheren Erlös zu erzielen. So bedeutet nicht jede höhere PCCL auch automatisch eine erlösträchtigere DRG. Sie sehen hier sehr gut, wie wichtig es daher ist, **alle** Nebendiagnosen zu dokumentieren, zu verschlüsseln und bei der Ermittlung der abzurechnenden DRG zu berücksichtigen.

Die Diagnose- und Leistungsdokumentation wird in dieser Weise zur Produktbeschreibung, nach der die Leistungen eines Krankenhauses bezahlt werden. Die Leistungen und behandelten Diagnosen, die nicht dokumentiert sind, werden im DRG-System nicht vergütet!"

Neben den leistungsrechtlichen Aspekten hat die Dokumentation der Krankenhausbehandlung weitere, wichtige Gründe. Es ist ein äußerst komplexes Thema.

INFORMATIONSTEXT

- Instrument für die ordnungsgemäße Versorgung des Patienten
- Information für den zu behandelnden Arzt, die mit- und nachbehandelnden Ärzte und die zuständigen Pflegekräfte
- Sicherstellung der Koordination des arbeitsteiligen Zusammenwirkens der für die Behandlung Verantwortlichen
- Aufzeichnung ärztlicher und pflegerischer Tätigkeiten, insbesondere die Anamnese, Diagnose, Therapie, Krankheitsverlauf sowie die getroffenen Maßnahmen und deren Wirkung
- Dokumentation als Pflicht und Teil der dem Patienten geschuldeten Leistungen aus dem Behandlungsvertrag
- Verankerung zur Dokumentationspflicht in § 603f Abs. 1 und 2 BGB
- Pflicht zur Dokumentation gemäß BGH-Urteil vom 23. November 1982
- (Muster-) Berufsordnung für die deutschen Ärztinnen und Ärzte gem. § 10 Abs. 1, wonach der Arzt über die in Ausübung seines Berufes gemachten Feststellungen und getroffenen Maßnahmen die erforderlichen Aufzeichnungen zu machen hat.
- Für Vertragsärzte: § 57 Bundesmanteltarifvertrag-Ärzte vom 19. Dezember 1994 bzw. § 13 Abs. 5 Bundesmanteltarifvertrag-Ärzte/Ersatzkassen vom 07.06.1994
- Spezialgesetzliche Regelungen
- Der Dokumentationspflicht unterliegen alle für die Behandlung der Krankheit wesentlichen medizinischen und tatsächlichen Feststellungen, die getroffenen anamnestischen, diagnostischen und therapeutischen sowie alle sonstigen Maßnahmen/Verfahren, die für die Versorgung des Patienten von Bedeutung sind.
- Krankenblatt:
  - Anamnese (gesundheitliche und soziale Vorgeschichte)
  - Augenblickliche Medikation

- Aktuelle Beschwerden
- Befunde der körperlichen Erstuntersuchung
- Weitere persönlich vom behandelnden Arzt gemachte Feststellungen
- Alle sonstigen für den Krankheitsverlauf wichtigen Angaben (ärztliche Beurteilungen, Diagnosen, Verdachtsdiagnosen, Hinweise zur Prognose)
- Verlegungen innerhalb des Krankenhauses
- Abschluss durch Epikrise bzw. durch den Arztbrief und Unterschrift durch den behandelnden Arzt

- Geordnete Sammlung der Befunde
  - Sämtliche während der Behandlung anfallenden Befundberichte (Röntgen-, EKG- und Ultraschallbefunde), Untersuchungsergebnisse (OP-Berichte, Anäthesie-Protokolle)
- Verlaufskurven: Patientennah geführte, zeitgerasterte Kurven oder Eintragungen von Körpertemperatur, Pulsfrequenz, Blutdruck u. a., richtungsweisende Labor- und Röntgenbefunde sowie andere Untersuchungsergebnisse, ggfl. auch Dokumentation der Patientencompliance
- Aus haftungsrechtlichen Gründen sollten die wesentlichen Punkte des Aufklärungsgespräches in knapper Form in die Krankenunterlagen eingetragen werden.
- Rückgriff auf vorformulierte Aufklärungsbögen, das individuelle Aufklärungsgespräch (wesentliche und insbesondere kritische Punkte) muss jedoch ebenfalls dokumentiert werden.
- In einfach gelagerten Fällen können Patienten, sofern sie dies wünschen bzw. damit einverstanden sind, grundsätzlich auch im Rahmen eines telefonischen Gesprächs über die Risiken eines bevorstehenden Eingriffs aufgeklärt werden.
- Eine Aufklärung vor der Arzneimittelabgabe ist zwingend erforderlich. Insofern sollte der Arzt die Aufklärung in den Krankenunterlagen dokumentieren.
- Bei Minderjährigen ist es zwar grundsätzlich erforderlich, dass beide Elternteile bzw. Sorgeberechtigten in den ärztlichen Heileingriff einwilligen. Die Erfordernis einer ausdrücklichen Willenserklärung hängt jedoch vom Schwere- bzw. Risikograd des Eingriffs ab.
- Bei ambulanter OP sind der genaue Zeitpunkt der Aufklärung sowie die Aufklärung über Besonderheiten zu dokumentieren. Insbesondere sind die Entscheidungskriterien für eine ambulante bzw. nichtambulante Durchführung einer OP zu dokumentieren.
- Vom Patienten im Rahmen der Behandlung getroffene Entscheidungen (z. B. Verlassen des Krankenhauses entgegen ärztlichem Rat) bzw. niedergelegte Erklärungen (z. B. Patientenverfügungen) sind zu dokumentieren.
- Umfasst die Schritte des prozessualen Ablaufs der pflegerischen Versorgung (bestehende und auftretende Pflegebedürfnisse, pflegerische Krankenbeobachtung, Verlaufsbeschreibung, durchgeführte pflegerische Maßnahmen sowie Angaben zur subjektiven Befindlichkeit des Patienten) und ist von der zuständigen Pflegekraft abzuzeichnen.
- Bei Verlegung des Patienten innerhalb des Krankenhauses ist jeder Pflegeabschnitt mit einem kurzen Resümee und Pflegeempfehlungen abzuschließen und abzuzeichnen.
- Die ärztlichen Anordnungen an das Therapeutische Team sowie deren Durchführung sind zu dokumentieren. Im Anschluss daran bestätigt das die anordnende Maßnahme erbringende Mitglied des therapeutischen Teams deren Durchführung durch sein Handzeichnen. In der Regel werden die Maßnahmen des therapeutischen Teams ebenfalls in die Verlaufskurven aufgenommen.
- Medizinischer Dienst der Krankenversicherung (MDK) wird verstärkt zu Fehlbelegungsprüfung eingesetzt, sodass leistungsrechtliche Gesichtspunkte bei der Dokumentation der Krankenhausbehandlung eine Rolle spielen.
- Wichtig ist eine ausführliche und nachvollziehbare Indikationserstellung zur (voll-)stationären Aufnahme (pathologischer Befund, sorgfältige ICD-Verschlüsselung der Diagnosen und Nebendiagnosen).

Lernfeld 7 und 8

- Darlegung, dass das Behandlungsziel nicht durch ambulantes Operieren erreichbar war.
- Darlegung, ob die Erforderlichkeit einer vollstationären Krankenhausbehandlung durch vorstationäre Maßnahmen zu klären oder vorzubereiten war.
- Prüfung und Darlegung der Möglichkeiten einer teilstationären Behandlung.
- Prüfung und Darlegung der Möglichkeiten einer nachstationären und anschließenden ambulanten Weiterbehandlung unter Berücksichtigung von Art und Schwere der Erkrankung.
- Dokumentation, dass die von der Rechtsprechung geforderte Bedenkzeit zwischen Patientenaufklärung und Durchführung eines operativen Eingriffs gewahrt wurde (in der Regel ist eine Aufklärung am Vorabend der OP verspätet).
- Dokumentation einer regelmäßigen Überprüfung der notwendigen Verweildauer für vollstationäre Krankenhausaufenthalte.
- Bei der Dokumentation sozialer Aspekte ist zu beachten, dass sich die Notwendigkeit von Krankenhausbehandlung ausschließlich nach medizinischen Kriterien richtet, soziale Kriterien können nur soweit berücksichtigt werden, wenn aus ihnen medizinische Folgerungen zu ziehen sind.
- Der leitende Abteilungsarzt trägt die Gesamtverantwortung für die ärztliche Dokumentation und deren Durchführung sowie für die geordnete Zusammenführung der Dokumentationsteile zu einer Krankengeschichte.
- Bei belegärztlichen Patienten ist der Belegarzt für die Dokumentation im Rahmen seiner Zuständigkeit verantwortlich.
- Die zuständige leitende Pflegekraft trägt die Verantwortung für die pflegerische Dokumentation und für die Dokumentation der Maßnahmen des Therapeutischen Teams. Aber auch im Bereich der pflegerischen Dokumentation obliegt dem leitenden Abteilungsarzt die Pflicht, die inhaltliche Vollständigkeit der pflegerischen Dokumentation zu überprüfen.
- Jeder Arzt und jede Pflegeperson trägt die Verantwortung für die Dokumentation seiner/ihrer ärztlichen/pflegerischen Anordnung und deren Durchführung.
- Die Dokumentation kann delegiert werden, es muss eine Kontrolle hinsichtlich der ordnungsgemäßen Ausführung erfolgen. Dies gilt umso mehr in Zeiten neuer Berufsbilder, wie etwa medizinische Dokumentationsassistenten. Wird die Dokumentation einer ärztlichen Anordnung delegiert, so hat der anordnende Arzt die erfolgte Dokumentation gegenzuzeichnen.
- Nach Abschluss der Dokumentation sollten die Teilunterlagen abteilungsbezogen zu einer Krankengeschichte (Krankenakte, Patientenakte, Krankenblatt) zusammengeführt werden.
- Nach § 10 Abs. 3 der (Muster-)Berufsordnung für die deutschen Ärztinnen und Ärzte müssen ärztliche Aufzeichnungen nach Abschluss der Behandlung 10 Jahre aufbewahrt werden, wenn nicht eine längere Aufbewahrungsfrist gesetzlich vorgeschrieben ist.
- Bundesland Berlin: Nach § 39 der Berliner Krankengeschichtenverordnung sind Patientendokumentationen von im Krankenhaus Verstorbenen 20 Jahre, in allen übrigen Fällen 30 Jahre aufzubewahren.
- Es gelten weitere spezielle Aufbewahrungsfristen (z. B.: RöV § 28 Abs. 4 / StrlSchV § 43 Abs. 3).
- Schadensersatzansprüche, die auf Verletzung des Lebens, des Körpers, der Gesundheit oder Freiheit beruhen, verjähren gem. § 199 Abs. 2 BGB spätestens in 30 Jahren. Aus diesem Grund wird grundsätzlich eine Aufbewahrungsfrist von 30 Jahren für Krankenunterlagen empfohlen.
- Eine unzulängliche, lückenhafte oder gar unterlassene erforderliche Dokumentation (Dokumentationsmangel) kann zu Beweiserleichterungen bis hin zur Beweislastumkehr zugunsten des Patienten führen. Dies betrifft sowohl den Bereich der ärztlichen als auch der pflegerischen Dokumentation.
- Grundsätzlich hat der Patient die den Schadensersatzanspruch auslösenden Tatbestandvoraussetzungen darzulegen und zu beweisen.

- Liegt jedoch ein Dokumentationsmangel vor (z. B. lückenhafte, unterlassene Dokumentation), kann dies zu Beweiserleichterungen bzw. zur Beweislastumkehr des Patienten in der Weise führen, dass vermutet wird, eine nicht dokumentierte Maßnahme sei vom Arzt auch nicht getroffen worden.
- Die elektronische Patientenakte:
  - Digitale Dokumentations- und Archivierungsverfahren aus Wirtschaftlichkeits- und Praktikabilitätsgründen
  - Grundsätzlich ist ein elektronisches Dokument nicht als Urkunde anzusehen und unterliegt der freien Beweiswürdigung durch den Richter.
  - Qualifiziert signierte elektronische Dokumente, bei denen der Urheber mithilfe eines zertifizierten Verfahrens ermittelt werden kann, sind im Beweiswert den originalen Papierdokumenten gleichgestellt.

vgl. Die Dokumentation der Krankenhausbehandlung, 5. geänderte Auflage, Deutsche Krankenhaus Verlagsgesellschaft mbH Düsseldorf, Düsseldorf 2015.

MATERIALIEN

Muster einer Dienstanweisung zur Pflegedokumentation

1. Ärztliche Anordnungen werden vom Pflegepersonal in die dafür vorgesehene Spalte im Dokumentationssystem eingetragen.
   Erst nachdem der Arzt die Anordnung mit seinem Handzeichen abgezeichnet hat, ist die Anordnung gültig. Nach dem Ausführen der Anordnung zeichnet die Schwester beziehungsweise der Pfleger mit ihrem/seinem Handzeichen ab.

2. Telefonische Anordnungen müssen von demjenigen, der die Anordnung am Telefon entgegennimmt, besonders gekennzeichnet werden: „TA"
   Es wird in das Feld für die ärztlichen Anordnungen eingetragen. Außerdem muss eine mündliche Wiederholung der Anordnung mit Bestätigung des Arztes erfolgen, um Hörfehler auszuschließen. Ein Abzeichnen durch den Arzt beim nächsten Stationsbesuch ist nachträglich erforderlich.

3. Bedarfsmedikation wird in das vorgesehene Feld eingetragen und vom Arzt abgezeichnet.

4. Eintragungen bezüglich Diagnose und Therapie sind grundsätzlich vom Arzt vorzunehmen.

5. Die Dokumentation darf nur mit dokumentenechtem Kugelschreiber vorgenommen werden.
   Fehler bei der Eintragung werden mit einem waagrechten Strich markiert, der Text muss leserlich bleiben.
   Radierungen, Überklebungen und der Gebrauch von Korrekturflüssigkeit sind verboten.

6. Anordnungen und Durchführungen von pflegerischen Tätigkeiten sind vom Pflegepersonal mit Datum, Zeit und identifizierbarem Handzeichen zu dokumentieren.
   Folgende Farben gelten für die verschiedenen Schichten:
   blau   –   Frühdienst
   rot   –   Nachtdienst
   grün   –   Nachmittagsdienst

Die Handzeichen werden auf einer Liste eingetragen und mit dem vollen Namen des Mitarbeiters vervollständigt, neue Mitarbeiter und Aushilfen werden nachgetragen. In der Regel bilden die Initialen oder die ersten beiden Buchstaben des Nachnamens das Handzeichen, gleiche Buchstabenfolgen sind nicht erlaubt.

vgl. Böhme, Hans in: Die Schwester/Der Pfleger 4/95, Bibliomed – Medizinische Verlagsgesellschaft mbH, S. 338.

INFORMATIONSTEXT

Der Umgang mit und die Weitergabe von Patientendaten und -informationen unterliegen gesetzlichen Bestimmungen. Dazu gehören die Schweigepflicht (§ 203 des Strafgesetzbuches, StGB), die Bestimmungen zum Schutz der Sozialdaten (Sozialgesetzbuch, Zehntes Buch, SGB X) und die Regelungen des Bundesdatenschutzgesetzes.

Der Patient hat grundsätzlich ein Recht auf Einsicht in seine Patientenakte und kann Abschriften verlangen. Die Kosten dafür hat er zu tragen. Des Weiteren haben im Falle eines Todes unter bestimmten Voraussetzungen auch Angehörige die vorgenannten Rechte (näheres hierzu regelt § 630g BGB).

Der Patient unterschreibt bei der Aufnahme eine Einwilligungserklärung zur Weitergabe der Daten an autorisierte Stellen für die entsprechende Zweckbestimmung unter Beachtung der jeweiligen datenschutzrechtlichen Regelungen.

Für die Datenübermittlung gemäß § 73 Abs. 1 SGB V an den Hausarzt ist eine schriftliche und widerrufbare Willenserklärung des Patienten erforderlich.

Grundsätzlich sind Krankenhäuser bei Krankenbehandlungen gesetzlich verpflichtet, die in § 301 Abs. 1 SGB V aufgeführten Daten an die Krankenkasse zu übermitteln. Der Datenkatalog des § 301 SGB V stellt eine abschließende Regelung dar. Nur die Ärzte des Medizinischen Dienstes sind befugt, in diese Daten des Patienten Einsicht zu nehmen bzw. Daten über den Katalog des § 301 SGB V hinaus zu erheben.

§ 301 SGB V Krankenhäuser

(1) Die nach § 108 zugelassenen Krankenhäuser sind verpflichtet, den Krankenkassen bei Krankenhausbehandlung folgende Angaben im Wege elektronischer Datenübertragung oder maschinell verwertbar auf Datenträgern zu übermitteln:

1. die Angaben nach § 291 Abs. 2 Nr. 1 bis 10 sowie das krankenhausinterne Kennzeichen des Versicherten,
2. das Institutionskennzeichen des Krankenhauses und der Krankenkasse,
3. den Tag, die Uhrzeit und den Grund der Aufnahme sowie die Einweisungsdiagnose, die Aufnahmediagnose, bei einer Änderung der Aufnahmediagnose die nachfolgenden Diagnosen, die voraussichtliche Dauer der Krankenhausbehandlung sowie, falls diese überschritten wird, auf Verlangen der Krankenkasse die medizinische Begründung, bei Kleinkindern bis zu einem Jahr das Aufnahmegewicht,
4. bei ärztlicher Verordnung von Krankenhausbehandlung die Arztnummer des einweisenden Arztes, bei Verlegung das Institutionskennzeichen des veranlassenden Krankenhauses, bei Notfallaufnahme die die Aufnahme veranlassende Stelle,
5. die Bezeichnung der aufnehmenden Fachabteilung, bei Verlegung die der weiterbehandelnden Fachabteilungen,
6. Datum und Art der im jeweiligen Krankenhaus durchgeführten Operationen und sonstigen Prozeduren,
7. den Tag, die Uhrzeit und den Grund der Entlassung oder der Verlegung, bei externer Verlegung das Institutionskennzeichen der aufnehmenden Institution, bei Entlassung oder Verlegung die für die Krankenhausbehandlung maßgebliche Hauptdiagnose und die Nebendiagnosen,
8. Angaben über die im jeweiligen Krankenhaus durchgeführten Leistungen zur medizinischen Rehabilitation und ergänzende Leistungen sowie Aussagen zur Arbeitsfähigkeit und Vorschläge für die Art der weiteren Behandlung mit Angabe geeigneter Einrichtungen,
9. die nach den §§ 115a und 115b sowie nach dem Krankenhausentgeltgesetz und der Bundespflegesatzverordnung berechneten Entgelte.

Lernfeld 7 und 8

Eine sogenannte Datenübermittlungsvereinbarung nach § 301 Abs. 3 SGB V regelt die Details dazu, zum Beispiel die erforderlich zu übermittelnden Datensätze im Laufe einer Patientenbehandlung.
Mit dem Gesetz zur Verbesserung der Rechte von Patientinnen und Patienten, kurz „Patientenrechtegesetz" vom 20. Februar 2013 wurden die Patientenrechte durch Hinzufügen von §630a-h im Bürgerlichen Gesetzbuch (BGB) verankert. Dies betrifft die bestehende Verpflichtung zur Dokumentation und auch die Informations- und Aufklärungspflichten, die bisher Bestandteil einzelner Rechtsvorschriften waren. Auch spezielle Rechte und Pflichten des Behandlungsvertrages und das Recht des Patienten auf Einsicht in die Patientenakte sind nun im BGB festgeschrieben.

> **Lernfeld 5**
> *Branchentypische Vertragsarten: der Behandlungsvertrag*

ARBEITSAUFTRÄGE

1. Gliedern Sie den Informationstext zur Dokumentation mithilfe folgender Oberbegriffe:
   - Begriff
   - Gründe (medizinisch, leistungsrechtlich, beweisrechtlich)
   - gesetzliche Grundlagen
   - Inhalt (ärztlich, pflegerisch, therapeutisch)
   - Verantwortlichkeiten
   - Aufbewahrungsfristen
2. Nennen Sie die drei Bereiche der ärztlichen Dokumentation.
3. Nennen Sie die wesentlichen Bestandteile der Verlaufsdokumentation.
4. Nennen Sie die wesentlichen Bestandteile einer Pflegedokumentation.
5. Wer trägt die Verantwortung für die geordnete Zusammenführung der Dokumentationsteile zu einer Krankengeschichte?
6. Zeigen Sie Konsequenzen der Delegation einer Dokumentation einer ärztlichen Anordnung auf.
7. Wie lange sind ärztliche Aufzeichnungen nach Abschluss der Behandlung aufzubewahren?
8. Wie lange sind Krankengeschichten von verstorbenen Personen aufzubewahren?
9. Warum ist eine ordnungsgemäße ärztliche und pflegerische Dokumentation im Hinblick auf den Medizinischen Dienst der Krankenkassen wichtig?
10. Erklären Sie die Bedeutung einer lückenhaften Dokumentation und nennen Sie rechtliche Konsequenzen.
11. Beschreiben Sie die Relevanz einer ordnungsgemäßen Dokumentation im DRG-Vergütungssystem.
12. Tragen Sie aus § 301 SGB V zusammen, welche Daten von Patienten an Dritte übertragen werden können.
13. Erläutern Sie auf der Grundlage des Signaturgesetzes die Begriffe
    - elektronische Signatur
    - fortgeschrittene elektronische Signatur
    - qualifizierte elektronische Signatur
14. Nennen Sie die Regelungsbereiche des Patientenrechtegesetzes sowie die jeweiligen gesetzlichen Fundstellen.

Lernfeld 7 und 8

4.6 Datensicherheit, Datenschutz und Datenarchivierung

SITUATIONSVORGABE

Die zunehmende Digitalisierung setzt sich in allen Bereichen des Gesundheitswesens fort. Papier ist out – Abrechnung, Dokumentation und Befundermittlung – heute geht fast alles elektronisch. Umso wichtiger ist es, dass sensible Daten geschützt werden.

In § 9 des Bundesdatenschutzgesetzes (BDSG) und in der Anlage zu § 9 sind folgende Grundsätze zum Datenschutz (z. B. für eine auf elektronischen Datenträgern erstellte medizinische Dokumentation) entwickelt[1]:

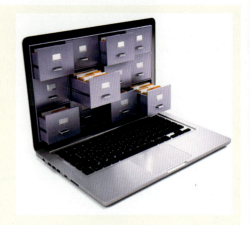

ARBEITSAUFTRAG

1. Beschreiben Sie den Inhalt der jeweiligen Vorgaben kurz und erklären Sie, wie dieser Grundsatz in der alltäglichen Praxis umgesetzt werden kann.

Vorgabe gemäß BDSG	Was wird verlangt?	Wie kann der Grundsatz umgesetzt werden?
Zugangskontrolle	①	②
Datenträgerkontrolle	①	②
Speicherkontrolle	①	②
Benutzerkontrolle	①	②
Zugriffskontrolle	①	②
Übermittlungskontrolle	①	②
Eingabekontrolle	①	②
Auftragskontrolle	①	②
Transportkontrolle	①	②
Organisationskontrolle	①	②

---

[1] Ab 25.05.2018 wird das BDSG durch die Datenschutzgrundverordnung (DSGVO) abgelöst. § 9 BDSG inkl. Anlage wird durch Art. 32 DSGVO ersetzt. Konkrete Maßnahmen zur Datensicherheit werden dort nicht aufgelistet. Sie haben in diesem Lehrbuch dennoch Bestand, weil Art. 32 DSGVO diese Maßnahmen nicht ausdrücklich ausschließt, sondern Anforderungen an Datensicherheit abstrakter formuliert s. Absatz 1 DSGVO: „Unter Berücksichtigung des Stands der Technik, der Implementierungskosten u. der Art des Umfangs, der Umstände u. der Zwecke der Verarbeitung ….."

MATERIALIEN

Anlage zu § 9 Satz 1 Bundesdatenschutzgesetz (BDSG)

Werden personenbezogene Daten automatisiert verarbeitet oder genutzt, ist die innerbehördliche oder innerbetriebliche Organisation so zu gestalten, dass sie den besonderen Anforderungen des Datenschutzes gerecht wird. Dabei sind insbesondere Maßnahmen zu treffen, die je nach der Art der zu schützenden personenbezogenen Daten oder Datenkategorien geeignet sind,

1. Unbefugten den Zutritt zu Datenverarbeitungsanlagen, mit denen personenbezogene Daten verarbeitet oder genutzt werden, zu verwehren (Zugangskontrolle),
2. zu verhindern, dass Datenverarbeitungssysteme von Unbefugten genutzt werden können (Zugangskontrolle),
3. zu gewährleisten, dass die zur Benutzung eines Datenverarbeitungssystems Berechtigten ausschließlich auf die ihrer Zugriffsberechtigung unterliegenden Daten zugreifen können und dass personenbezogene Daten bei der Verarbeitung, Nutzung und nach der Speicherung nicht unbefugt gelesen, kopiert, verändert oder entfernt werden können (Zugriffskontrolle),
4. zu gewährleisten, dass personenbezogene Daten bei der elektronischen Übertragung oder während ihres Transports oder ihrer Speicherung auf Datenträger nicht unbefugt gelesen, kopiert, verändert oder entfernt werden können und dass überprüft und festgestellt werden kann, an welchen Stellen eine Übermittlung personenbezogener Daten durch Einrichtungen zur Datenübertragung vorgesehen ist (Weitergabekontrolle),
5. zu gewährleisten, dass nachträglich überprüft und festgestellt werden kann, ob und von wem personenbezogene Daten in Datenverarbeitungssysteme eingegeben, verändert oder entfernt worden sind (Eingabekontrolle),
6. zu gewährleisten, dass personenbezogene Daten, die im Auftrag verarbeitet werden, nur entsprechend den Weisungen des Auftraggebers verarbeitet werden können (Auftragskontrolle),
7. zu gewährleisten, dass personenbezogene Daten gegen zufällige Zerstörung oder Verlust geschützt sind (Verfügbarkeitskontrolle),
8. zu gewährleisten, dass zu unterschiedlichen Zwecken erhobene Daten getrennt verarbeitet werden können. Eine Maßnahme nach Satz 2 Nummer 2 bis 4 ist insbesondere die Verwendung von dem Stand der Technik entsprechenden Verschlüsselungsverfahren.

Möglichkeiten der Datenarchivierung

Kriterium / Medium	Ablage des Originals	Elektronisch/Digital (Daten werden auf Massenspeichern abgelegt)	Mikrofilm (Verfilmte Akten werden als Mikrofilme archiviert)	Hybrid (Digital + Mikrofilm)
Darstellungs- und Reproduktionsqualität	Originalqualität, ohne Hilfsmittel lesbar.	Nur mit entsprechender EDV-technischer Ausstattung lesbar.	Ohne EDV-technische Hilfsmittel lesbar.	Im Notfall ohne EDV-technische Hilfsmittel lesbar.
Zugriffsgeschwindigkeit	Relativ zeitaufwendig	Schneller Zugriff hängt von der EDV-Infrastruktur ab. Gleichzeitiger Zugriff mehrerer Personen auf denselben Vorgang möglich.	Relativ zeitaufwendig	Schneller Zugriff hängt von der EDV-Infrastruktur ab. Gleichzeitiger Zugriff mehrerer Personen auf den selben Vorgang möglich.

Lernfeld 7 und 8

Medium / Kriterium	Ablage des Originals	Elektronisch/Digital (Daten werden auf Massenspeichern abgelegt)	Mikrofilm (Verfilmte Akten werden als Mikrofilme archiviert)	Hybrid (Digital + Mikrofilm)
Datenintegration	Technologisch unproblematisch	Einzige Möglichkeit der Langzeitarchivierung ist die Migration, das Umkopieren von einem auf den anderen Datenträger. Das Risiko von Datenverlusten besteht dabei.	Technologisch unproblematisch	Durch das Mikrofilmbackup technologisch unproblematisch.
Haltbarkeit der Speichermedien	über 200 Jahre	30 bis 100 Jahre	über 500 Jahre	über 500 Jahre
Generations-/Technologiewechsel	Technologisch unabhängig	Ist in immer kürzeren Zyklen zu erwarten. Nicht standardisiert.	Technologisch unabhängig, standardisiert	Durch das Mikrofilmbackup technologisch unabhängig. Bedingt standardisiert.
Rechtliche Situation	Urkundenqualität im Sinne der Zivilprozessordnung, also höchste Rechtssicherheit.	Fragwürdig – abhängig von der Beweisführung des Richters. Bislang gibt es keine repräsentativen Erfahrungen.	Formaljuristisch anerkannt – gilt als rechtssicher.	Formularjuristisch anerkannt – gilt als rechtssicher.
Einführungsdauer	Sofort einsetzbar	Mehrjähriger Prozess	Sofort einsetzbar	Je nach Struktur der Hybriden-Lösung mehr oder weniger aufwendige Integration in den Betriebsalltag.
Kosten	Raum, Regale, Sicherheit und Verwaltung	Großer Speicherplatzbedarf, Folgekosten (Updates, Wartung, Datenmigration etc.) sind aufgrund der technologischen Abhängigkeit nicht vorhersehbar und kalkulierbar.	Geringer Speicherplatzbedarf, keine technologisch bedingten Folgekosten.	Geringer Speicherplatzbedarf, keine technologisch bedingten Folgekosten durch den Einsatz des Mikrofilms als Backup.

vgl. Krankenhaus-Umschau 06/2000, Baumann Fachverlag, Kulmbach, S. 497.

5 Abrechnung von Leistungen der vor- und nachstationären Behandlung im Krankenhaus

MATERIALIEN

§ 115a SGB V Vor- und nachstationäre Behandlung im Krankenhaus

(1) ¹Das Krankenhaus kann bei Verordnung von Krankenhausbehandlung Versicherte in medizinisch geeigneten Fällen ohne Unterkunft und Verpflegung behandeln, um

1. die Erforderlichkeit einer vollstationären Krankenhausbehandlung zu klären oder die vollstationäre Krankenhausbehandlung vorzubereiten (**vorstationäre Behandlung**) oder

2. im Anschluss an eine vollstationäre Krankenhausbehandlung den Behandlungserfolg zu sichern oder zu festigen (**nachstationäre Behandlung**). ²Das Krankenhaus kann die Behandlung nach Satz 1 auch durch hierzu ausdrücklich beauftragte niedergelassene Vertragsärzte in den Räumen des Krankenhauses oder der Arztpraxis erbringen lassen. Absatz 2 Satz 5 findet insoweit keine Anwendung.

(2) ¹Die vorstationäre Behandlung ist auf längstens drei Behandlungstage innerhalb von fünf Tagen vor Beginn der stationären Behandlung begrenzt. ²Die nachstationäre Behandlung darf sieben Behandlungstage innerhalb von 14 Tagen, bei Organübertragungen nach § 9 des Transplantationsgesetzes drei Monate nach Beendigung der stationären Krankenhausbehandlung nicht überschreiten. ³Die Frist von 14 Tagen oder drei Monaten kann in medizinisch begründeten Einzelfällen im Einvernehmen mit dem einweisenden Arzt verlängert werden. ⁴Kontrolluntersuchungen bei Organübertragungen nach § 9 des Transplantationsgesetzes dürfen vom Krankenhaus auch nach Beendigung der nachstationären Behandlung fortgeführt werden, um die weitere Krankenbehandlung oder Maßnahmen der Qualitätssicherung wissenschaftlich zu begleiten oder zu unterstützen. ⁵Eine notwendige ärztliche Behandlung außerhalb des Krankenhauses während der vor- und nachstationären Behandlung wird im Rahmen des Sicherstellungsauftrags durch die an der vertragsärztlichen Versorgung teilnehmenden Ärzte gewährleistet. ⁶Das Krankenhaus hat den einweisenden Arzt über die vor- oder nachstationäre Behandlung sowie diesen und die an der weiteren Krankenbehandlung jeweils beteiligten Ärzte über die Kontrolluntersuchungen und deren Ergebnis unverzüglich zu unterrichten. ⁷Die Sätze 2 bis 6 gelten für die Nachbetreuung von Organspendern nach § 8 Abs. 3 Satz 1 des Transplantationsgesetzes entsprechend.

(3) ¹Die Landesverbände der Krankenkassen, die Verbände der Ersatzkassen und der Landesausschuss des Verbandes der privaten Krankenversicherung gemeinsam vereinbaren mit der Landeskrankenhausgesellschaft oder mit den Vereinigungen der Krankenhausträger im Land gemeinsam und im Benehmen mit der Kassenärztlichen Vereinigung die Vergütung der Leistungen mit Wirkung für die Vertragsparteien nach § 18 Abs. 2 des Krankenhausfinanzierungsgesetzes. ²Die Vergütung soll pauschaliert werden und geeignet sein, eine Verminderung der stationären Kosten herbeizuführen. ³Der Spitzenverband Bund der Krankenkassen und die Deutsche Krankenhausgesellschaft oder die Bundesverbände der Krankenhausträger gemeinsam geben im Benehmen mit der Kassenärztlichen Bundesvereinigung Empfehlungen zur Vergütung ab. ⁴Diese gelten bis zum Inkrafttreten einer Vereinbarung nach Satz 1. ⁵Kommt eine Vereinbarung über die Vergütung innerhalb von drei Monaten nicht zustande, nachdem eine Vertragspartei schriftlich zur Aufnahme der Verhandlungen aufgefordert hat, setzt die Schiedsstelle nach § 18a Abs. 1 des Krankenhausfinanzierungsgesetzes auf Antrag einer Vertragspartei oder der zuständigen Landesbehörde die Vergütung fest.

Lernfeld 7 und 8

- **Gemäß § 8 Abs. 2 Nr. 3 des Krankenhausentgeltgesetzes (KHEntgG)**
  ist eine vorstationäre Behandlung neben einer Fallpauschale (DRG) nicht gesondert abrechenbar. Eine nachstationäre Behandlung kann zusätzlich zu einer Fallpauschale (DRG) berechnet werden, soweit die Summe aus den stationären Belegungstagen und den vor- und nachstationären Behandlungstagen die Grenzverweildauer der Fallpauschale übersteigt. Erfolgt nach einer vorstationären Behandlung keine stationäre Aufnahme, wird eine Pauschale pro Fall für die vorstationäre Behandlung nach der gemeinsamen Empfehlung über die Vergütung für vor- und nachstationäre Behandlung nach § 115a Abs. 3 SGB V zwischen der DKG und den Spitzenverbänden der Krankenkassen abgerechnet. Eine nachstationäre Behandlung wird, wenn o. g. Voraussetzungen erfüllt sind, ebenfalls über eine Pauschale (pro Tag) abgegolten.

- **Ermittlung der Verweildauer**
  Maßgeblich für die Ermittlung der Verweildauer ist die Zahl der Belegungstage. Belegungstage sind der Aufnahmetag zur voll- oder teilstationären Behandlung sowie jeder weitere Tag des Krankenhausaufenthaltes ohne den Verlegungs- oder Entlassungstag aus dem Krankenhaus. Demnach werden vor- und nachstationäre Behandlungstage bei der Verweildauerermittlung nicht mehr berücksichtigt[1]. Wird ein Patient am gleichen Tag aufgenommen und verlegt oder entlassen, gilt dieser Tag als Aufnahmetag (§ 1 Abs. 7 KFPV).

Beispiel 1: Berechnung der OGVD mit vorstationärer Behandlung

DRG D05A, vorstationäre Behandlungen am 02.01.07 und 04.01.07, stationäre Aufnahme 06.01.2007, Entlassung 23.01.2007, 1. Tag mit Zuschlag: 13

Datum	Leistung	Behandlungstage[2]	Belegungstage	Abrechnung
1	2	3	4	5
02.01.07	Vorstationäre Behandlung	1		
03.01.07				
04.01.07	Vorstationäre Behandlung	2		
05.01.07				
06.01.07	Aufnahme HNO	3	1	
07.01.07	HNO	4	2	
.....	HNO			
17.01.07	HNO	14	12	
18.01.07	HNO	15	13	Entgelt ab OGVD
19.01.07	HNO	16	14	Entgelt ab OGVD
20.01.07	HNO	17	15	Entgelt ab OGVD
21.01.07	HNO	18	16	Entgelt ab OGVD
22.01.07	HNO	19	17	Entgelt ab OGVD
23.01.07	Entlassung			

vgl. Leitfaden der Spitzenverbände der Krankenkassen und des Verbandes der privaten Krankenversicherung zu Abrechnungsfragen nach dem KHEntgG 2007 und der KFPV 2007.

---

[1] Ausnahme: Prüfung, ob nachstationäre Behandlungen neben einer Fallpauschale abgerechnet werden können.
[2] Dient nur zur Prüfung der Abrechenbarkeit nachstationärer Pauschalen.

Lernfeld 7 und 8

Abrechnung:
Bei Entlassung am 23.01.2007 ist für fünf Tage ein Entgelt nach Überschreiten der oberen Grenzverweildauer abzurechnen. Da nur die stationären Belegungstage gezählt werden, wäre bei Entlassung am 18.01.2007 die obere Grenzverweildauer noch nicht überschritten, weil der Entlassungstag nicht mitgezählt wird.

Beispiel 2: Berechnung der OGVD mit vor- und nachstationärer Behandlung

DRG D05A, vorstationäre Behandlung am 02.01.07 und 04.01.07, stationäre Aufnahme 06.01.2007, Entlassung 18.01.2007, nachstationäre Behandlung am 21.01.07 und 23.01.07, 1. Tag mit Zuschlag: 13

Datum	Leistung	Behandlungstage[1]	Belegungstage	Abrechnung
1	2	3	4	5
02.01.07	Vorstationäre Behandlung	1		
03.01.07				
04.01.07	Vorstationäre Behandlung	2		
05.01.07				
06.01.07	Aufnahme HNO	3	1	
07.01.07	HNO	4	2	
.....	HNO			
17.01.07	HNO	14	12	D05A
18.01.07	Entlassung		13	
19.01.07				
20.01.07				
21.01.07	Nachstationäre Behandlung	15		Nachstationäre Behandlung
22.01.07				
23.01.07	Nachstationäre Behandlung	16		Nachstationäre Behandlung

vgl. Leitfaden der Spitzenverbände der Krankenkassen und des Verbandes der privaten Krankenversicherung zu Abrechnungsfragen nach dem KHEntgG 2007 und der KFPV 2007.

Abrechnung:
Die Summe der vor- und nachstationären Behandlungstage und der Belegungstage überschreitet mit der nachstationären Behandlung am 21.01.07 die obere Grenzverweildauer der DRG-Fallpauschale. Daher sind nachstationäre Behandlungen ab diesem Tag abzurechnen. Ein Entgelt ab Überschreiten der oberen Grenzverweildauer würde erst bei Entlassung am 19.01.07 abgerechnet, da erst dann die Verweildauer von 13 Tagen erreicht wäre.

---

[1] Dient nur zur Prüfung der Abrechenbarkeit nachstationärer Pauschalen.

Lernfeld 7 und 8

ARBEITSAUFTRÄGE

1. Erklären Sie den Begriff der vorstationären Behandlung und grenzen Sie diesen von der nachstationären Behandlung ab.
2. Begründen Sie die Aufnahme der Möglichkeit zur vor- bzw. nachstationären Behandlung in das Sozialgesetzbuch.
3. Erläutern Sie, inwiefern auch niedergelassene Vertragsärzte vor- bzw. nachstationär behandeln können.
4. Erklären Sie die Vergütung der vor- und nachstationären Behandlung.
5. **Fall 1:** Für einen Patienten liegt Ihnen folgende Aufstellung erbrachter Krankenhausleistung vor:
   Vorstationäre Behandlung am 03.07.20..
   Stationäre Behandlung vom 05.07.20.. bis 10.07.20.. (Entlasstag)
   Nachstationäre Behandlung am 12.07., am 20.07. und am 23.07.20..
   Dem Behandlungsfall liegt eine obere Grenzverweildauer von 14 Tagen zugrunde.
   Wie rechnen Sie ab?
   Fall 2: DRG D09Z, vorstationäre Behandlungen am 02.01.20.. und 04.01.20.., stationäre Aufnahme 06.01.20.., Entlassung 19.01.20.., nachstationäre Behandlung am 23.01.20.. und 24.1.20.. und 27.1.20.. Ermitteln Sie den abzurechnenden Betrag bei einem Basisfallpreis von 3 278, 10 EUR.

DRG	Partition	Bezeichnung	Bewertungsrelation bei Hauptabteilung	Mittlere Verweildauer	Untere Grenzverweildauer		Obere Grenzverweildauer	
					Erster Tag mit Abschlag	Bewertungsrelation/Tag	Erster Tag zus. Entgelt	Bewertungsrelation/Tag
D09Z	0	Tonsillektomie mit bösartiger Neubildung oder verschiedene Eingriffe an Ohr, Nase, Mund und Hals mit äußerst schweren CC	1,195	6,3	1	0,396	15	0,149

Quelle: Auszug aus dem Fallpauschalenkatalog 2016; www.g-drg.de.

MATERIALIEN

Nr. Fachabteilung	Vorstationäre Behandlung Pauschale gemäß § 1 in EUR	Nachstationäre Behandlung Pauschale gemäß § 2 in EUR	Nr. Fachabteilung	Vorstationäre Behandlung Pauschale gemäß § 1 in EUR	Nachstationäre Behandlung Pauschale gemäß § 2 in EUR
1 Innere Medizin	147,25	53,69	20 Thoraxchirurgie	121,18	45,50
2 Geriatrie	72,09	30,68	21 Herzchirurgie	126,29	23,01
3 Kardiologie	156,97	61,36	22 Urologie	103,28	41,93
4 Nephrologie	140,61	67,49	23 Orthopädie	133,96	20,96
5 Hämatologie u. int. Onkologie	75,67	46,02	24 Frauenheilk. und Geburtshilfe	119,13	22,50
6 Endokrinologie	310,87	44,48	25 Geburtshilfe	119,13	28,12
7 Gastroenterologie	164,64	63,91	26 Hals-, Nasen-, Ohrenheilkunde	78,74	37,84
8 Pneumologie	219,34	66,47	27 Augenheilkunde	68,51	38,86
9 Rheumatologie	128,85	54,20	28 Neurologie	114,02	40,90
10 Pädiatrie	94,08	37,84	29 Allgemeine Psychiatrie	125,78	37,84
11 Kinderkardiologie	111,46	27,10	30 Kinder- und Jugendpsychiatrie	50,11	20,45
12 Neonatologie	51,64	23,01	31 Psychosomatik/ Psychotherapie	99,19	47,55
13 Kinderchirurgie	61,36	24,54	32 Nuklearmedizin	162,08	123,22
14 Lungen- und Bronchialheilkunde	111,46	48,06	33 Strahlenheilkunde	186,62	330,29
15 Allgemeine Chirurgie	100,72	17,90	34 Dermatologie	75,67	23,01
16 Unfallchirurgie	82,32	21,47	35 Zahn- und Kieferheilkunde	64,42	23,52
17 Neurochirurgie	48,57	21,99	36 Intensivmedizin	104,30	36,81
18 Gefäßchirurgie	134,47	23,01	37 Sonstige Fachabteilung	91,52	24,54
19 Plastische Chirurgie	95,10	18,41			

vgl. Deutsche Krankenhaus Verlagsgesellschaft mbH: Vor- und nachstationäre Behandlung im Krankenhaus, 4. geänderte Auflage, Düsseldorf, 2002, S. 18 – 19.

6 Abrechnung von Leistungen vollstationärer Behandlung im psychiatrischen und psychosomatischen Bereich seit 2013

SITUATIONSVORGABE

Christian und Sarah nehmen an der wöchentlichen Sitzung der Abteilungsleiterinnen und -leiter teil, bei der auch Herr Bäumel, Herr Siegmund und Frau Gratz anwesend sind. Das Thema lautet diesmal „Weg von Pflegesätzen, hin zu PEPP's (Pauschalierte Entgelte in der Psychiatrie und Psychsomatik)".

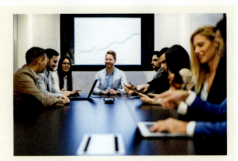

INFORMATIONSTEXT

Herr Dr. Wolf:
„Sehr geehrte Damen und Herren, ich möchte Sie darüber informieren, dass sich die Abrechnung von Leistungen auch im stationären Bereich unseres Zentrums für seelische Gesundheit in 2017 ändern wird. Wegen organisatorischer Schwierigkeiten haben wir die Umstiegsphase 2013–2016 nicht genutzt. Nun hat uns der Gesetzgeber verpflichtet, in 2017 auf das neue System umzusteigen. Verbindlich wird das Vergütungssystem dann zum 01. Januar 2018 für alle Krankenhäuser eingeführt. Um es kurz zu machen: Anstelle der Abrechnung nach Basis- und Abteilungssätzen wird es zukünftig eine leistungsorientierte Vergütung geben. So hat es der Gesetzgeber bereits mit dem Krankenhausfinanzierungsreformgesetz 2009 beschlossen und in § 17d KHG festgeschrieben."

Herr Conrad:
„Dann werden in der Psychiatrie und Psychosomatik die Leistungen zukünftig auch nach DRGs abgerechnet?"

Herr Dr. Wolf:
Nein, denn die Abrechnung erfolgt nach Tagen, da es sich in der Regel um sehr individuelle Krankheitsverläufe handelt. Die tagesbezogenen Kosten werden ähnlich dem DRG-Entgeltsystem mit allen Diagnosen und Prozeduren bestmöglich verschlüsselt. Mit Hilfe eines Groupers erfolgt dann die Zuordnung zum Fall. Es gibt eine fünfstellige Verschlüsselung und die entsprechende Zuordnung zu einer Bewertungsrelation. Die maßgebliche Bewertungsrelation wird in Abhängigkeit der Verweildauer ausgewählt, denn: Die Verweildauer bestimmt die Bewertungsrelation. Je höher die Verweildauer eines Patienten ist, desto niedriger wird die Bewertungsrelation. Es wird davon ausgegangen, dass bei zunehmender Verweildauer eine Kostendegression einsetzt.
Die ausgewählte Bewertungsrelation multipliziert mit dem krankenhausindividuellen Basisentgeltwert ergibt das Entgelt für den Fall.

Herr Bäumel:
„Da kommt mit der Dokumentation bzw. Kodierung aller Leistungen auf Ihre Abteilung einiges zu, Herr Dr. Wolf. Die Frage ist, ob wir das mit dem bestehenden Personalbestand schaffen oder ob wir für diesen Verwaltungsaufwand zusätzliches Personal bereitstellen müssen."

Frau Gratz:
„Wir sollten auch den entsprechenden Schulungsbedarf der Mitarbeiterinnen und Mitarbeiter zu einem frühestmöglichen Zeitpunkt mit berücksichtigen."

Herr Künzli:
„Wenn ich mir die Entwicklung der Personalkosten im Vergleich zu den Umsatzerlöse anschaue, insbesondere in Ihrer Fachabteilung Herr Dr. Wolf, habe ich bei Neueinstellungen Bedenken. Die Personalkosten sind schon jetzt ein erheblicher Kostentreiber und die letzten Tariflohnerhöhungen haben uns schwer zu schaffen gemacht."

Christian:
„Ich habe gehört, dass gleiche Leistungen in Psychiatrieeinrichtungen landesweit zum gleichen Preis vergütet werden sollen."

Sarah:
„Das ist doch jetzt schon bei den DRGs der Fall, also seitdem die somatischen Krankenhäuser, wie unsere Schlossklinik auch, jeweils den gleichen Landesbasisfallwert abrechnen."

Herr Bäumel:
„Ursprünglich sollte auch in Psychiatrieeinrichtungen und in der Psychosomatik gelten, dass innerhalb eines Landes der gleiche Preis für gleiche Leistungen gilt. Dies hat zu massiver Kritik geführt, so dass zukünftig hausindividuell über ein Budget verhandelt werden soll, um die Gegebenheiten vor Ort besser berücksichtigen zu können. Bis dies gesetzlich geregelt ist, wird unser Budget fortgeschrieben."

Herr Künzli:
„Und dieser vereinbarte Gesamtbetrag geteilt durch die Summe der gewichteten Tage ergibt unseren krankenhausindividuellen Basisentgeltwert pro Tag. Also werden im PEPP-System die Pauschalen zwar einheitlich definiert, aber es ergeben sich unterschiedliche Preise, da der Basisentgeltwert von Krankenhaus zu Krankenhaus unterschiedlich ist."

Herr Dr. Wolf:
„Wie bei der DRG-Vergütung werden Mehr- und Mindererlöse ausgeglichen; so müssen wir bei Mehrleistungen bis 5 % 85 % zurückzahlen, darüber hinaus sogar 90 %. Machen wir weniger Umsatz, als vereinbart, so bekommen wir für diese Mindererlöse 20 % rückerstattet."[1]

Herr Conrad:
„Zusammengefasst wird viel Arbeit auf uns zukommen. Das System ist nicht neu, wir können uns an den DRGs und den bereits umgestiegenen Einrichtungen und den bereits umgestiegenen Einrichtungen orientieren. Der Dokumentationsaufwand in der psychiatrischen Abteilung wird steigen. Zudem wird die Überprüfung unserer Rechnungen durch den MDK zunehmen. Wir müssen nun auch hier, mehr denn je, gut wirtschaften, dies macht eine effiziente Kosten- und Leistungsrechnung auch im Zentrum für seelische Gesundheit erforderlich, und…"

Herr Dr. Wolf:
„Abrechnungstechnisch stellen wir auf den 01.01.2017 um. Die Fakturierung der PEPPs beginnt nach der Einführung der erforderlichen neuen Programme in 2017."

---

[1] *Zur Erklärung der Begriffe Mehr- und Mindererlöse siehe Lernfeld 3, Kapitel 7.1.*

Lernfeld 7 und 8

MATERIALIEN

§ 17d Abs. 1 KHG Gesetzliche Einführung von Psychiatriepauschalen

[1]Für die Vergütung der allgemeinen Krankenhausleistungen von Fachkrankenhäusern und selbständigen, gebietsärztlich geleiteten Abteilungen an somatischen Krankenhäusern für die Fachgebiete Psychiatrie und Psychotherapie, Kinder- und Jugendpsychiatrie und –psychotherapie (psychiatrische Einrichtungen) sowie Psychosomatische Medizin und Psychotherapie (psychosomatische Einrichtungen) ist ein durchgängiges, leistungsorientiertes und pauschalierendes Vergütungssystem auf der Grundlage von tagesbezogenen Entgelten einzuführen. [2]Dabei ist zu prüfen, ob für bestimmte Leistungsbereiche andere Abrechnungseinheiten eingeführt werden können. [3]Ebenso ist zu prüfen, inwieweit auch die im Krankenhaus ambulant zu erbringenden Leistungen der psychiatrischen Institutsambulanzen nach § 118 des 5. Buches SGB einbezogen werden können. [4]Das Vergütungssystem hat den unterschiedlichen Aufwand der Behandlung bestimmter, medizinisch unterscheidbarer Patientengruppen abzubilden; sein Differenzierungsgrad soll praktikabel sein. [5]Die Bewertungsrelationen sind als Relativgewichte zu definieren. [6]Die Definition der Entgelte und ihre Bewertungsrelationen sind bundeseinheitlich festzulegen.

6.1 Grundsätzlicher Aufbau einer PEPP

INFORMATIONSTEXT

Das pauschalierte Entgeltsystem Psychiatrie/Psychosomatik (PEPP) ist ein Patientenklassifikationssystem, das auf der Grundlage einer tagesbezogenen Kostenkalkulation in einer klinisch relevanten und nachvollziehbaren Weise Art und Anzahl der behandelten Krankenhausfälle in Bezug zum Ressourcenverbrauch des Krankenhauses setzt. Die Eingruppierung nach PEPP ist somit Grundlage der tagesbezogenen Entgelte nach § 17d KHG. Die Abkürzung PEPP wird sowohl für das Entgeltsystem im Allgemeinen als auch für einzelne Fallgruppen verwendet. Die Eingruppierung in eine PEPP – erfolgt wie bei der DRG - über einen sogenannten „Grouper" in dem für die Zuordnung zu einer PEPP die erforderlichen Daten eingegeben werden müssen. Der PEPP-Grouper arbeitet u.a. mit folgenden Datenelementen: Aufnahme- und Entlassdatum, Diagnosen, Prozeduren, Prozeduren-Datum, Geschlecht, Alter, Aufnahmeanlass, Aufnahmegrund, Entlassungsgrund, Verweildauer und Urlaubstage. Der PEPP-Entgeltkatalog 2017 enthält 77 PEPP's sowie 99 psychiatrierelevante Zusatzentgelte. Das Kürzel jeder PEPP besteht aus fünf alphanumerischen Stellen.

Stellen	1	2	3	4	5
Beispiel (PEPP-Entgeltkatalog 2017)	P	A	0	3	B
Schizophrenie, schizotype und wahnhafte Störungen oder andere psychotische Störungen, Alter < 65 Jahre ohne komplizierende Konstellation	vollstationär	(Allgemein-) Psychiatrie	Schizophrenie, schizotype und wahnhafte Störungen oder andere psychiotische Störungen		zweithöchster Ressourcenverbrauch

Die erste Stelle ist ein Buchstabe und verweist auf die Leistungsart:
P = vollstationär
T = teilstationär

Die zweite Stelle kann Buchstabe oder Zahl sein und wird vornehmlich über die Fachabteilung definiert:

A = (Allgemein-) Psychiatrie
P = Psychosomatik
K = Kinder- und Jugendpsychiatrie
O = Prae-PEPP beinhalten höchst bewertete Fallgruppen, z. B. verursacht durch eine 1:1 Betreuung. (Einzelbetreuung Kind P002; Einzelbetreuung Erwachsener P003; Intensiv-Code P004)

Die ersten beiden Stellen verweisen auf die sogenannte **Strukturkategorie**, der die PEPP angehört. Die **dritte und vierte Stelle** sind Ziffern. Diese verweisen in der Regel auf eine an die Klassifikation des ICD-10 angelehnte Diagnosegruppe. Diese Diagnosegruppe ist für die entsprechende PEPP gruppierungsrelevant und namensgebend.

Prae-PEPP = 01–04 einfache Durchnummerierung
Übrige = 01–18 in Anlehnung an ICD-10; 19–20 diagnoseübergreifend

Die dritte und vierte Stelle geben die **Basis-PEPP** innerhalb der Strukturkategorie sowie die gruppierungsrelevante Diagnosegruppe an.

Die **fünfte Stelle** ist eine Buchstabe und dient zur Einteilung von PEPP innerhalb einer Basis-PEPP bezogen auf den Ressourcenverbrauch. Es wird auch als **Split-Kriterium** bezeichnet.

Z = Keine Unterteilung der Basis-PEPP
A = höchster Ressourcenverbrauch
B = zweithöchster Ressourcenverbrauch
C = dritthöchster Ressourcenverbrauch
D = vierthöchster Ressourcenverbrauch

6.2 Von der PEPP zur Vergütung

INFORMATIONSTEXT

Abrechnungsgrundsätze[1]

Falldefinition
Bei Abrechnungen von tagesbezogenen voll- oder teilstationären Entgelten zählt jede Aufnahme als Fall. Das ist wichtig, denn nur über die Fallklassifikation (ICD) gelangt man zur Gruppierung der PEPP, die dann tagesbezogen abgerechnet wird.

Berechnungstage
Bei vollstationären Leistungen gelten der Aufnahmetag und jeder weitere Tag des Krankenhausaufenthalts inklusive des Verlegungs- und Entlassungstages aus dem Krankenhaus als Berechnungstag. Bei Aufnahmen und Verlegungen oder Entlassungen am gleichen Tag gilt dieser Tag als Aufnahmetag. Vollständige Tage der Abwesenheit (z. B. bei Belastungserprobungen), die während des Behandlungsfalls anfallen, sind keine Berechnungstage. Sie sind gesondert in der Rechnung auszuweisen und werden bei der Ermittlung der Vergütungsstufen nicht berücksichtigt.

---

[1] *Auf der Grundlage der Vereinbarung zum pauschalierten Entgeltsystem für psychiatrische und psychosomatische Einrichtungen für das Jahr 2017 (Verordnung pauschalierte Entgelte Psychiatrie und Psychosomatik 2017 – PEPPV 2017) vom 23. September 2016.*

Lernfeld 7 und 8

Bei teilstationären Leistungen gilt auch der Verlegungs- und Entlasstag, der nicht zugleich Aufnahmetag ist, als Berechnungstag.

Fallzusammenfassungen
Bei Patienten, die innerhalb von 21 Kalendertagen ab dem Entlassungstag, wieder aufgenommen und in dieselbe Strukturkategorie eingestuft werden, sind die Aufenthaltsdaten zu einem Fall zusammenzufassen und eine Neueinstufung durchzuführen. Als Hauptdiagnose des zusammengefassten Falls ist die Hauptdiagnose des Aufenthalts mit der höchsten Anzahl an Berechnungstagen zu wählen. Bei wiederholten Wiederaufnahmen können langandauernde Verkettungen von KH-Aufenthalten entstehen. Zur Begrenzung der Verkettungen sind Wiederaufnahmen ab dem 120. Kalendertag ab dem Aufnahmetag des ersten stationären Krankenhausaufenthaltes als neuer Behandlungsfall zu gruppieren. Eine Zusammenfassung von voll- und teilstationär bewerteten Leistungen bzw. Behandlungsfällen erfolgt grundsätzlich nicht.

Verlegungen
Im Falle einer Verlegung (zwischen Entlassung aus dem einen Krankenhaus und der Aufnahme in ein anderes Krankenhaus liegen nicht mehr als 24 Stunden) in ein anderes Krankenhaus rechnet jedes beteiligte Krankenhaus die Entgelte auf der Basis der im eigenen Krankenhaus erfassten Daten ab. Im Falle einer Rückverlegung gelten die Regelungen zur Fallzusammenfassung. Leistungen, die bei einem Patienten innerhalb eines Krankenhauses auf der Grundlage der Bundespflegesatzverordnung und dem Krankenhausentgeltgesetz erbracht werden, werden nicht zusammengeführt. Die Geltungsbereiche sind als eigenständige Krankenhäuser zu betrachten. Wird intern vom psychiatrischen in den somatischen Bereich verlegt, so ist der Verlegungstag von der psychiatrischen Abteilung nicht abrechnungsfähig.

Erlösausgleiche[1]
- Mindererlösausgleichssatz: 20 %
- Mehrerlösausgleichssatz:
  bis 5 % Abweichung gleich 85 %
  über 5 % Abweichung gleich 90 %

Aufbau des PEPP-Entgeltkatalogs

Anlage 1a / Anlage 2a	Bewertungsrelationen bei vollstationärer/teilstationärer Versorgung
Anlage 1b / Anlage 2b	Unbewertete PEPP-Entgelte für vollstationäre/teilstationäre Versorgung, für die krankenhausindividuelle Entgelte zu vereinbaren sind.
Anlage 3	Zusatzentgelte Katalog – bewertete Entgelte
Anlage 4	Zusatzentgelte Katalog – unbewertete Entgelte, für die krankenhausindividuelle Zusatzentgelte zu vereinbaren sind.

Daymix (DM)
Dieser ergibt sich aus der Summe aller Relativgewichte aller Berechnungstage. Er spiegelt die Summe aller Relativgewichte einer stationären psychiatrischen bzw. psychosomatischen Einrichtung wider.

Daymix-Index (DMI)
Dieser ergibt sich, indem der DM durch die Anzahl der Berechnungstage dividiert wird. Er gibt Auskunft über die durchschnittliche ökonomische Fallschwere einer stationären psychiatrischen bzw. psychosomatischen Einrichtung: DM/Anzahl der Berechnungstage.

---

[1] Zur Erklärung der Begriffe Mehr- und Mindererlöse siehe Lernfeld 3, Kapitel 7.1.

Lernfeld 7 und 8

Ermittlung des krankenhausindividuellen Basisentgeltwertes (BEW)

Zur Ermittlung des krankenhausindividuellen Basisentgeltwerts sind zwei Bestimmungsgrößen ausschlaggebend. Dies sind das ermittelte Gesamtbudget sowie die Relativgewichte, die sich aus den erwarteten Leistungen für das kommende Budgetjahr ergeben. Die Bestimmung des krankenhausindividuellen Basisentgeltwertes wird durchgeführt, in dem das vereinbarte Budget durch die Summe aller PEPP-Relativgewichte (den Daymix) dividiert wird.

Vereinbartes Gesamtbudget	Daymix	= individueller Basisentgeltwert (=Basistagessatz)
21 000 000,00 EUR	84 677 Punkte	= 248,00 EUR

Ermittlung eines krankenhausindividuellen PEPP-Preises

Berechnungstage x das für diese Anzahl von Tagen ausgewiesene Relativgewicht x BEW.
Ist die Anzahl der Berechnungstage größer als die letzte im Katalog ausgewiesene Vergütungsklasse, ist für die Abrechnung die Bewertungsrelation der letzten Vergütungsklasse vorzunehmen.

Ermittlung der Vergütung im PEPP-Entgeltsystem

> **SITUATIONSVORGABE**
>
> Ein erwachsener Patient (51 Jahre) mit einer schizophrenen Störung wird in das Zentrum für seelische Gesundheit der Schlossklinik zur vollstationären Behandlung eingewiesen. Nach 31 Tagen verlässt der Patient die Klinik. Zehn Tage später wird dieser Patient nochmal wegen einer psychotischen Störung stationär eingeliefert. Er verbringt nunmehr 13 Tage im Zentrum.

Es sind die Regeln der Fallzusammenfassung anzuwenden, da der Patient innerhalb von 21 Kalendertagen wieder aufgenommen und in dieselbe Strukturkategorie „Psychiatrie, vollstationär" eingeordnet wird. Die beiden Aufenthalte sind also zusammenzurechnen. Unter Berücksichtigung des Entlassungstags ergibt sich eine Verweildauer von 44 Berechnungstagen (1. Aufenthalt + 2. Aufenthalt + Entlassungstag).

Auszug aus dem PEPP-Entgeltkatalog Version 2017
Bewertungsrelation bei vollstationärer Versorgung

PEPP	Bezeichnung	Anzahl Berechnungtage / Vergütungsklasse	Bewertungsrelation je Tag
1	2	3	4
Prä-Strukturkategorie			
P003A	Erhöhter Betreuungsaufwand bei Erwachsenen, 1:1-Betreuung, Krisenintervention und komplexer Entlassaufwand mit äußerst hohem Aufwand	1	1,4401

Lernfeld 7 und 8

PEPP	Bezeichnung	Anzahl Berechnungtage / Vergütungsklasse	Bewertungsrelation je Tag
1	2	3	4
Strukturkategorie Psychiatrie, vollstationär			
PA03B	Schizophrenie, schizotype und wahnhafte Störungen oder andere psychotische Störungen, Alter < 65 Jahre, ohne komplizierende Konstellation	1	1,2458
		2	1,1531
		3	1,1084
		4	1,0671
		5	1,0523
		6	1,0410
		7	1,0306
		8	1,0203
		9	1,0100
		10	0,9997
		11	0,9893
		12	0,9790
		13	0,9687
		14	0,9583
		15	0,9480
		16	0,9377
		17	0,9274
PA15B	„Organische Störungen, amnestisches Syndrom, Alzheimer-Krankheit und sonstige degenerative Krankheiten des Nervensystems, mit bestimmten Demenzerkrankungen oder mit komplizierender Konstellation oder Alter > 84 Jahre"	1	1,4814
		2	1,4127
		3	1,3860
		4	1,3631
		5	1,3416
		6	1,3201
		7	1,2986
		8	1,2772
		9	1,2557
		10	1,2342
		11	1,2127
		12	1,1912
		13	1,1698

PEPP	Bezeichnung	Anzahl Berechnungtage / Vergütungsklasse	Bewertungsrelation je Tag
1	2	3	4
PA15C	Organische Störungen, amnestisches Syndrom, Alzheimer-Krankheit und sonstige degenerative Krankheiten des Nervensystems, Alter < 85 Jahre, ohne bestimmte Demenzerkrankungen, ohne komplizierende Konstellation	1	1,3707
		2	1,3450
		3	1,3274
		4	1,3098
		5	1,2922
		6	1,2746
		7	1,2570
		8	1,2394
		9	1,2218
		10	1,2042
		11	1,1866
		12	1,1690
		13	1,1515
		14	1,1339
		15	1,1163
		16	1,0987
		17	1,0811
		18	1,0635

Auszug aus dem PEPP-Entgeltkatalog 2017; www.g-drg.de

Abrechnung PA03B

Fall	Berechnungstage	Gewicht	BEW in EUR	Erlös in EUR
1	44	0,9274	248,00	10 119,79

Fakturierung in der Psychiatrie und in psychosomatischen Einrichtungen

Eingaben	Grouper	Relativgewicht	Tage/Preis	PEPP-Umsatzerlös
InEK-Datenmodell ICD OPS Bereichszuordnung Patientenalter Verweildauer – – –	InEK zertifizierte Groupersoftware	Relativgewichte pro Tag je Behandlungsgruppe in Abhängigkeit der Verweildauer	Berechnungstage – Verweildauer – Basisentgeltwert KH-individuell/ Landes einheitlich	Umsatz je psychiatrischem Fall abgerechnet nach Tagen

Lernfeld 7 und 8

ARBEITSAUFTRAG

1. Ermitteln Sie für die nachfolgenden Fälle jeweils den abrechnungsfähigen PEPP-Betrag (auf der Grundlage, dass der hausindividuelle Basisentgeltwert 250,00 EUR beträgt):
   a. Ein Patient, bricht sich am 33. Tag seines psychiatrischen Aufenthaltes beim Spazierengehen das Bein und wird in die benachbarte Notfallklinik eingeliefert. Dort verbleibt er 4 Tage stationär und wird anschließend wieder in die psychiatrische Klinik zurückverlegt. Nach weiteren 49 Tagen wird er dort entlassen und mit der PEPP PA15B abgerechnet.
   b. Ein Patient, dessen Fall mit PEPP PA15C verschlüsselt wurde, wird nach 18 Tagen mit den gleichen Symptomen erneut eingeliefert. Betrug der erste Aufenthalt 26 Tage, wird er beim zweiten Aufenthalt nach bereits 12 Tagen wieder entlassen.
   c. Ein Patient (PEPP P03B) wird am Aufnahmetag in eine andere psychiatrische Klinik verlegt. In der dortigen Klinik wird er insgesamt 15 Tage behandelt und anschließend wieder zurückverlegt. Am 18. Tag wird der Patient entlassen.
   d. Ein Patient (PEPP PA15C) wird am Aufnahmetag in eine andere psychiatrische Klinik verlegt.
   e. Ein Patient mit diagnostizierter Alzheimerkrankheit (PA15B) verbleibt 30 Tage in der psychiatrischen Klinik. Zu Therapiezwecken wird er an 2 Wochenenden (Samstag und Sonntag) beurlaubt.
   f. Ein Patient mit diagnostizierter Schizophrenie (PA03A) verbleibt 12 Tage in der psychiatrischen Klinik.
   g. Ein Patient mit diagnostizierter Alzheimerkrankheit (PA15B) hat folgende Krankenhausaufenthalte und Verweildauern.
      - 03.01.2012 → 14 Tage
      - 07.02.2012 → 18 Tage
      - 09.07.2012 → 14 Tage

AUFGABEN

1. Erklären Sie, wofür die Abkürzung PPP steht.

2. Nennen Sie die Einrichtungen, auf die § 17d KHG zutrifft.

3. Erklären Sie den Begriff der Budgetneutralität.

4. Beschreiben Sie, wie der krankenhausindividuelle Basisentgeltwert ermittelt wird.

5. Nennen Sie die Daten, mit denen ein Grouper eine PEPP ermittelt.

6. Erklären Sie wie mit Mehr- bzw. Mindererlösen im PEPP-System umzugehen ist.

7. Erläutern Sie auf der Grundlage der Prä-PEPP P003A den grundsätzlichen Aufbau einer PEPP.

8. Ordnen Sie folgende Zeiten in den entsprechenden Kontext:
   - 24 Stunden
   - 120. Kalendertag
   - 21 Kalendertage

9. Beschreiben Sie, welchen Einfluss die Verweildauer auf die Vergütung einer PEPP hat und wie das neue Vergütungssystem dieser Rechnung trägt.

Lernfeld 7 und 8

7 Leistungen und Abrechnung in medizinischen Vorsorge- und Rehabilitationseinrichtungen

SITUATIONSVORGABE

Die RehaParcs in Neustadt ist eine Einrichtung, die ambulante und stationäre Rehabilitationsleistungen anbietet. In den letzten Jahren wurden die Kapazitäten im Bereich der ambulanten Rehabilitation erheblich erweitert. Hier sieht der Geschäftsführer der RehaParcs, Herr Wüst, den Zukunftsmarkt. Dies hat u. a. eine Umfrage bestätigt, die bei den einweisenden Ärzten von Neustadt und den Ärzten der Schlossklinik durchgeführt wurde. So äußerten die Befragten, dass der Bedarf an ambulanter Rehabilitation insbesondere im orthopädischen Bereich weiter zunehmen wird. Für das Angebot an ambulanten Maßnahmen steht das gesamte Angebot der RehaParcs Klinik zur Verfügung: Über 40 erfahrene Therapeuten der Fachrichtungen Physiotherapie, Sport- und Ergotherapie sowie Masseure und medizinische Bademeister haben diverse Zusatzqualifikationen und arbeiten mit modernster technischer Ausstattung. Herr Wüst möchte für den Bereich der ambulanten Rehabilitation nun verstärkt in Neustadt und naher Umgebung werben.

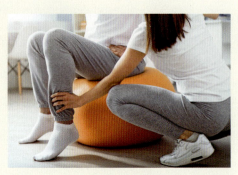

Stand der Vergütungsvereinbarungen 01.01.20../Tagessätze in der RehaParcs

Ambulante orthopädische Reha

	durchschnittlicher Tagessatz
VdEk	87,49 EUR
Primärkassen	86,04 EUR
DRV	101,40 EUR

INFORMATIONSTEXT

Ziele der Rehabilitation

Während medizinische Vorsorgeleistungen durch die gesetzlichen Krankenkassen bereits bei einer geschwächten Gesundheit ansetzen, hat die **medizinische Rehabilitation** die Aufgabe, den Folgen von Krankheit in Form von Funktionsstörungen und sozialen Beeinträchtigungen (Behinderung, Erwerbsunfähigkeit, Pflegebedürftigkeit) vorzubeugen, sie zu beseitigen oder zu bessern oder deren wesentliche Verschlechterung abzuwenden. Die wichtigsten Indikationsbereiche der medizinischen Rehabilitation sind die Kardiologie, Neurologie, Orthopädie, Onkologie, Psychiatrie/Psychosomatik, Geriatrie und die Abhängigkeitserkrankungen. Die medizinische Rehabilitation kann dabei stationär, ambulant oder mobil erfolgen.

Lernfeld 7 und 8

Leitende Prinzipien der Rehabilitation
- Überwindung von Krankheiten und/oder Behinderung
- Verhinderung des vorzeitigen Ausscheidens aus dem Erwerbsleben („Reha vor Rente")
- Verhinderung des vorzeitigen Eintretens von Pflegebedürftigkeit („Reha vor Pflege")
- Vermeidung oder Minderung des vorzeitigen Bezuges von Sozialleistungen
- ambulant vor stationär

Rehabilitationsträger

Für die medizinische Rehabilitation sind verschiedene Sozialleistungsträger zuständig. Sie unterscheiden sich in ihrem gesetzlich vorgegebenen Rehabilitationsziel und den Leistungsvoraussetzungen. Dabei hat der Gesetzgeber die Aufgabe der medizinischen Rehabilitation demjenigen Sozialleistungsträger zugeordnet, der das finanzielle Risiko des Scheiterns trägt. Ziele einer Rehabilitationsmaßnahme aus Sicht der jeweiligen Träger:

- **Gesetzliche Rentenversicherung (GRV):** die Arbeits- und Erwerbsfähigkeit des Versicherten erhalten und auf diese Weise mögliche Rentenzahlungen vermeiden oder zumindest aufschieben
- **Gesetzliche Krankenversicherung (GKV):** Selbstständigkeit im Sinne von Lebensqualität und Teilhabe erhalten, Pflegebedürftigkeit abwenden oder zumindest hinausschieben
- **Gesetzliche Unfallversicherung (GUV):** nach dem Eintritt von Arbeitsunfällen oder Berufskrankheiten die Gesundheit und die Leistungsfähigkeit der Versicherten mit allen geeigneten Mitteln wiederherstellen

Finanzierung der Rehabilitationseinrichtungen
- Die Vergütung für erbrachte Rehabilitationsleistungen erfolgt weitestgehend über indikationsspezifische Tages- oder Fallpauschalen, gelegentlich über Komplexpauschalen im Rahmen rehabilitationsübergreifender Angebote.[1] Diese wird zwischen den Kostenträgern und den Rehabilitationseinrichtungen ausgehandelt. Die Finanzierung erfolgt monistisch, d. h. Betriebs- und Investitionskosten werden nicht aus separaten Quellen aufgebracht, sondern ausschließlich über die Vergütung der Reha-Maßnahmen.
- Die tagesgleichen Pflegesätze werden für den Aufnahmetag und jeden weiteren Aufenthaltstag gewährt, der Entlassungstag wird nicht vergütet.
- Bei Berechnungen von Zuzahlungen (Eigenanteil) zu Leistungen der GKV werden Aufnahme- und Entlassungstag als je ein Behandlungstag bewertet. Bei Zuzahlungen für Leistungen der GRV zählen Aufnahme- und Entlassungstag als ein Tag.
- Bei Anschlussrehabilitation sind bereits geleistete Krankenhauszuzahlungen auf die Zeiten für die Eigenbeteiligung anzurechnen.

Einflussfaktoren auf die Entwicklung der medizinischen Rehabilitation
- Demografische Entwicklung (Reha vor Pflege)
- Änderungen in der akutmedizinischen Versorgung (z. B. „Entlassmentalität" durch das DRG-System)
- Gesellschaftliche Trends (späterer Renteneinstieg, erwarteter Fachkräftemangel, wachsende Arbeitsproduktivität)

---

[1] *siehe hierzu Lernfeld 7 und 8, Kapitel 8.*

Lernfeld 7 und 8

Weitere Formen der Rehabilitation

Der Vollständigkeit halber sei an dieser Stelle darauf hingewiesen, dass § 5 SGB IX (Rehabilitation und Teilhabe behinderter Menschen) neben den Leistungen der medizinischen Rehabilitation folgende weitere Leistungsgruppen aufzählt:

- Leistungen zur Teilhabe am Arbeitsleben: Diese dienen dazu, die Erwerbsfähigkeit behinderter oder von der Behinderung bedrohter Menschen zu erhalten, zu verbessern oder wiederherzustellen. Näheres regelt Kapitel 5 SGB IX.
- Unterhaltssichernde und andere ergänzende Leistungen: Während einer Rehabilitationsmaßnahme übernimmt der Rehabilitationsträger Einkommensersatzleistungen. Näheres regelt Kapitel 6 SGB IX.
- Leistungen zur Teilhabe an der Gemeinschaft: Behinderten Menschen soll eine Integration in das alltägliche Leben ermöglicht werden, und sie sollen soweit wie möglich von der Pflege unabhängig werden. Näheres regeln Kapitel 7 und 8 SGB IX.

	Gesetzliche Grundlage	Ziele	Leistungen der Kostenträger	Dauer	Begrenzung	Finanzierung
	§ 20 SGB V	Verbessern des allgemeinen Gesundheitszustandes, Verhüten von Krankheiten	Vorsehen von Leistungen zur primären Intervention, Förderung von Selbsthilfegruppen, -organisationen und -kontaktstellen			Krankenkasse, Selbstzahler
Ambulante Vorsorgeleistungen	§ 23 SGB V	Beseitigen einer geschwächten Gesundheit; Entgegenwirken einer Gefährdung der gesundheitlichen Entwicklung eines Kindes; Verhütung von Krankheit und Vermeidung von Verschlimmerung; Vermeiden von Pflegebedürftigkeit	Ärztliche Behandlung, Versorgung mit Arznei-, Verband-, Heil- und Hilfsmitteln, ambulante Vorsorgeleistungen in anerkannten Kurorten		Wiederholung nach Ablauf von 3 Jahren	Kostenübernahme für ambulante Behandlung durch KK, 90 % Kostenübernahme der Kurmittelkosten durch KK, 10 % Eigenbeteiligung, Zuschuss von bis zu 13,00 EUR/Tag für alle übrigen entstehenden Kosten (z. B. Kurtaxe, Verpflegung) durch KK, Eigenbeteiligung 10,00 EUR/Tag
Stationäre Vorsorgeleistungen		siehe ambulante Versorgungsleistungen	Ärztliche Behandlung, Versorgung mit Arznei-, Verband-, Heil- und Hilfsmitteln, Vorsorgeleistungen mit Unterkunft und Verpflegung in anerkannten Kurorten	längstens 3 Wochen, es sei denn, Verlängerung ist aus med. Gründen dringend erforderlich	Wiederholung nach Ablauf von 4 Jahren	volle Kostenübernahme, Eigenbeteiligung 10,00 EUR/Tag

Lernfeld 7 und 8

	Gesetzliche Grundlage	Ziele	Leistungen der Kostenträger	Dauer	Begrenzung	Finanzierung
Frührehabilitation				Bestandteil der Behandlung bereits im Krankenhaus		Krankenkasse, teilweise über eigene DRGs
Ambulante Rehabilitation	§ 40 Abs. 1 und 2 SGB V, § 9 SGB VI, § 26 SGB IX	Abwenden, Beseitigen, Mindern von Behinderungen einschließlich chronischer Krankheiten sowie Verhindern von Verschlimmerung; Vermeiden, Überwinden, Mindern von Einschränkung der Erwerbsfähigkeit und von Pflegebedürftigkeit; Vermeiden des vorzeitigen Bezuges von laufenden Sozialleistungen; Mindern laufender Sozialleistungen	Behandlung durch Ärzte und Psychologen, Behandlung durch Heilmittelerbringer, Bereitstellung von Arznei-, Heil- und Hilfsmitteln	längstens 20 Behandlungstage, es sei denn, Verlängerung ist aus med. Gründen dringend erforderlich	Wiederholung nach Ablauf von 4 Jahren	Krankenversicherung (Übernahme der Kosten für Nichterwerbstätige): volle Kostenübernahme durch GKV, Eigenbeteiligung 10,00 EUR/Tag; Rentenversicherung (Übernahme der Kosten für Erwerbstätige bzw. Arbeitssuchende): volle Kostenübernahme durch RV, wenn bestimmte Voraussetzungen erfüllt sind, (s. § 10 und § 11 SGB VI) Eigenbeteiligung 10,00 EUR/Tag für max. 42 Tage (entfällt hier bei ambulanter Reha)
Stationäre Rehabilitation					Wiederholung nach Ablauf von 4 Jahren	
Abschlussrehabilitation (AR) bei Rehabilitationsfähigkeit				längstens 3 Wochen, es sei denn, Verlängerung ist aus med. Gründen dringend erforderlich	direkt im Anschluss an den Krankenhausaufenthalt oder in unmittelbarer zeitlicher Nähe (max. 14 Tage nach Entlassung aus dem Krankenhaus)	Krankenversicherung (Übernahme der Kosten für Nichterwerbstätige): volle Kostenübernahme durch GKV, Eigenbeteiligung 10,00 EUR/Tag für max. 28 Tage; Rentenversicherung (Übernahme der Kosten für Erwerbstätige bzw. Arbeitssuchende, wenn bestimmte Voraussetzungen erfüllt sind, s. § 11 SGB VI): volle Kostenübernahme durch RV, Eigenbeteiligung 10,00 EUR/Tag für max. 14 Tage

Lernfeld 7 und 8

> **Merke**
>
> » Eine Richtlinie über Leistungen zur medizinischen Rehabilitation regelt die Voraussetzungen für die Inanspruchnahme der Leistungen zur medizinischen Rehabilitation (Rehabilitationsrichtlinie, hrsg. vom Gemeinsamen Bundesausschuss).[1] In der Regel verordneten niedergelassene Vertragsärzte mit entsprechenden Qualifikationen Leistungen zur medizinischen Rehabilitation. Durch eine Änderung der Rehabilitationsrichtlinie ist seit dem 01. April 2016 eine besondere Qualifikationserfordernis, also eine rehabilitationsmedizinische Qualifikation, nicht mehr erforderlich. Seit diesem Zeitpunkt kann jeder Hausarzt direkt eine Rehabilitationsmaßnahme verordnen.
>
> » Art, Dauer, Umfang, Beginn und Durchführung der Maßnahmen sowie Auswahl der Rehabilitationseinrichtung liegen, unter Berücksichtigung der Wunsch- und Wahlrechte, im Ermessen des jeweils zuständigen Trägers.
>
> » Auf der Grundlage von § 40 SGB V hat der Versicherte ein Wahlrecht zu einer Vorsorge- und Rehabilitationseinrichtung, die zugelassen (es besteht ein Versorgungsvertrag mit der Krankenkasse, der von den Landesverbänden der Krankenkassen und der Ersatzkassen abschlossen wurde) und entsprechend zertifiziert ist. (Damit die Rehabilitationseinrichtungen qualitätsgesichert sind, muss jede Einrichtung über ein internes Qualitätsmanagement verfügen; handelt es sich um eine stationäre Einrichtung, muss das Qualitätsmanagement nach bestimmten Vorgaben zertifiziert sein, vgl. § 20 Abs. 2 und 2a SGB IX.) Fallen dabei Kosten an, die über die der Vertragseinrichtungen hinausgehen, sind die Mehrkosten vom Versicherten zu tragen.
>
> » Übernimmt der Rentenversicherungsträger Rehabilitationsleistungen, gilt hinsichtlich der Wahl der Rehabilitationseinrichtung § 9 SGB IV, d. h. bei der Entscheidung über die Leistungen und bei der Ausführung der Leistungen wird berechtigten Wünschen der Leistungsberechtigten entsprochen. Hier finden u. a. das Alter, das Geschlecht, die Familie sowie die religiösen und weltanschaulichen Bedürfnisse der Leistungsberechtigten Berücksichtigung.

ARBEITSAUFTRÄGE

1. Grenzen Sie die Begriffe Präventation, Medizinische Vorsorge und Rehabilitation voneinander ab.
2. Die RehaParcs ist eine zugelassene und zertifizierte Rehabilitationseinrichtung. Erklären Sie, was dies bedeutet.
3. Ermitteln Sie den Zuzahlungsbetrag für eine gesetzlich versicherte Patientin bei einer Mutter-Kind-Kur in einer Einrichtung des Müttergenesungswerks.
4. Ein Patient wurde 10 Tage stationär behandelt, die sich direkt anschließende Rehabilitationsmaßnahme übernimmt die Deutsche Rentenversicherung Rheinland. Die Maßnahme der AHB soll drei Wochen dauern. Welche Zuzahlungen muss dieser Patient jeweils leisten?
5. Herr Bode hat im Anschluss an seine 13 vollstationären Behandlungstage eine ambulante orthopädische Reha von Herrn Dr. Kaiser verordnet und von der AOK Neustadt bewilligt bekommen. Seinen Zuzahlungsbetrag hat Herr Bode bereits bei der Aufnahme geleistet und eine Quittung darüber erhalten. Der Zuzahlungsbetrag wurde von der RehPArcs bereits als Einnahme gebucht. Folgende Behandlungstage kommen nun nach Abschluss seiner Behandlung in der RehaParcs zur Abrechnung:

---

[1] https://www.g-ba.de/downloads/62-492-1128/RL-Reha_2015-10-15_iK-2016-04-01.pdf - [30.03.2017].

23.08.; 24.08.; 27.08.; 28.08.; 29.08.; 30.08.; 31.08.; 03.09.; 04.09.; 05.09.; 06.09.; 07.09.; 10.09.; 11.09.; 12.09.

Ermitteln Sie den Endbetrag, den die RehaParcs für Herrn Bode der AOK Neustadt in Rechnung stellt.

6. Nehmen Sie zu folgenden Aussagen Stellung[1]:
   - „Die Pflegeversicherung ist nicht Versicherungsträger der Rehabilitation; ‚Rehabilitation in der Pflege' als Leistung der Pflegeversicherung ist daher nicht möglich; aber: Pflegebedürftigkeit soll nicht nur vermieden, sondern auch überwunden und gemindert werden. Die Krankenkassen haben kein Interesse daran, den Versicherten Rehabilitationsmaßnahmen zukommen zu lassen, die aus ihrem Budget bezahlt werden müssen, während letztendlich die Pflegeversicherung davon profitiert".
   - „Bei der medizinischen Rehabilitation handelt es sich – ähnlich wie bei der Bildung – um eine Investition in Humankapital, das in Deutschland immer wichtiger wird, um die sozialen Sicherungssysteme und die Infrastruktur finanzierbar zu halten".
7. Stellen Sie begründet einen Trend für die Zukunft der medizinischen Rehabilitation dar.
8. Erstellen Sie für die RehaParcs einen ansprechenden Informationsflyer. Berücksichtigen Sie dabei mögliche Zielgruppen, das Leistungsangebot, die Formen des Leistungsangebotes, die Vorteile ambulanter Angebote u. a.

---

[1] In Anlehnung an: Faktenbuch Medizinische Rehabilitation 2011, hrsg. vom Rheinisch-Westfälischen Institut für Wirtschaftsforschung im Auftrag der AG MedReha, Essen 2011.

8 Besondere Versorgung

SITUATIONSVORGABE

Die Geschäftsführung der Schlossklinik ist bestrebt, für Leistungen ihrer Tagesklinik zusätzlich mit RehaParcs in Neustadt zusammenzuarbeiten, um so eine optimale Vor- und Nachbetreuung der ambulant behandelten Patienten zu gewährleisten. Die Werbeaktion von RehaParcs hat einen wertvollen Beitrag zu dieser Entscheidung geleistet.

In diesem Zusammenhang wird über ein passendes Vertragsmodell nachgedacht. Diese Art von Vertragsmodellen sind derzeit unter der Überschrift „Besondere Versorgung" in § 140a SGB V geregelt.

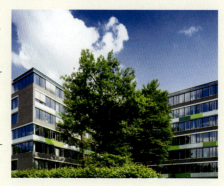

MATERIALIEN

§ 140a SGB V Besondere Versorgung

(1) Die Krankenkassen können Verträge mit den in Absatz 3 genannten Leistungserbringern über eine besondere Versorgung der Versicherten abschließen. Sie ermöglichen eine verschiedene Leistungssektoren übergreifende oder eine interdisziplinär fachübergreifende Versorgung (integrierte Versorgung) sowie unter Beteiligung vertragsärztlicher Leistungserbringer oder deren Gemeinschaften besondere ambulante ärztliche Versorgungsaufträge. Verträge, die nach den §§ 73a, 73c und 140a in der am 22. Juli 2015 geltenden Fassung geschlossen wurden, gelten fort. Soweit die Versorgung der Versicherten nach diesen Verträgen durchgeführt wird, ist der Sicherstellungsauftrag nach § 75 Absatz 1 eingeschränkt. Satz 4 gilt nicht für die Organisation der vertragsärztlichen Versorgung zu den sprechstundenfreien Zeiten.

(2) Die Verträge können Abweichendes von den Vorschriften dieses Kapitels, des Krankenhausfinanzierungsgesetzes, des Krankenhausentgeltgesetzes sowie den nach diesen Vorschriften getroffenen Regelungen beinhalten. Die Verträge können auch Abweichendes von den im Dritten Kapitel benannten Leistungen beinhalten, soweit sie die in § 11 Absatz 6 genannten Leistungen, Leistungen nach den §§ 20d, 25, 26, 27b, 37a und 37b sowie ärztliche Leistungen einschließlich neuer Untersuchungs- und Behandlungsmethoden betreffen. Die Sätze 1 und 2 gelten insoweit, als über die Eignung der Vertragsinhalte als Leistung der gesetzlichen Krankenversicherung der Gemeinsame Bundesausschuss nach § 91 im Rahmen der Beschlüsse nach § 92 Absatz 1 Satz 2 Nummer 5 oder im Rahmen der Beschlüsse nach § 137c Absatz 1 keine ablehnende Entscheidung getroffen hat und die abweichende Regelung dem Sinn und der Eigenart der vereinbarten besonderen Versorgung entspricht, sie insbesondere darauf ausgerichtet ist, die Qualität, die Wirksamkeit und die Wirtschaftlichkeit der Versorgung zu verbessern. Die Wirtschaftlichkeit der besonderen Versorgung muss spätestens vier Jahre nach dem Wirksamwerden der zugrunde liegenden Verträge nachweisbar sein; § 88 Absatz 2 des Vierten Buches gilt entsprechend. Für die Qualitätsanforderungen zur Durchführung der Verträge gelten die vom Gemeinsamen Bundesausschuss sowie die in den Bundesmantelverträgen für die Leistungserbringung in der vertragsärztlichen Versorgung beschlossenen Anforderungen als Mindestvoraussetzungen entsprechend. Gegenstand der Verträge dürfen auch Vereinbarungen sein, die allein die Organisation der Versorgung betreffen. Vereinbarungen über zusätzliche Vergütungen für Diagnosen können nicht Gegenstand der Verträge sein.

(3) Die Krankenkassen können nach Maßgabe von Absatz 1 Satz 2 Verträge abschließen mit:
1. nach diesem Kapitel zur Versorgung der Ver-

sicherten berechtigten Leistungserbringern oder deren Gemeinschaften,
2. Trägern von Einrichtungen, die eine besondere Versorgung durch zur Versorgung der Versicherten nach dem Vierten Kapitel berechtigte Leistungserbringer anbieten,
3. Pflegekassen und zugelassenen Pflegeeinrichtungen auf der Grundlage des § 92b des Elften Buches,
4. Praxiskliniken nach § 115 Absatz 2 Satz 1 Nummer 1,
5. pharmazeutischen Unternehmern,
6. Herstellern von Medizinprodukten im Sinne des Gesetzes über Medizinprodukte,
7. Kassenärztlichen Vereinigungen zur Unterstützung von Mitgliedern, die an der besonderen Versorgung teilnehmen.

Die Partner eines Vertrages über eine besondere Versorgung nach Absatz 1 können sich auf der Grundlage ihres jeweiligen Zulassungsstatus für die Durchführung der besonderen Versorgung darauf verständigen, dass Leistungen auch dann erbracht werden können, wenn die Erbringung dieser Leistungen vom Zulassungs-, Ermächtigungs- oder Berechtigungsstatus des jeweiligen Leistungserbringers nicht gedeckt ist.

(4) Die Versicherten erklären ihre freiwillige Teilnahme an der besonderen Versorgung schriftlich gegenüber ihrer Krankenkasse. Die Versicherten können die Teilnahmeerklärung innerhalb von zwei Wochen nach deren Abgabe in Textform oder zur Niederschrift bei der Krankenkasse ohne Angabe von Gründen widerrufen. Zur Fristwahrung genügt die rechtzeitige Absendung der Widerrufserklärung an die Krankenkasse. Die Widerrufsfrist beginnt, wenn die Krankenkasse dem Versicherten eine Belehrung über sein Widerrufsrecht in Textform mitgeteilt hat, frühestens jedoch mit der Abgabe der Teilnahmeerklärung. Das Nähere zur Durchführung der Teilnahme der Versicherten, insbesondere zur zeitlichen Bindung an die Teilnahmeerklärung, zur Bindung an die vertraglich gebundenen Leistungserbringer und zu den Folgen bei Pflichtverstößen der Versicherten, regeln die Krankenkassen in den Teilnahmeerklärungen. Die Satzung der Krankenkasse hat Regelungen zur Abgabe der Teilnahmeerklärungen zu enthalten. Die Regelungen sind auf der Grundlage der Richtlinie nach § 217f Absatz 4a zu treffen.

(5) Die Erhebung, Verarbeitung und Nutzung der für die Durchführung der Verträge nach Absatz 1 erforderlichen personenbezogenen Daten durch die Vertragspartner nach Absatz 1 darf nur mit Einwilligung und nach vorheriger Information der Versicherten erfolgen.

(6) Für die Bereinigung des Behandlungsbedarfs nach § 87a Absatz 3 Satz 2 gilt § 73b Absatz 7 entsprechend; falls eine Vorabeinschreibung der teilnehmenden Versicherten nicht möglich ist, kann eine rückwirkende Bereinigung vereinbart werden. Die Krankenkasse kann bei Verträgen nach Absatz 1 auf die Bereinigung verzichten, wenn das voraussichtliche Bereinigungsvolumen einer Krankenkasse für einen Vertrag nach Absatz 1 geringer ist als der Aufwand für die Durchführung dieser Bereinigung. Der Bewertungsausschuss hat in seinen Vorgaben gemäß § 87a Absatz 5 Satz 7 zur Bereinigung und zur Ermittlung der kassenspezifischen Aufsatzwerte des Behandlungsbedarfs auch Vorgaben zur Höhe des Schwellenwertes für das voraussichtliche Bereinigungsvolumen, unterhalb dessen von einer basiswirksamen Bereinigung abgesehen werden kann, zu der pauschalen Ermittlung und Übermittlung des voraussichtlichen Bereinigungsvolumens an die Vertragspartner nach § 73b Absatz 7 Satz 1 sowie zu dessen Anrechnung beim Aufsatzwert der betroffenen Krankenkasse zu machen.

GUT ZU WISSEN – DIE BESONDERE VERSORGUNG ALS ZUSAMMENFASSUNG MEHRERER VERSORGUNGSFORMEN

Die Besondere Versorgung, geregelt in § 140a SGB V, fasst mehrere Versorgungsformen zusammen, die bis Juli 2015 als „Integrierte Versorgung" (§ 140a alt), „Strukturverträge" (§ 73a) und „besondere ambulante ärztliche Versorgung" (§ 73c) getrennt geregelt waren. Ziel war es, die bis dahin bestehenden Regelungen zu den Möglichkeiten für die Krankenkassen, Einzelverträge, sog. Selektivverträge, mit Leistungserbringern abschließen, in einer Regelung zu bündeln. Bereits abgeschlossene Verträge gelten weiter fort.

Lernfeld 7 und 8

INFORMATIONSTEXT

Grundsätzlich kann jeder zur Versorgung der Patienten berechtige Leistungserbringer, also die Schlossklinik und die RehaParcs, seine Leistung selber mit den Krankenkassen (Kostenträgern) nach den dafür vorgesehenen Regeln abrechnen.

Bei der Besonderen Versorgung handelt es sich um Verträge, die ein Kostenträger (z. B. AOK Neustadt) mit einem oder mehreren Leistungserbringern abschließt. Durch die Vertragsgegenstände muss in der Regel ein Nutzen für alle Vertragspartner entstehen. Die zu schließenden Verträge müssen Leistungen anbieten, die nicht den gesetzlichen Leistungsangeboten entsprechen, sondern neue Behandlungsangebote darstellen.

Ein Gespräch zwischen dem Vertreter der Schlossklinik, Herrn Bäumel, dem Vertreter der RehaParcs, Herrn Wüst und der Vertreterin einer ortsansässigen Krankenkasse, Frau Huber, gibt weiteren Aufschluss über diese Art der Versorgungsform.

Frau Huber:
„Grundsätzlich können Ihre Einrichtungen mit uns einen gemeinsamen Vertrag nach §140a SGB V abschließen,
Ja, wir sind grundsätzlich der richtige Ansprech- bzw. Vertragspartner für Sie, wenn es darum geht, einen individuellen Vertrag abzuschließen.
Ich freue mich, dass wir ins Gespräch kommen, denn auch für uns als Krankenkasse kann das Angebot neuer, qualitativ hochwertiger Versorgungsformen einen Wettbewerbsvorteil bedeuten."

Herr Wüst:
„Das Versorgungsangebot ergibt sich also nur aus dem Vertrag nach § 140a SGB V?"

Frau Huber:
„Ja, wenn die Versorgung der Versicherten nach diesen Verträgen durchgeführt wird, ist das so! Der Bedarfsplan spielt in diesem Zusammenhang keine Rolle. Es muss sich um Leistungen handeln, die über den Leistungsumfang der Regelversorgung unserer Krankenkassen hinausgehen. Ziel ist es, die Qualität, die Wirksamkeit und die Wirtschaftlichkeit der Versorgung zu verbessern."

Herr Bäumel:
„Wir haben eine ungefähre Vorstellung von der Zusammenarbeit unserer Häuser und uns ist klar, dass wir eine Menge guter Kommunikationsstrukturen aufbauen müssen. Wir schätzen die Fallzahlen für unser Projekt in den kommenden Jahren als sehr hoch ein.
Frau Huber, was müssen wir nun in einem nächsten Schritt tun?"

Frau Huber:
„Machen Sie sich zunächst Gedanken darüber, ob unser Vertrag nur eine ganz bestimmte Indikation herausgreifen soll, ein bestimmtes Fachgebiet, eine bestimmte Behandlungsform oder die gesamte Versorgung der Tagesklinik mit dazugehöriger Vor- und Nachbetreuung. Das Handling bei einzelnen Indikationen ist natürlich einfacher. Insgesamt geht es meiner Krankenkasse darum, ein attraktives Behandlungsangebot für Patienten zu gestalten, um so auch die Attraktivität unserer Kasse als Versicherungspartner zu steigern.
Aber ich bin jetzt erst einmal froh, dass Sie sich auf den Weg machen. Dazu sollten Sie ein genaues Behandlungskonzept erstellen, das in einzelne Behandlungsstufen unterteilt wird. Es sollte eine eindeutige Zuordnung erfolgen, wer von Ihnen in den einzelnen Behandlungsstufen tätig wird. Hierdurch ist eine eindeutige Verantwortlichkeit in jeder Behandlungsphase während eines

Heilungsprozesses gegeben. Die Art und Weise der durchzuführenden Behandlungen unterliegt dabei nicht mehr vollständig Ihrer Therapiefreiheit. Vielmehr sollte der Behandlungsprozess in einem Behandlungskonzept durch das Ausrichten an Leitlinien bestimmt werden.
Planen Sie nachvollziehbare Maßnahmen der Qualitätssicherung mit ein.
Diese Vorgehensweise führt für den an der Versorgung nach § 140a SGB V teilnehmenden Patienten zu einem Behandlungsverlauf, dessen einzelne Glieder ineinandergreifen, um so einen Heilungsprozess mit einem optimalen Ergebnis zu gewährleisten."

Herr Wüst:
„Für die Patienten ist die Teilnahme an solchen Versorgungsformen nach § 140a SGBV freiwillig und mit dem Patientenrechtegesetz von Februar 2013 können die Versicherten innerhalb von zwei Wochen nach erklärter Teilnahme von ihrem Widerrufsrecht Gebrauch machen. Ich glaube aber, dass wir mit guter Aufklärungsarbeit die hohe Qualität dieser Versorgungsart herausstellen können. Definierte Behandlungsprozesse, dokumentierte Qualitätsmaßnahmen, eindeutige Verantwortlichkeiten, keine Doppelbehandlungen und, und, und."

Frau Huber:
„Die Versicherten haben auch die Möglichkeit, an möglichen Einsparungen durch diese Versorgungsform zu partizipieren. So können wir ihnen einen Bonus einräumen. Dieser könnte so aussehen, dass für die Dauer der Teilnahme 50 v. H. der geleisteten Zuzahlungen nach §§ 39 und 40 SGB V erstattet werden. Aber darüber müssten wir noch einmal ganz in Ruhe sprechen."

Herr Bäumel:
„Mich interessiert natürlich brennend die Vergütung der Leistungen im Rahmen solcher Verträge nach § 140a SGB V. Können Sie, liebe Frau Huber, dazu schon eine Aussage machen?"

Frau Huber:
„Nun, es gibt ganz unterschiedliche Modelle und der Gesetzgeber macht uns hier keine Vorgaben. Grundsätzlich legen die Verträge die Vergütung fest. Sie können sowohl Komplexpauschalen[1] als auch getrennte Vergütungen vorsehen. Ein wichtiger Aspekt, auf den Sie bei der Abrechnung achten sollten: Seit Anfang 2012 schreibt der Gesetzgeber vor, dass die Abrechnung sogenannter Selektivverträge, zu denen auch die Verträge im Rahmen der Versorgung nach § 140a SGB V gehören, ausschließlich elektronisch zu erfolgen hat."

Herr Wüst:
„Ich glaube, da kommt noch eine Menge Arbeit auf uns zu, aber ich freue mich darauf, die verkrusteten Strukturen im Gesundheitssektor ein bisschen aufbrechen zu können."

ARBEITSAUFRÄGE

1. Erklären Sie den Begriff der Besonderen Versorgung.
2. Diskutieren Sie die mit den Möglichkeiten zur besonderen Versorgung verbundenen Ziele des Gesetzgebers sowie der beteiligten Krankenkassen und Leistungserbringer.
3. Formulieren Sie mögliche Vorteile für einen Patienten durch die Teilnahme an einem solchen Versorgungskonzept.
4. Nennen Sie die Voraussetzung für eine komplette Budgetverantwortung.
5. Beurteilen Sie, inwiefern der Marketingaspekt bei der Implementierung einer Behandlung im Sinne einer Versorgung nach § 140a SGB eine Rolle spielt.

---

[1] *Eine Komplexpauschale ist das Entgelt für ein gesamtes Leistungspaket. In aller Regel gibt es einen Partner, z. B. ein Krankenhaus, an den die Komplexpauschale ausbezahlt wird. Dieser verteilt dann die vereinbarten Anteile an die anderen beteiligten Partner.*

Lernfeld 7 und 8

AUFGABEN

1. Entscheiden Sie, mit welchen drei Aussagen die Besondere Versorgung korrekt charakterisiert wird.

   a. Im Sinne einer guten Zusammenarbeit führen niedergelassene Ärzte ihre ambulanten Operationen in den Räumen und mit der medizinisch-technischen Einrichtung des Krankenhauses aus.
   b. Besondere Versorgungsformen ermöglichen eine verschiedene Leistungssektoren übergreifende Versorgung des Patienten mit neuen Behandlungsangeboten.
   c. Niedergelassene Ärzte üben im Sinne der Integration konsiliarische Untersuchungen bei Patienten im Krankenhaus aus.
   d. Als Partner für die Besondere Versorgung kommen unter anderem Praxiskliniken und die Kassenärztliche Vereinigung in Betracht.
   e. Der Zulassungsausschuss entscheidet über die Art der angebotenen Leistung im Rahmen der besonderen Versorgung.
   f. Ökonomische Ziele der Leistungserbringer im Rahmen der Besonderen Versorgung sind das Aufbrechen der Budgetdeckelung und damit die Möglichkeit durch mehr Leistungen höhere Erträge zu erwirtschaften.
   g. Eine Teilnahmeerklärung an einer besonderen Versorgungsform ist für den Patienten verbindlich.
   h. Vertragsgegenstand einer besonderen Versorgung muss immer ein Behandlungsangebot sein, was über die Regelversorgung nicht abgedeckt ist.

2. Legen Sie fest, wer kein Vertragspartner für eine besondere Versorgung sein kann.

   a. Krankenhäuser
   b. einzelne Ärzte, Gemeinschaftspraxen
   c. Ärztekammer
   d. Medizinisches Versorgungszentrum
   e. Kassenärztliche Vereinigung
   f. Ambulante Reha
   g. Pflegekassen
   h. Pflegeeinrichtungen
   i. Pharmaunternehmen und Hersteller von Medizinprodukten

9 Geschäftsprozesse erfolgsorientiert steuern

1 Kosten- und Leistungsrechnung (KLR) in einem Krankenhaus und ihre Stellung im betrieblichen Rechnungswesen

*Lernfeld 6
Dienstleistungen anbieten
z. B. Wahlleistungen*

1.1 Aufgaben und Ziele des betrieblichen Rechnungswesens

SITUATIONSVORGABE

Sarahs neues Einsatzgebiet in der Schlossklinik ist die Betriebsbuchhaltung. Da sie sich schon im Vorfeld einen Einblick in die Tätigkeiten verschaffen will, bittet sie Christian, ihr doch ein wenig über die anfallenden Arbeiten in der Finanzbuchhaltung zu berichten. Christian, schon auf dem Weg zu seinem neuen Einsatzgebiet, der Personalabteilung, korrigiert sie: „Betriebs- und Finanzbuchhaltung sind hier in der Schlossklinik nicht die gleichen Abteilungen. Die Betriebsbuchhaltung gehört bei uns zum Bereich Controlling." Sarah winkt ab: „Ach was, Buchhaltung ist doch Buchhaltung." Christian murmelt unsicher: „Ja, irgendwie hängen die Bereiche schon zusammen und doch haben die Abteilungen unterschiedliche Aufgaben."

INFORMATIONSTEXT

Aufgaben und Ziele des betrieblichen Rechnungswesens

Bereiche des Rechnungswesens	Externes Rechnungswesen – Finanzbuchhaltung (Finanzbuchhaltung und Jahresabschluss)	Internes Rechnungswesen – Betriebsbuchhaltung (Kosten- und Leistungsrechnung)
Ziele	Abbildung wirtschaftlicher Geschäftsvorfälle im Modell der kaufmännischen doppelten Buchführung (nach außen)	Abbildung der Prozesse der Leistungserstellung und -verwertung (nach innen)

Lernfeld 9

Aufgaben		
	- Gewinn- und Verlustermittlung pro Periode (Jahr, Quartal, Monat) - Dokumentation (z. B. für Fördermittel) - Bemessungsgrundlage für Steuern - Sicherung des finanziellen Gleichgewichts	**Kalkulation** - von pflegesatzfähigen Kosten gemäß Bundespflegesatzverordnung in der am 31.12.2012 geltenden Fassung zur Ermittlung des Tagessatzes für die PEPPs - von Behandlungskosten bei Teilnahme an der InEK-Kalkulation **Steuerung** - der Wirtschaftlichkeit (Soll-Ist-Vergleiche) **als Nachweis** - für steuerliche Zwecke (bei steuerpflichtigen, wirtschaftlichen Geschäftsbetrieben) - bestimmter Verwendungen (z. b. bei der Bezuschussung von Betriebskosten) - für das Reporting (Berichtswesen), z. b. nach Sparten (Krankenhaus, Altenheim, stationäre Reha)

MATERIALIEN

Die Krankenhäuser sind nach §8 KHBV verpflichtet eine KLR zu führen.

§ 8 Krankenhausbuchführungsverordnung (KHBV)

Das Krankenhaus hat eine Kosten- und Leistungsrechnung zu führen, die eine betriebsinterne Steuerung sowie Beurteilung der Wirtschaftlichkeit und Leistungsfähigkeit erlaubt; sie muss die Ermittlung der pflegesatzfähigen Kosten sowie bis zum Jahr 2016 die Erstellung der Leistungs- und Kalkulationsaufstellung nach den Vorschriften der Bundespflegesatzverordnung in der am 31. Dezember 2012 geltenden Fassung ermöglichen. Dazu gehören die Mindestanforderungen:

1. Das Krankenhaus hat die aufgrund seiner Aufgaben und Strukturen erforderlichen Kostenstellen zu bilden. Es sollen, sofern hierfür Kosten und Leistungen anfallen, mindestens die Kostenstellen gebildet werden, die sich aus dem Kostenstellenrahmen der Anlage 5 ergeben. Bei abweichender Gliederung der Kostenstellen soll durch ein ordnungsgemäßes Überleitungsverfahren die Umschlüsselung auf den Kostenstellenrahmen sichergestellt werden.
2. Die Kosten sind aus der Buchführung nachprüfbar herzuleiten.
3. Die Kosten und Leistungen sind verursachungsgerecht nach Kostenstellen zu erfassen; sie sind darüber hinaus den anfordernden Kostenstellen zuzuordnen, soweit dies für die in Satz 1 genannten Zwecke erforderlich ist.

ARBEITSAUFTRÄGE

1. Überlegen Sie, wie der Pfeil in dem Schaubild beschriftet werden könnte.
2. Erläutern Sie die Unterschiede zwischen der Finanz- und Betriebsbuchhaltung.

1.2 Grundbegriffe der Kosten- und Leistungsrechnung sowie deren Abgrenzung[1]

1.2.1 Neutrale Aufwendungen und Erträge

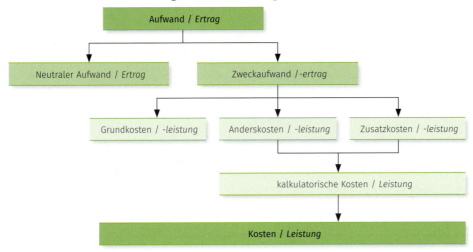

INFORMATIONSTEXT

Unter **Aufwendungen** wird der Werteverzehr oder Werteverbrauch einer bestimmten Abrechnungsperiode, der in der Finanz- und Geschäftsbuchhaltung erfasst und am Jahresende in der Gewinn- und-Verlust-Rechnung ausgewiesen wird, bezeichnet. Für die Zwecke der Kostenrechnung werden die Aufwendungen unterteilt in

- Betriebsbezogene Aufwendungen   = Kosten
- Neutrale Aufwendungen   = Nichtkosten

Der größte Teil der Aufwendungen fällt im Zusammenhang mit der Erfüllung des Krankenhauszwecks an, also der stationären Behandlung von Patienten. Es handelt sich um **Zweckaufwand**, der von der Aufwandsrechnung unmittelbar in die Kostenrechnung übernommen werden kann.

Keinen Kostencharakter haben neutrale Aufwendungen, die in keinem Zusammenhang mit der stationären Behandlung von Patienten stehen oder dabei unregelmäßig in außergewöhnlicher Höhe anfallen. Sie werden als ‚**neutrale**' **Aufwendungen** bezeichnet, da sie bei der Ermittlung des Betriebsergebnisses und der Selbstkosten der Behandlung nicht oder nicht in der ausgewiesenen Höhe berücksichtigt werden dürfen. Es handelt sich dabei um

- betriebsfremde Aufwendungen, d. h. Aufwendungen, die nicht dem Betriebszweck entsprechen (z. B. Verluste aus Wertpapierverkäufen),
- außerordentliche Aufwendungen, die zwar im Zusammenhang mit dem Betriebszweck stehen, wegen ihrer außerordentlichen Höhe oder ihres Anfalls in schwankender Höhe die Aussagefähigkeit der Erfolgsrechnung beeinträchtigen, wenn sie in ihrer tatsächlichen Höhe erfasst und berücksichtigt werden (z. B. Verluste aus dem Verkauf ganzer Betriebsteile 78),

---

[1] siehe hierzu auch Lernfeld 3, Kapitel 7.3.

- periodenfremde Aufwendungen, die frühere Perioden betreffen und deswegen die Erfolgsrechnung der laufenden Periode nicht beeinträchtigen sollen (z. B. Nachzahlung von Löhnen, Steuernachzahlungen 793).

    ▫ betriebsbezogene Erträge = Leistungen
    ▫ neutrale Erträge = Nichtleistungen

Zweckerträge (auch betriebsbezogene Erträge genannt) sind das Ergebnis der stationären Behandlung. In der Kosten- und Leistungsrechnung (KLR) werden sie daher als Leistungen bezeichnet. Außer den Leistungen gibt es in einem Krankenhaus auch Erträge, die in keinem Zusammenhang mit der Heilbehandlung stehen oder dabei unregelmäßig in außergewöhnlicher Höhe anfallen. Sie werden ‚**neutrale**' **Erträge** bezeichnet und von den Leistungen abgegrenzt.
Sie entstehen

- bei der Verfolgung betriebsfremder Ziele (z. B. Mieterträge 570),
- bei betrieblichen, periodenfremden Vorgängen (z. B. Steuerrückerstattung, Eingang einer abgeschriebenen Forderung 591),
- bei außerordentlichen Erträgen (z. B. Steuererlass 570).

ARBEITSAUFTRAG

Klären Sie die Begriffe neutrale Aufwendungen und neutrale Erträge.

> ### Merke
>
> » Die Kostenrechnung ermittelt die Kosten als Ausdruck des leistungsbezogenen Güterverbrauchs in Geldeinheiten, bezogen auf alle Phasen des Krankenhausprozesses.
>
> » Die Kostenrechnung ist auf die Erfassung der leistungsbezogenen Dienstleistungsprozesse ausgerichtet, um den Prozess der betrieblichen Leistungserstellung und -verwertung abzubilden, zu steuern und zu kontrollieren.[1]
>
> » Betriebsfremde, betrieblich außerordentliche und betriebliche periodenfremde Aufwendungen/Erträge gehören zu den **neutralen Aufwendungen/Erträgen**. Sie werden überhaupt nicht oder nicht in der ausgewiesenen Höhe in die Kosten- und Leistungsrechnung übernommen.

---

[1] vgl. Keun, Friedrich: Einführung in die Krankenhauskostenrechnung, 4. überarbeitete Auflage, Gabler, Wiesbaden 2001, S. 33.

Lernfeld 9

AUFGABE

1. Führen Sie für folgende Geschäftsfälle der Schlossklinik an, welches der nachstehend aufgeführten Merkmale jeweils zutrifft.

   Merkmal: (a) Kosten, (b) Leistungen, (c) neutrale Aufwendungen, (d) neutrale Erträge
   1. Erträge aus der Vermietung eines Vortragsaales an die Ärztekammer
   2. Nachzahlung einer Lohnerhöhung, die rückwirkend für die letzten 3 Monate des abgelaufenen Geschäftsjahres gilt
   3. Erlöse aus DRGs
   4. Verbrauch von Mullbinden
   5. Erträge aus dem Verkauf von Wertpapieren
   6. Schadensersatzleistung der Feuerversicherung für Brandschäden im Materiallager
   7. Spende an das Rote Kreuz
   8. Verlust durch einen Brand im Materiallager
   9. Grundsteuer für das Schwesternwohnheim
   10. Stromverbrauch für die OPs
   11. Aufwendungen für die Instandhaltung der Apparate im OP
   12. Telefongebühren für die Einkaufsabteilung
   13. Überschuss durch Verkauf eines EKG-Gerätes über dem Buchwert
   14. Lohnfortzahlung für eine erkrankte Säuglingsschwester
   15. Kosten für ein Jubiläumsfest anlässlich des 25-jährigen Bestehens des Krankenhauses

1.2.2 Kalkulatorische Kosten und Leistungen für Zwecke der Betriebssteuerung und Kontrolle

SITUATIONSVORGABE

Die Leiterin der Betriebsbuchhaltung Frau Betram nimmt Sarah zur Seite und erklärt ihr den folgenden Sachverhalt:

„Sie haben sich ja schon mit § 8 unserer KHBV beschäftigt. In diesem Paragraphen steht auch, dass, soweit im Krankenhaus entstehende Kosten durch Budget und Pflegesätze gedeckt werden, sie aus der Buchführung nachprüfbar herzuleiten sind. Der Kostenbegriff im Krankenhaus stellt also auf erfolgswirksame Ausgaben ab." Sarah ist verwundert: „Aber das ist doch klar, dass Kosten immer auch zu Ausgaben führen." „Eben nicht, liebe Sarah", antwortet Frau Betram, „als ich noch bei einem großen Hersteller für Rheumadecken in der Buchhaltung gearbeitet habe, habe ich gelernt, dass eine vernünftige Preiskalkulation unserer Decken ohne die Berücksichtigung von Anders- bzw. Zusatzkosten nicht denkbar gewesen wäre. In unserem Haus haben wir ja insbesondere bei den Komfortelementen bestimmte Preisspielräume, sodass hier eine kluge Preiskalkulation unter Berücksichtigung kalkulatorischer Kosten sinnvoll wäre." Sarah fragt: „Gestern sind Flatscreenmonitore für unsere Einbett-Zimmer geliefert worden. Können wir hier einen sinnvollen Preis finden?"

Lernfeld 9

INFORMATIONSTEXT

Für die Zwecke der Kostenrechnung werden die Kosten unterteilt in
- **Grundkosten**

Sie stehen Aufwendungen in gleicher Höhe in der Finanzbuchhaltung gegenüber, z. B. Materialkosten.
- **Kalkulatorische Kosten**

Anderskosten: Sie müssen in der Kostenrechnung in einer anderen Höhe als in der Finanzbuchhaltung berücksichtigt werden, z. B. Kalkulatorische Abschreibungen.

Zusatzkosten: Sie müssen in der Kostenrechnung berücksichtigt werden, obwohl sie keine Ausgabe bedingen, z. B. Kalkulatorischer Unternehmerlohn.

Beispiele für Anderskosten:
- **Kalkulatorische Abschreibungen**

Für die Bemessung der bilanzmäßigen Abschreibung sind in erster Linie steuerliche und bilanzpolitische Gesichtspunkte ausschlaggebend.

In der Kostenrechnung tritt an die Stelle der bilanzmäßigen die kalkulatorische Abschreibung. Sie ist eine verbrauchsbedingte Abschreibung, die

- nur das betriebsnotwendige Anlagevermögen einbezieht,
- von der betriebsindividuellen, tatsächlichen Nutzungsdauer
- sowie dem Wiederbeschaffungswert der Anlagegüter ausgeht und
- i. d. R. nach der linearen Abschreibungsmethode berechnet wird.

Ziele
- tatsächliche und genauere Erfassung des Werteverzehrs
- Grundlage zur Rückflussfinanzierung für Wiederbeschaffung
- gleichmäßige Kalkulation durch gleichbleibende Abschreibungsbeträge

Finanzbuchhaltung		KLR
Abschreibungen auf Sachanlagen	22 000,00 EUR	Anstelle der bilanzmäßigen Abschreibungen sind kalkulatorische Abschreibungen in Höhe von 20 000,00 EUR zu erfassen

- **Kalkulatorische Zinsen**

Die Höhe der Zinsen, die ein Unternehmen zu bezahlen und in der Finanzbuchhaltung zu erfassen hat, richtet sich
- nach den jeweiligen Verhältnissen am Kapitalmarkt und
- nach der Kapitalstruktur des Unternehmens.

In die Kostenrechnung gehen daher nicht die tatsächlich gezahlten Zinsen ein, sondern die Zinsen für das Kapital, das für die Durchführung des betrieblichen Leistungsprozesses erforderlich ist (Zinsen für das betriebsnotwendige Kapital).

Das betriebsnotwendige Kapital wird wie folgt berechnet:

    Betriebsnotwendiges Anlagevermögen
+ Betriebsnotwendiges Umlaufvermögen
= Betriebsnotwendiges Vermögen

- Abzugskapital[1]
- = Betriebsnotwendiges Kapital

Ziele
- Das betriebsnotwendige Kapital setzt sich aus Eigen- und Fremkapital zusammen. Mit den kalkulatorischen Zinsen soll auch die Verzinsung des Eigenkapitals berücksichtigt werden, die der Unternehmer sonst bei der Bank erzielen würde und die mit diesem Ansatz über die Preiskalkulation Berücksichtigung finden.
- Gleichmäßige Kalkulation durch einen festen Zinssatz, der am Markt eher schwankend ist.

Im abgelaufenen Geschäftsjahr werden 48 000,00 EUR Fremdkapitalzinsen bezahlt (6 % auf 800 000,00 EUR Fremdkapital). Die auf das betriebsnotwendige Kapital bezogenen Zinsen werden mit 68 000,00 EUR ermittelt (Fremdkapitalzinsen + 5 % auf 400 000,00 EUR Eigenkapital).

Finanzbuchhaltung		KLR
Zinsaufwendungen	48 000,00 EUR	Anstelle der tatsächlich gezahlten Zinsen sind kalkulatorische Zinsen in Höhe von 68 000,00 EUR zu erfassen.

■ Kalkulatorische Wagnisse
Das allgemeine Unternehmenswagnis, das sich aus der Unberechenbarkeit der unternehmerischen Tätigkeiten ergibt, ist versicherungsmathematisch nicht berechenbar und daher nicht kalkulierbar. Prämien für die Fremdversicherung von Einzelwagnissen gehen als Grundkosten in die Kosten- und Leistungsrechnung ein.

Bei nicht versicherten Wagnissen tatsächlich eingetretene Wagnisverluste werden als Aufwand in der Finanzbuchhaltung erfasst; in der Kostenrechnung werden an ihrer Stelle kalkulatorische Wagniskosten verrechnet mit dem Ziel, hohe und häufige Aufwandsschwankungen in der Kalkulation zu vermeiden.
Im abzuschließenden Geschäftsjahr sind 70 000,00 EUR an Wagnisverlusten eingetreten; die durchschnittlichen kalkulatorischen Wagniskosten sind dagegen mit 62 000,00 EUR ermittelt worden.

Finanzbuchhaltung		KLR
Wagnisverluste	70 000,00 EUR	Anstelle der tatsächlich eingetretenen Wagnisverluste sind kalkulatorische Wagniskosten in Höhe von 62 000,00 EUR zu erfassen.

■ Erfassung der Werkstoffkosten zu Verrechnungspreisen
In der KLR wird über eine Abrechnungsperiode mit gleich bleibenden Verrechnungspreisen je Verbrauchseinheit gerechnet, die als Durchschnittspreis der Anschaffungskosten ermittelt werden können. In der Finanzbuchhaltung wird dagegen der Verbrauch zu Anschaffungskosten ermittelt. Ziel ist es auch hier, eine gleichmäßige Kalkulation zu gewährleisten.

Beispiele für Zusatzkosten:
■ Kalkulatorischer Unternehmerlohn
Während die unternehmerische Leistung bei Kapitalgesellschaften (z. B. Geschäftsführer einer GmbH) in Form von Bezügen gewährt wird und diese als Personalkosten erfasst werden, wird die

---
[1] Kapital, für das das Unternehmen keine Zinsen zahlt (z. B. Lieferantenkredit).

Lernfeld 9

Arbeitsleistung der Inhaber von Einzelunternehmen und Personengesellschaften über den Gewinn vergütet.

Um bezüglich der Personalkosten eine Vergleichbarkeit von Kapitalgesellschaften und Einzelunternehmen zu erreichen, wird für die Arbeitsleistung der mitarbeitenden Inhaber von Einzelunternehmungen und Personengesellschaften ein kalkulatorischer Unternehmerlohn in die Kosten- und Leistungsrechnung eingebracht.

Für die Tätigkeit des Alleininhabers eines Massageinstitutes wird ein kalkulatorischer Unternehmerlohn von jährlich 100 000,00 EUR in Ansatz gebracht.

Finanzbuchhaltung	KLR
Keine Buchung	Es werden 100 000,00 EUR als Zusatzkosten erfasst.

- **Kalkulatorische Leistungen**

Diese haben in der Kosten- und Leistungsrechnung bisher kaum eine Rolle gespielt. Prinzipiell handelt es sich dabei um (Dienst-)Leistungen, die unentgeltlich erbracht werden.

ARBEITSAUFTRÄGE

1. Beurteilen Sie die Relevanz von kalkulatorischen Kosten für ein Krankenhaus auf der Grundlage von § 8 KHBV.
2. Definieren Sie den Begriff der nichtärztlichen Wahlleistungen und grenzen Sie diesen von den ärztlichen Wahlleistungen ab.
3. Ermitteln Sie den Komfortzuschlag für einen Flatscreenmonitor pro Tag (365 Tage/Jahr) unter folgenden Annahmen: Beschaffungskosten von 700,00 EUR, Wiederbeschaffungswert 1 000,00 EUR, reguläre Nutzungsdauer 6 Jahre, aufgrund der starken Beanspruchung im Krankenhaus durch die Patienten beträgt die tatsächliche Nutzungsdauer 5 Jahre (lineare Abschreibung). Der Bildschirm wurde mit eigenen Mitteln bezahlt, es werden 5 % kalkulatorische Zinsen angesetzt.
4. Nennen Sie weitere Einflussfaktoren auf die Preisgestaltung für nichtärztliche Wahlleistungen.

> Lernfeld 6
> Dienstleistungen anbieten;
> Wahlleistungen

MATERIALIEN

§ 17 KHEntgG

Wahlleistungen (1) Neben den Entgelten für die voll- und teilstationäre Behandlung dürfen andere als die allgemeinen Krankenhausleistungen als Wahlleistungen gesondert berechnet werden, wenn die allgemeinen Krankenhausleistungen durch die Wahlleistungen nicht beeinträchtigt werden und die gesonderte Berechnung mit dem Krankenhaus vereinbart ist. Diagnostische und therapeutische Leistungen dürfen als Wahlleistungen nur gesondert berechnet werden, wenn die Voraussetzungen des Satzes 1 vorliegen und die Leistungen von einem Arzt ... erbracht werden. Die Entgelte für Wahlleistungen dürfen in keinem unangemessenen Verhältnis zu den Leistungen stehen. Die Deutsche Krankenhausgesellschaft und der Verband der privaten Krankenversicherung können Empfehlungen zur Bemessung der Entgelte für nicht ärztliche Wahlleistungen abgeben. Verlangt ein Krankenhaus ein unangemessen hohes Entgelt für nicht ärztliche Wahlleistungen, kann der Verband der privaten Krankenversicherung die Herabsetzung auf eine angemessene Höhe verlangen; gegen die Ablehnung einer Herabsetzung ist der Zivilrechtsweg gegeben. (2) Wahlleistungen sind vor der Erbringung schriftlich zu vereinbaren; der Patient ist vor Abschluss der Vereinbarung schriftlich über die Entgelte der Wahlleistungen und deren Inhalt im Einzelnen zu unterrichten.

> Die Art der Wahlleistungen ist der zuständigen Landesbehörde zusammen mit dem Genehmigungsantrag nach § 14 mitzuteilen. (3)... Für die Berechnung wahlärztlicher Leistungen finden die Vorschriften der Gebührenordnung für Ärzte oder der Gebührenordnung für Zahnärzte entsprechende Anwendung, soweit sich die Anwendung nicht bereits aus diesen Gebührenordnungen ergibt.

Hinweis: Die jeweils aktuellen Empfehlungen für die Bemessung der Entgelte für Komfortleistungen sind auf der Homepage der Deutschen Krankenhausgesellschaft, www.dkgev.de, veröffentlicht.

1.3 Vollkostenrechnung

Die Kosten- und Leistungsrechnung bildet einen selbstständigen Teilbereich des Internen Rechnungswesens (siehe hierzu Schaubild Betriebliches Rechnungswesen).

Merke

» Die Kostenrechnung besteht aus einem dreistufigen Kalkulationssystem, dessen Komponenten aufeinander aufbauen:

- Die **Kostenartenrechnung** erfasst alle Kosten, die während einer bestimmten Periode anfallen (**Welche Kosten** fallen in welcher Höhe in welcher Periode an?).
- Diese werden dann über die Kostenstellenrechnung auf einzelne definierte Betriebsbereiche aufgeteilt (**Wo** fallen die Kosten in welcher Höhe an?).
- Die Kostenträgerrechnung schließlich ordnet die Kosten definierten Leistungseinheiten oder -gruppen zu, nachdem sie in der Kostenartenrechnung erfasst und in der Kostenstellenrechnung auf die Endkostenstellen weiterverrechnet worden sind. Die Kostenträgerrechnung zeigt, wofür die Kosten in den verschiedenen Kostenstellen entstanden sind (**Wofür** sind welche Kosten in welcher Höhe angefallen?).

1.3.1 Kostenartenrechnung

SITUATIONSVORGABE

Frau Betram zeigt Sarah nun mehrere Kostenaufschlüsselungen. Zunächst zeigt sie ihr eine Übersicht über die Aufwendungen, die DRG-relevant sind. „Aber das sind doch die bekannten Aufwandskonten", bemerkt Sarah erstaunt. „Fast alle", bemerkt Frau Betram. „Wie Sie ja bereits wissen, sind einige Aufwendungen schon im Vorfeld abzugrenzen. Der Auszug aus der Leistungs- und Kalkulationsaufstellung zeigt Ihnen, wie wir in der Betriebsbuchhaltung die Kosten gliedern, um eine vollständige und einheitliche Erfassung der Kosten zu ermöglichen."

INFORMATIONSTEXT

Gliederung der Kostenarten

Im Hinblick auf die Möglichkeit der Zuordnung zu einem Kostenträger werden grundsätzlich unterschieden:

Lernfeld 9

Gliederung der Kostenarten	Zuordnung
Gliederung nach Art der Verwendung	
Einzelkosten (direkte Kosten)	Einzelkosten können dem Kostenträger (Behandlungsfall) direkt und verursachungsgerecht zugeordnet werden. Die Zurechnung kann aufgrund genauer Aufzeichnung der Patientendaten vorgenommen werden. In der Regel handelt es sich hier um teure Artikel aus folgenden Gruppen: ■ Teure Medikamente ■ Blutprodukte ■ Implantate ■ Transplantate ■ Herz-/Röntgenkatheter ■ Spezielle Materialsets ■ Andere Verbrauchsmaterialien (z. B. spezielle Kontrastmittel) ■ Fremdleistungen (z. B. Dialyse)
Gemeinkosten: (indirekte Kosten)	Diese können dem Kostenträger (Behandlungsfall) nicht direkt zugerechnet werden. Sie werden auf Kostenstellen verteilt und dann über bestimmte Schlüssel dem Kostenträger zugerechnet. Hierbei findet eine weitere Differenzierung in Kostenstelleneinzel- und Kostenstellengemeinkosten statt.
Gliederung nach Verhalten bei Beschäftigungsschwankungen	
Fixe Kosten	Sie verändern sich nicht in ihrer Höhe bei Beschäftigungsschwankungen. z.B. Gehälter der Mitarbeiter, Versicherungskosten für das Gebäude.
Variable Kosten	Sie verändern sich in ihrer Höhe bei Beschäftigungsschwankungen. z.B. Lebensmittel oder Arzneimittel.

MATERIALIEN

Pflegesatzrelevante Aufwendungen und Erträge (DRG-relevante Aufwendungen und Erträge)

Kontenklasse 6	Kontenklasse 7
60 Löhne und Gehälter 61 Gesetzliche Sozialabgaben 62 Aufwendungen für die Altersversorgung 63 Aufwendungen für Beihilfen und Unterstützung 64 Sonstige Personalaufwendungen 65 Lebensmittel und bezogene Leistungen 66 Medizinischer Bedarf 67 Wasser, Energie, Brennstoffe 68 Wirtschaftsbedarf 69 Verwaltungsbedarf	70 Aufwendungen für zentrale Dienstleistungen 71 Wiederbeschaffte Gebrauchsgüter 72 Instandhaltung 73 Steuern, Abgaben, Versicherungen 74 Zinsen und ähnliche Aufwendungen 78 Sonstige ordentliche Aufwendungen 79 Übrige Aufwendungen

Aufwendungen im Rahmen der Kontengruppen 75 – 77 werden dann nicht berücksichtigt, wenn es sich um investive Kosten handelt (siehe Abgrenzungsverordnung).
In der Regel sind die pflegesatzfähigen Kosten mit den DRG-relevanten Kosten gleichzusetzen.
Für die einzelnen Kontengruppen findet sich eine ausführliche Abgrenzung nicht DRG-relevanter Aufwandsarten im Handbuch zur Kalkulation von Fallkosten, auch zu finden unter www.g-drg.de.
Um die Kosten verursachungsgerecht den entsprechenden Kostenstellen zuzuordnen, werden z. B. die Kostenarten der Kontengruppen 60 – 63 unter den entsprechenden Dienstarten zusammengefasst.

Lernfeld 9

Kostenartengruppe 1	Personalkosten ärztlicher Dienst
Kostenartengruppe 2	Personalkosten Pflegedienst
Kostenartengruppe 3	Personalkosten des Funktionsdienstes und des medizinisch-technischen Dienstes
Kostenartengruppe 4a	Sachkosten für Arzneimittel
Kostenartengruppe 4b	Sachkosten für Arzneimittel (Einzelkosten/ Istverbrauch)
Kostenartengruppe 5	Sachkosten für Implantate und Transplantate
Kostenartengruppe 6a	Sachkosten des medizinischen Bedarfs (ohne Arzneimittel, Implantate und Transplantate)
Kostenartengruppe 6b	Sachkosten des medizinischen Bedarfs (Einzelkosten/Istverbrauch; ohne Arzneimittel, Implantate und Transplantate)
Kostenartengruppe 7	Personal- und Sachkosten der medizinischen Infrastruktur
Kostenartengruppe 8	Personal- und Sachkosten der nicht medizinischen Infrastruktur

ARBEITSAUFTRÄGE

1. Nennen Sie die Aufwandsarten (Kontennummern), die nicht in die Kosten- und Leistungsrechnung eingehen.
2. Erklären Sie die Begriffe Einzel- und Gemeinkosten sowie fixe und variable Kosten und deren Unterscheidung.
3. Erstellen Sie eine kleine Übersicht mit den vorgenannten Kostenbegriffen für die Kosten eines Behandlungsfalls.

1.3.2 Kostenstellenrechnung

SITUATIONSVORGABE

Frau Betram möchte wissen, ob sich Sarah in der Schule einen Überblick über die Entwicklung der Finanzierung von Krankenhäusern verschafft hat, und bittet sie daher, die wesentliche Reform im Rahmen des Gesundheitsstrukturgesetzes (GSG), welches 1993 in Kraft trat, zu nennen und eine Verbindung zur Kostenrechnung, insbesondere der Kostenstellenrechnung, zu schaffen.

INFORMATIONSTEXT

Eine **Kostenstelle** ist ein räumlich abgegrenzter Bereich unter der Leitung eines Kostenstellenverantwortlichen, der üblicherweise von einer, eventuell mehreren Kostenbezugsgrößen (z. B. ambulante Fälle) bestimmt ist. In der Regel werden nicht mehr als drei Kostenbezugsgrößen auf einer Kostenstelle erfasst. Beispiel Kostenstelle ‚Notfallambulanz': Ambulante Versorgung/liegend Aufnahme für stationäre Fälle. § 8 KHBV schreibt als Mindestanforderung die Einrichtung von Kostenstellen nach Anlage 5 KHBV vor.

ARBEITSAUFTRÄGE

1. Erklären Sie die Bedeutung der ‚Aufhebung des Selbstkostendeckungsprinzips', die das Gesundheitsstrukturgesetz mit sich brachte.
2. Erläutern Sie in diesem Zusammenhang die betriebswirtschaftlichen Aufgaben einer Kostenstellenrechnung.

Lernfeld 9

MATERIALIEN

Übersicht Kostenstellen

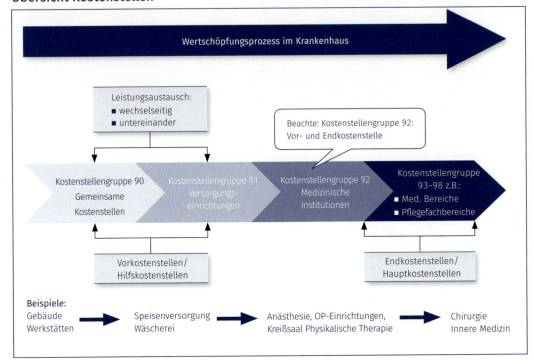

Graumann, Matthias; Schmidt-Graumann, Anke: Rechnungswesen und Finanzierung der Krankenhäuser, 2. Auflage, NWB Verlag, Herne 2011, S.337.

§ Anlage V KHBV
Kostenstellenrahmen für die Kosten- und Leistungsrechnung

90	Gemeinsame Kostenstellen
900	Gebäude einschließlich Grundstück und Außenanlagen
901	Leitung und Verwaltung des Krankenhauses
902	Werkstätten
903	Nebenbetriebe
904	Personaleinrichtungen (für den Betrieb des Krankenhauses unerlässlich)
905	Aus-, Fort- und Weiterbildung
906	Sozialdienst, Patientenbetreuung
907	frei
908	frei
909	frei

91	Versorgungseinrichtungen
910	Speisenversorgung
911	Wäscheversorgung
912	Zentraler Reinigungsdienst
913	Versorgung mit Energie, Wasser, Brennstoffen
914	Innerbetriebliche Transporte
915	frei
916	frei
917	Apotheke/Arzneimittelausgabestelle (ohne Herstellung)
918	Zentrale Sterilisation
919	frei
92	Medizinische Institutionen
920	Röntgendiagnostik und -therapie
921	Nukleardiagnostik und -therapie
922	Laboratorien
923	Funktionsdiagnostik
924	Sonstige diagnostische Einrichtungen
925	Anästhesie, OP-Einrichtungen und Kreißzimmer
926	Physikalische Therapie
927	Sonstige therapeutische Einrichtungen
928	Pathologie
929	Ambulanzen
93–95	Pflegefachbereiche – Normalpflege
930	Allgemeine Kostenstelle
931	Allgemeine Innere Medizin
932	Geriatrie
933	Kardiologie
934	Allgemeine Nephrologie
935	Hämodialyse/künstliche Niere (alternativ 962)
936	Gastroenterologie
937	Pädiatrie
938	Kinderkardiologie
939	Infektion
940	Lungen- und Bronchialheilkunde
941	Allgemeine Chirurgie
942	Unfallchirurgie
943	Kinderchirurgie
944	Endoprothetik
945	Gefäßchirurgie
946	Handchirurgie
947	Plastische Chirurgie
948	Thoraxchirurgie
949	Herzchirurgie
950	Urologie
951	Orthopädie

952	Neurochirurgie
953	Gynäkologie
954	HNO und Augen
955	Neurologie
956	Psychiatrie
957	Radiologie
958	Dermatologie und Venologie
959	Zahn- und Kieferheilkunde, Mund- und Kieferchirurgie
96	Pflegefachbereiche – abweichende Pflegeintensität
960	Allgemeine Kostenstelle
961	Intensivüberwachung
962	Intensivbehandlung
963	frei
964	Intensivmedizin
965	Minimalpflege
966	Nachsorge
967	Halbstationäre Leistungen – Tageskliniken
968	Halbstationäre Leistungen – Nachtkliniken
969	Chronisch- und Langzeitkranke
97	Sonstige Einrichtungen
970	Personaleinrichtungen (für den Betrieb des Krankenhauses nicht unerlässlich)
971	Ausbildung
972	Forschung und Lehre
973	
979	frei
98	Ausgliederungen
980	Ambulanzen
981	Hilfs- und Nebenbetriebe
982	
989	frei
99	frei

INFORMATIONSTEXT

Haupt-, Hilfs- und Nebenkostenstellen

Kostenstellen in einem Krankenhaus können in Abhängigkeit vom Kostenträgerbezug in Haupt-, Hilfs- und Nebenkostenstellen eingeteilt werden:

(1) Hauptkostenstellen -auch direkte Kostenstellen genannt- oder Endkostenstellen erbringen medizinisch-pflegerische Leistungen direkt an Patienten, die allgemeine Krankenhausleistungen empfangen. Hierzu gehören beispielsweise die Pflegefachbereiche, der OP-Bereich und das Labor (Kostenstellengruppen 93–96).

(2) Bei **Hilfskostenstellen** -auch indirekte Kostenstellen genannt- oder **Vorkostenstellen** besteht demgegenüber kein direkter medizinisch-pflegerischer Leistungsbezug zu einem Patienten. Zu den indirekten Kostenstellen gehören beispielsweise die Zentralsterilisation, die Küche und die Krankenhausverwaltung (Kostenstellengruppen 90–91). Hilfskostenstellen sind darüber hinaus in Kostenstellen der **medizinischen Infrastruktur** und Kostenstellen der **nicht medizinischen Infrastruktur** zu gliedern.

(3) **Nebenkostenstellen** (auch Endkostenstellen) erbringen Leistungen, die nicht zum eigentlichen Leistungsprogramm des Krankenhauses gehören z. B. Wohnheime oder Kindertagesstätten (Kostenstellengruppen 97–98).

Kostenstellen der **medizinischen Infrastruktur** sind Kostenstellen, in denen überwiegend Mitarbeiter des ärztlichen Dienstes, des Pflegedienstes, des medizinisch-technischen Dienstes oder des Funktionsdienstes beschäftigt sind (z. B. Zentralsterilisation).

Kostenstellen der **nicht medizinischen Infrastruktur** beschäftigen dagegen Mitarbeiter der genannten Dienstarten nicht oder nur in geringem Umfang (z. B. Küche).

Die Kostenstellengruppe 92 kann sowohl Hilfsstelle (bei Behandlung stationärer Patienten) als auch Hauptstelle (bei Behandlung ambulanter Patienten) sein.

Von den Vorkostenstellen (indirekte Kostenstellen) aus werden die Kosten auf die Endkostenstellen (direkte Kostenstellen) weitergegeben, und schließlich auf den Kostenträger weiterberechnet.

Formaler Aufbau eines Betriebsabrechnungsbogens (BAB) in einem Krankenhaus

Die Kostenstellenrechnung dient der Verrechnung der Gemeinkosten auf die Hauptkostenstellen. Von dort werden die Gemeinkosten auf die Kostenträger verteilt, die Einzelkosten können diesen direkt zugeordnet werden. Die Verrechnung erfolgt mithilfe des sogenannten Betriebsabrechnungsbogens (BAB). Dieser Abrechnungsbogen ist in Matrixform aufgebaut und enthält in den Zeilen die Kostenarten und in den Spalten die Kostenstellen.

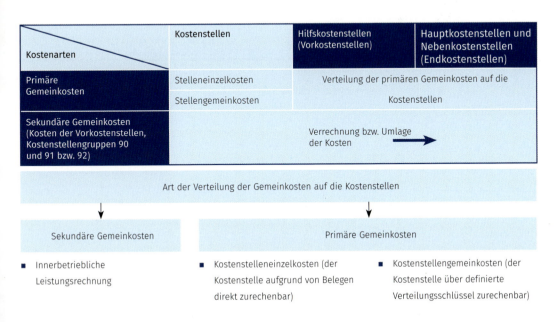

Lernfeld 9

Umlageverfahren und Innerbetriebliche Leistungsverrechnung (IBLV)

Beim Umlageverfahren werden die Kosten anhand definierter Schlüssel verursachungsgerecht verteilt (siehe Beispiel 1: Verteilungsgrundlagen). Bei der innerbetrieblichen Leistungsverrechnung werden die Kosten sämtlicher Vorkostenstellen anhand dieses Prinzips auf die Endkostenstellen verteilt (siehe Beispiel 2: beispielhaft an der Vorkostenstelle Küche, deren Kosten auf der Grundlage des Schlüssels „Beköstigungstage" auf die Endkostenstellen verteilt werden).

Beispiel 1: Verteilung der primären Gemeinkosten auf die Kostenstellen:

Kostenstellen / Primär- und Sekundärkosten	Gesamt betrag	Verteilungsgrundlage	Gemeinsame Kostenstellen			Versorgungseinricht. med. Institutionen		Hauptkostenstellen		Nebenkostenstellen	
			A	B	C	D	E	W	X	y	z
Personalkosten	5 777 000	Gehaltsliste/ Lohnliste		1 250 000	825 000	645 000	647 000	1 425 000	877 000	64 000	45 000
Lebensmittel	520 000				520 000						
Med. Bedarf	1 103 000	Materialentnahmescheine/ Rechnungen der Lieferapotheke				218 000	162 000	356 000	312 000		55 000
Wasser, Energie, Brennstoffe	94 500	Abrechnungen, Zähler	3 000	5 000	15 000	5 000	13 000	26 000	23 000	4 500	
Verwaltungsbedarf	87 500	Materialentnahmescheine		27 000	15 000	2 500	4 500	23 000	11 000	2 500	2 000
Steuern, Abgaben, Versicherungen	62 500	Anzahl Betten Bemessungsgrundl.	52 000	3 000	5 000			1 000	500	1 000	
Zinsen für Betriebsmittel	29 000	gebundenes Kapital						4 000	16 000	9 000	
Summe	7 673 500		55 000	1 285 000	1 380 000	870 500	826 500	1 835 000	1 239 500	80 000	102 000

Keun, Friedrich: Einführung in die Krankenhauskostenrechnung, 4. überarbeitete Auflage, Gabler, Wiesbaden 2001, S. 144.

Lernfeld 9

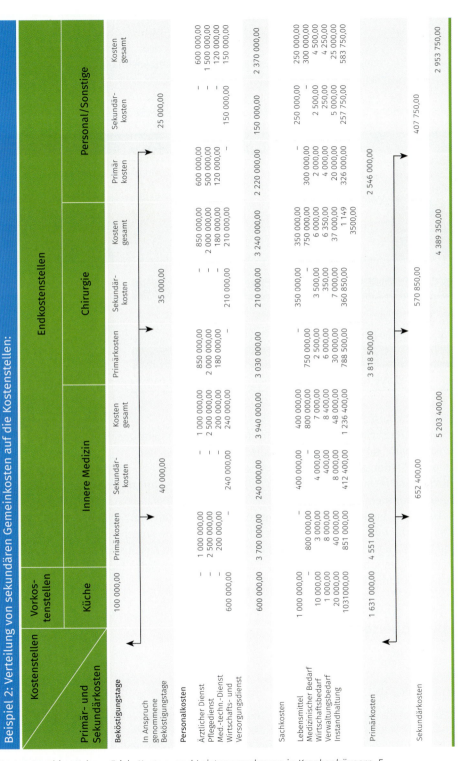

Hentze, Joachim; Kehres, Erich: Kosten- und Leistungsrechnung in Krankenhäusern, 5. überarbeitete Auflage, Kohlhammer, Stuttgart 2008, S. 78.

Lernfeld 9

ARBEITSAUFTRÄGE

3. Ermitteln Sie die Anteile, die die Endkostenstellen an den Vorkostenstellen übernehmen. Füllen Sie dazu die dunkelgrau unterlegten Zellen aus!

Auszug aus dem monatlichen Betriebsabrechnungsbogen (fiktives Beispiel)

		Vorkostenstellen (in EUR)		Endkostenstellen (in EUR)		
		Küche	Wäscherei	Chirurgie	Gynäkologie	Innere Medizin
Primärkosten	2 051 803,33	77 307,69	52 225,64	654 120,00	478 100,00	790 050,00
Sekundärkosten						

Verteilungsgrundlage für die Küche: Beköstigungstage		
Chirurgie	Gynäkologie	Innere Medizin
7 500 EUR	5 700 EUR	8 200 EUR
Verteilungsgrundlage für die Wäscherei: Schmutzwäsche in Kilo		
5 000 kg	11 000 kg	11 500 kg

4. Prüfen Sie, welche Aussage über Kostenstellen korrekt ist:
   a. Die Begriffe „Hilfskostenstellen" und „direkte Kostenstellen" sind gleich zu verwenden.
   b. Die Kostenstellen der Gruppe 92 sind typische Hilfskostenstellen.
   c. Mithilfe des Betriebsabrechnungsbogens werden Einzel- und Gemeinkosten verteilt.
   d. Alle Gemeinkosten lassen sich anhand von Belegen direkt verursachungsgerecht den Kostenstellen zuordnen.
   e. Als sekundäre Gemeinkosten werden die Kosten der Vorkostenstellen bezeichnet.
   f. Bei der innerbetrieblichen Leistungsverrechnung werden die Kosten der direkten Kostenstellen über Schlüssel verursachungsgerecht den indirekten Kostenstellen zugeordnet.
   g. Endkostenstellen erbringen Leistungen, die nicht zum eigentlichen Programm eines Krankenhauses gehören.

1.3.3 Kostenträgerrechnung

SITUATIONSVORGABE

Die Schlossklinik steht vor der Entscheidung, die Speiseversorgung für das Haus Mutter Theresa zu überdenken und entweder durch die eigene Krankenhausküche weiterhin selbst zu organisieren oder von einem externen Lieferanten zu beziehen (Catering). Der externe Lieferant bietet die Mahlzeit zu 4,00 EUR an. Die Kostenrechnung der Schlossklinik hat für die Eigenherstellung der Essen für Haus Mutter Theresa folgende Daten ermittelt:

Lernfeld 9

Lebensmittelkosten (gesamt)	200 000,00 EUR/Jahr
Personalkosten Küche:	150 000,00 EUR/Jahr
Abschreibungen für Küchenutensilien (Gebrauchsgüter)	50 000,00 EUR/Jahr
Sonstige Kosten pro Essen:	0,50 EUR

Die Anzahl der Essen liegt ungefähr bei 100 000 Stück im Jahr.

INFORMATIONSTEXT

Der Begriff **Kostenträger** wird in der sprachlichen Praxis zweimal verwendet. Kostenträger sind einmal die Versicherungen, die die Arztkosten, Krankenhauskosten, Arzneimittelkosten bezahlen (z. B. GKV und PKV).

Kostenträger sind zum anderen (kostenrechnerisch) die Leistungseinheiten, die im Außenverhältnis abrechenbare Erlöse darstellen und im Innenverhältnis die Kosten tragen. Ein Behandlungsfall -bzw. die entsprechende DRG- ist klassischerweise ein Kostenträger.

Gemäß KHBV besteht für Krankenhäuser keine Verpflichtung zur Aufstellung einer Kostenträgerrechnung. Es liegt allerdings auf der Hand, dass die Ermittlung fallbezogener Kosten betriebswirtschaftlich unabdingbar ist, um diese den DRG- bzw. PEPP-Erlösen gegenüberstellen und wirtschaftlich handeln zu können. Auch für die Bewertung der Überlieger[1], die derzeit in Krankenhäusern zum Beispiel noch auf der Grundlage von Standardkosten (InEK-Kalkulation) vorgenommen wird, wäre eine eigene Kostenträgerrechnung von Vorteil (da präziser).

In der Kostenträgerrechnung werden die Gemeinkosten, die in der Kostenstellenrechnung verteilt wurden, auf die betrieblichen Leistungen verrechnet. Dabei werden die Einzelkosten dem Kostenträger direkt zugeordnet.

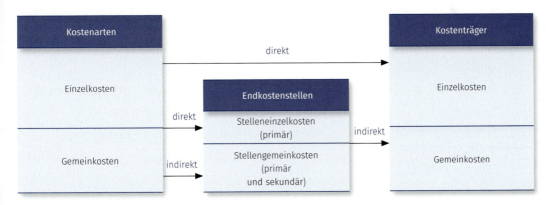

Zur Verteilung der auf den Kostenstellen ermittelten Kosten bieten sich vielfältige Verfahren (Berechnung von Verrechnungssätzen) an, wobei für ein Krankenhaus insbesondere die **Divisionskalkulation** und die **Äquivalenzziffernkalkulation** Bedeutung hat.

---

[1] siehe Lernfeld 3, Kapitel 6.2.2

Lernfeld 9

Einstufige Divisionskalkulation

Formel

Selbstkosten je Stück (k): $\dfrac{\text{Gesamtkosten (K)}}{\text{Ausbringungsmenge (M)}}$

Es liegt auf der Hand, dass es sich hierbei um eine Leistungs- bzw. Erzeugnisart mit dem gleichen Ressourcenverbrauch handeln muss.

Beipspiel[1]

Annahme: Zurechnung der Infrastrukturkosten in der Kostenstelle „Innere Medizin" über den Pflegetag, da diese Kosten in erster Linie von der tatsächlichen Verweildauer des Patienten abhängen.

In der Abteilung für Innere Medizin wird für jede Station die Zahl der Pflegetage dokumentiert:

Station	Anzahl Pflegetage je Station		
	1	2	3
Januar	520	456	450
Februar	440	390	390
März	478	425	465
...			
Summe Jahr	6 600	5 300	5 800

Die Kostenstelle „Station 1" hat im gesamten Jahr 6 600 Leistungen erbracht.

Die Kosten der nicht medizinischen Infrastruktur für diese Kostenstelle betragen 170 000,00 EUR.

Die Kosten der nicht medizinischen Infrastruktur pro Pflegetag auf der Station 1 der Inneren Medizin:

170 000,00 EUR / 6 600 = 25,76 EUR je Pflegetag

Eine Patientin wird am 1. Februar auf die Station 1 aufgenommen und am 7. Februar entlassen

= 7 Pflegetage.

Dem fallbezogenen Datensatz der Patientin werden Gemeinkosten für nicht medizinische Infrastruktur zugeordnet:

25,76 EUR x 7 = 180,32 EUR

Äquivalenzziffernkalkulation

Die Äquivalenzziffernkalkulation ist geeignet zur Verteilung der Kosten bei artähnlichen, aber nicht gleichen Leistungen.

Diese Leistungen stehen in einem festen Kostenverhältnis zueinander, welches mithilfe der Äquivalenzziffern, hier dem jeweiligen Relativgewicht, ausgedrückt wird.

---

[1] In Anlehnung an: Deutsche Krankenhaus Verlagsgesellschaft mbH: Kalkulation von Behandlungskosten – Handbuch zur Anwendung in Krankenhäusern. Version 4.0 – 10. Oktober 2016, Düsseldorf 2016, S. 126.

Beispiel[2]

Annahme: Zurechnung der Personalkosten Ärztlicher Dienst über den Pflegetag.

Da es sich bei der Kostenstelle um eine gemischte Station handelt, auf der die Patienten sowohl teil- als auch vollstationär behandelt werden, werden die Pflegetage für den Betreuungsaufwand des ärztlichen Dienstes mit einem Bewertungsfaktor gewichtet.

Patientenart	Pflegetage (ungewichtet)	Gewichtungsfaktor	Pflegetage (gewichtet)
Teilstationäre Patienten	1 200	0,5	600
Vollstationäre Patienten	5 400	1,0	5 400
Summe	6 600	–	6 000

Die Kostenstelle der gemischten Station hat im gesamten Jahr 6.600 Leistungen erbracht.

Die Kosten für den Ärztlichen Dienst für diese Kostenstelle betragen 384000,00 EUR.

Die Kosten für den Ärztlichen Dienst pro Pflegetag auf der gemischten Station:

38 4.000,00 EUR / 6 000 = 64,00 EUR je gewichtetem Pflegetag

Dem fallbezogenen Datensatz eines teilstationären Patienten werden 32,00 EUR Kosten (64,00 EUR*0,5) für den Ärztlichen Dienst pro Pflegetag zugeordnet, dem eines stationären Patienten 64,00 EUR (64,00 EUR*1,0) pro Pflegetag.

ARBEITSAUFTRÄGE

1. Entscheiden Sie sich bei der Speiseversorgung des Hauses Mutter Theresa begründet für die Eigenherstellung oder den Fremdbezug.
2. Ein Krankenhaus hat seine Leistungen in der Kostenstelle „physikalische Therapie" auf der Grundlage unterschiedlicher Zeitbedarfe gewichtet.
Die Leistungsstatistik der physikalischen Therapie für das abgelaufene Geschäftsjahr stellt sich wie folgt dar:

Art der Leistung	Zahl der Leistungen	Punkte je Leistung	Punkte gesamt
Einzelgymnastik	6 500	30	
Gruppengymnastik	6 200	8	
Bäder	3 850	20	
Bestrahlung	950	5	
Summe			

Die Kosten der Kostenstelle „physikalische Therapie" belaufen sich auf 180 000,00 EUR. Ermitteln Sie die Kosten für fallbezogenen Datensatz einer Patientin, die an 6 Tagen Einzelgymnastik in Anspruch genommen hat.

---

[2] In Anlehnung an: Graumann, Matthias; Schmidt-Graumann, Anke: Rechnungslegung und Finanzierung der Krankenhäuser, 2. Auflage, NWB Verlag, Herne 2011, S. 459.

Lernfeld 9

1.4 Teilkostenrechnung (Deckungsbeitragsrechnung)

SITUATIONSVORGABE

Ein Unternehmen der Gesundheitsindustrie, das schon seit langer Zeit Stammlieferant der Schlossklinik ist, produzierte Gehgestelle, die bisher zu 300,00 EUR netto je Stück verkauft wurden. Zu diesem Preis konnten über einen längeren Zeitraum 3 000 Stück monatlich abgesetzt werden. Die Produktion hatte sich dieser Absatzmenge angepasst, die Kapazität war damit aber nicht voll ausgelastet.

Bei dieser Stückzahl betragen die monatlichen variablen Kosten insgesamt 675 000,00 EUR bzw. 225,00 EUR je Stück. Die fixen Kosten belaufen sich auf 180 000,00 EUR monatlich.

Mit Besorgnis wird der Preiskampf auf diesem Sektor beobachtet. Er hat bereits in den letzten drei Monaten zu erheblichen Absatzeinbußen und damit hohen Lagerbeständen geführt.

Die Verkaufsabteilung schlägt vor, den Nettoangebotspreis auf 270,00 EUR zu senken. Dadurch sei ein wesentlich höherer Absatz und gleichzeitig bessere Kapazitätsauslastung zu erzielen. Die Geschäftsleitung hat Bedenken, da die Selbstkosten je Stück 285,00 EUR betragen.

INFORMATIONSTEXT

Bei der **Vollkostenrechnung** werden sowohl die jeweils entstandenen variablen Kosten (Kosten, die abhängig von der Leistungsmenge sind) als auch die anteiligen fixen Kosten (Kosten, die unabhängig von der Leistungsmenge anfallen) dem entsprechenden Kostenträger zugeordnet. Mit zunehmender Leistungsmenge steigen die Gesamtkosten, während die Stückkosten sinken, da der Fixkostenblock bei zunehmender Menge auf eine größere Stückzahl umgelegt werden kann (Fixkostendegression). Problematisch ist, dass bei der Vollkostenrechnung die Fixkosten einer Leistung/einem Produkt/einem Behandlungsfall zugeordnet werden und diese auch anfallen, wenn diese Leistung/dieses Produkt/dieser Behandlungsfall überhaupt nicht erbracht wurde.

Bei der **Teilkostenrechnung** werden im Gegensatz zur Vollkostenrechnung daher nur die variablen Kosten dem jeweiligen Kostenträger zugeordnet, die fixen Kosten bleiben als Kostenblock zunächst unberücksichtigt. Der Differenzbetrag zwischen dem erzielten Umsatzerlös und den variablen Kosten pro erbrachter Leistung steht zur Deckung des gesamten Fixkostenblocks zur Verfügung. Eine Form der Teilkostenrechnung ist die **Deckungsbeitragsrechnung**. Die Relevanz einer Teilkostenrechnung (Deckungsbeitragsrechnung), insbesondere mit Blick auf die Leistungsprogrammplanung, verdeutlichen die nachfolgenden Beispiele:

Beispiel[1]

Vollkostenrechnung				
DRG	Anzahl	Vollkosten (EUR)	Erlöse (EUR)	Gewinn/Verlust (EUR)
1	200	500 000,00	720 000,00	220 000,00
2	80	410 000,00	440 000,00	30 000,00
3	80	450 000,00	430 000,00	–20 000,00
Summe	360	1 360 000,00	1 590 000,00	230 000,00

Auf der Grundlage der Vollkostenrechnung entscheidet sich die Krankenhausleitung, die DRG 3 zukünftig nicht weiter anzubieten. Die Abteilung, welche die DRG 1 anbietet, stößt an ihre Kapazitätsgrenze, die Fachabteilung für Fälle der DRG 2 hat noch freie Kapazitäten. Die Behandlung von DRG 2 kann um das Doppelte ausgebaut werden. Somit verdoppelt sich der Gewinn von DRG 2, der Verlust von DRG 3 fällt weg. Das Gesamtergebnis würde sich um 50 000,00 EUR erhöhen.

Bei Anreicherung der Volkosten um die Deckungsbeitragsrechnung werden zunächst folgende Zahlen zugrunde gelegt:

Deckungsbeitragsrechnung						
DRG	Anzahl	Vollkosten (EUR)	davon variabel (EUR)	davon fix (EUR)	Erlöse (EUR)	Deckungsbeitrag (EUR)/(Erlöse – variable Kosten)
1	200	500 000,00	310 000,00	190 000,00	720 000,00	410 000,00
2	80	410 000,00	380 000,00	30 000,00	440 000,00	60 000,00
3	80	450 000,00	250 000,00	200 000,00	430 000,00	180 000,00
Summe	360	1 360 000,00	940 000,00	420 000,00	1 590 000,00	650 000,00
					./. Fixkosten	420 000,00
					Gewinn/Verlust	230 000,00

Auf dieser Grundlage ergibt sich aus der Entscheidung der Krankenhausleitung in der Teilkostenrechnung folgendes Ergebnis:

Deckungsbeitragsrechnung (verändertes Leistungsprogramm)				
DRG	Anzahl	davon variabel (EUR)	Erlöse (EUR)	Deckungsbeitrag (EUR)
1	200	310 000,00	720 000,00	410 000,00
2	160	760 000,00	880 000,00	120 000,00
3	0	0,00	0,00	0,00
Summe	360	1 070 000,00	1 600 000,00	530 000,00
			./. Fixkosten	420 000,00
			Gewinn/Verlust	110 000,00

[1] In Anlehnung an: Graumann, Matthias; Schmidt-Graumann, Anke: Rechnungswesen und Finanzierung der Krankenhäuser, 2. Auflage, NWB Verlag, Herne 2011, S. 464 ff.

Lernfeld 9

Die DRG 2 erbringt aufgrund der erhöhten Fallzahl einen zusätzlichen Deckungsbeitrag in Höhe von 60 000,00 EUR, demgegenüber entfällt der Deckungsbeitrag der DRG 3 in Höhe von 180 000,00 EUR. Die Differenz in Höhe von 120 000,00 EUR führt zu einer Gewinnminderung in genau dieser Höhe.

Beispiel 2 (siehe Situationsvorgabe)

Kostenaufstellung

Variable Kosten (K_v)	675 000,00 EUR	
+ fixe Kosten (K_F)	180 000,00 EUR	
Selbstkosten (K)	855 000,00 EUR	: 3 000 = 285,00 EUR Selbstkosten je Stück (k)

Problem

Wie weit wären bei dem unter Selbstkosten liegenden Preis die variablen und fixen Kosten gedeckt?

Stückerlös (p)	270,00 EUR
– Variable Stückkosten (k_v)	225,00 EUR
Stückdeckungsbeitrag (db)	45,00 EUR

Problem

Wie hoch muss die Absatzmenge sein, damit der Deckungsbeitrag die Fixkosten ausgleicht?

180 000,00 EUR : 45,00 EUR/Stück = 4 000 Stück sind erforderlich, um die Fixkosten auszugleichen. Jede darüber hinaus produzierte Einheit erbringt in Höhe ihres Deckungsbeitrages einen Gewinn.

Gewinnschwelle (Break-even-Point): $\dfrac{\text{Fixkosten insgesamt (KF)}}{\text{Deckungsbeitrag je Stück (db)}}$

Jede darüber hinaus produzierte Einheit bringt in Höhe des Deckungsbeitrages einen Gewinn.

Langfristige Preisuntergrenze: Preis, der bei einer bestimmten Absatzmenge die fixen und variablen Kosten deckt.

Kurzfristige Preisuntergrenze: Preis, der nur die variablen Kosten deckt.

Merke

Damit die Kostenrechnung ihrer Planungs- und Dispositionsaufgabe gerecht werden kann, empfiehlt sich die Implementierung einer Deckungsbeitragsrechnung (Teilkostenrechnung), die jedoch nicht ersetzt werden kann, sondern parallel zu dieser geführt werden sollte.

Lernfeld 9

SITUATIONSVORGABE

Der Allgemeinarzt Dr. Kaiser möchte eine weitere Individuelle Gesundheitsleistung (IGeL) in sein Angebot aufnehmen, eine neuartige Sauerstoff-Mehrschritt-Therapie. Die Patientenbefragungen signalisieren diesbezüglich eine gute Nachfrage.
Um diese Leistung anbieten zu können, muss Dr. Kaiser in ein neues Gerät investieren, Anschaffungspreis ca. 30 000,00 EUR. Nach einigen Überlegungen entschließt sich Dr. Kaiser, das Gerät mit einer monatlichen Belastung von 762,00 EUR zu leasen.
Diese Leistung möchte er in einem kleinen Raum anbieten, der in der Praxis bisher als Abstellkammer benutzt wird. Aus seinen gesamten Mietkosten für die Praxis leitet er aufgrund der anteiligen Fläche eine ungefähre Kostenbelastung von 200,00 EUR/Monat für diesen Raum ab.
Die Kosten pro Stunde für eine Medizinische Fachangestellte ermittelt Dr. Kaiser aus dem Bruttogehalt zuzüglich der anteiligen Sozialabgaben, geteilt durch die im Monat durchschnittlich geleistete Stundenzahl. Er erhält einen Betrag von 10,00 EUR/pro Stunde. Für die anzubietende IGeL wird eine Medizinische Fachangestellte ca. eine Viertelstunde eingesetzt.
Er schätzt die entstehenden Materialkosten auf 29,00 EUR/pro IGeL, anteilige Energiekosten 5 Kilowattstunden je Anwendung, der momentane Strompreis liegt bei 20 Cent/kWh.
Seine Patienten sowie die Konkurrenz im Blick, will er die neue IGeL auf der Grundlage der Gebührenordnung für Ärzte für 100,00 EUR anbieten.
Seinen eigenen Zeitaufwand bei dieser IGeL schätzt er auch auf ca. eine Viertelstunde.

ARBEITSAUFTRÄGE

1. Unterscheiden Sie die oben genannten fixen und variablen Kosten.
2. Ordnen Sie den entsprechenden Kostenarten die passenden Verteilungsschlüssel zu.
3. Ermitteln Sie auf der Grundlage der Teilkostenrechnung die Gewinnschwelle.
4. Welcher rechnerische Stundensatz ergibt sich nach Überschreiten der Gewinnschwelle für Dr. Kaiser?
5. Die Krankenhausküche der Schlossklinik bietet den Bewohnerinnen und Bewohnern des Hauses Sonnenschein die Möglichkeit an, für 5,95 EUR ein gesundes Mittagessen geliefert zu bekommen. 10 Bewohnerinnen und Bewohner nehmen dieses Essen täglich in Anspruch.
Die Küche hat für diesen Bereich anteilig fixe Kosten in Höhe von 50,00 EUR (anteiliges Gehalt Koch/Strom, kalkulatorische Miete) pro Tag veranschlagt, die variablen Kosten pro Essen werden mit 1,60 EUR kalkuliert.
   a. Ermitteln Sie den Deckungsbeitrag pro Essen.
   b. Berechnen Sie die Anzahl der Essen, ab der der break-even-point erreicht wird.

Lernfeld 9

2 Controlling
2.1 Aufgaben des Controllings am Beispiel Alten- und Pflegeheim

SITUATIONSVORGABE

Das neue Einsatzgebiet in der Schlossklinik ist für Sarah das Controlling. Sie stellt sich beim Controller Herrn Künzli wie sie es gelernt hat vor: „Guten Tag, mein Name ist Sarah, ich bin Auszubildende im Hause und durchlaufe zurzeit alle Bereiche der Verwaltung hier in der Schlossklinik, um einen Einblick zu bekommen, wie eine Krankenhausverwaltung funktioniert." Herr Künzli ist Schweizer, man hört es an seinem Akzent. „Na, da will ich mich auch kurz vorstellen: Mein Name ist Balduin Künzli und ich arbeite seit 4 Jahren als leitender Controller hier in der schönen Schlossklinik. Sarah, was versteht man unter Controlling?" „Controlling ist Englisch und bedeutet Kontrolle. Sie kontrollieren das Rechnungswesen des Krankenhauses", sagt Sarah keck. Herr Künzli zieht ein komisches Gesicht und antwortet: „Nein, das ist zu wörtlich übersetzt. Controlling bedeutet: Planung, Überwachung der Planeinhaltung und Analyse der Abweichungen, die später mit den Verantwortlichen zu besprechen sind." „Dann ist ja Controlling Planwirtschaft", entfährt es Sarah und nachdem sie es ausgesprochen hat, bereut sie ihre vorlaute Äußerung. „Nein, nein", sagt Herr Künzli und lächelt, „jedes sinnvolle wirtschaftliche Handeln beginnt mit einer Planung. Planwirtschaft bezieht sich auf die staatliche Wirtschaftsorganisation. Der Staat bestimmt, was produziert wird. Das ist Planwirtschaft. Hier plant das einzelne Unternehmen, das ist Unternehmensplanung. Solch eine Planung beginnt mit der Frage: Was kann, was will ich verkaufen? Wie viele Leistungen sollen erbracht werden? Habe ich genug Ärzte, Schwestern? Habe ich zu viel Wirtschaftspersonal? Wie hoch wird der Sachaufwand sein? Wie lange wird es dauern, bis aus den Kosten, die wir vorfinanzieren, endlich Bezahlungen der Krankenkassen werden? Reicht unser Geld bis dahin? Das waren jetzt aber viele Fragen und keine Antworten." Herr Künzli holt Luft und setzt fort: „Also, ganz systematisch von vorne. Eine Planung kann als Fortschreibung der Vergangenheit oder als grundsätzliche Neuplanung durchgeführt werden. Man spricht dann auch von Extrapolation oder Trendfortschreibung bzw. vom ‚Zero-Based Budgeting'. Diese Instrumente wendet man bei der Planung in einer gewissen Reihenfolge an. Man startet stets mit der Frage: Was soll an Leistungen produziert werden? Man kann auch fragen: Wie viele Patienten mit welchen Behandlungsformen (ambulant oder stationär) sollen behandelt werden? Wir sprechen dann von Planbehandlungsmengen. Wenn die Leistungsmengen geplant sind, werden die erforderlichen Arbeitsmengen (Stunden) geplant. Wie viele Arbeitnehmer benötige ich, um das geplante Leistungspensum abzuarbeiten? Dann werden die Arbeitsstunden mit den Arbeitskosten je Stunde oder je Vollkraft bewertet. Im nächsten Schritt werden die Sachkosten geplant. Dann werden die Funktionsleistungen hinzugerechnet. Somit kennt man die Kosten. Daraus können bereits die Erlöse ermittelt werden, denn die Abschreibungen und die Investitionskreditzinsen werden gemäß dem dualen Finanzierungssystem der Krankenhäuser nicht in den Entgelten bezahlt. Sie sehen, die Planung erfolgt streng logisch, Schritt für Schritt, und stets kann man Mengen und Preise planen. Später wird das tatsächliche Leistungsgeschehen in der Buchhaltung und in der Betriebsstatistik erfasst und man kann die Plan-Ist-Abweichung messen und analysieren. Wenn man die Ursachen für die Abweichung kennt, kann man diese mit den Chefärzten oder mit dem Geschäftsführer besprechen und es können Gegenmaßnahmen eingeleitet werden. Das waren viele Worte für einen schweigsamen Schweizer! Nun setzen Sie sich erstmal an Ihren Schreibtisch und beantworten schriftlich meine hier aufgeschriebenen Fragen, damit ich sehe, ob Sie unser Controlling-Konzept verstanden haben." Er führt sie in ihre kleine Arbeitsecke und lässt sie mit ihren Blättern alleine.

Lernfeld 9

ARBEITSAUFRÄGE

Auf den Arbeitsblättern stehen folgende Fragen:
1. Aus welcher Sprache ist das Wort Controlling entlehnt?
2. Was bedeutet Controlling?
3. Beschreiben Sie den Unterschied zwischen Planwirtschaft und Unternehmensplanung.
4. Was versteht man unter einer Extrapolation?
5. Was versteht man unter Zero-based Budgeting?
6. Welche Funktion hat Herr Künzli?
7. In welcher Reihenfolge wird eine Planrechnung durchgeführt?
8. Was kann auf der Erlösebene, auf der Personalkostenebene geplant werden?
9. Was versteht man unter einem Soll-Ist-Vergleich?
10. Womit endet die Abweichungsanalyse?

INFORMATIONSTEXT

Die allgemeinen Grundlagen des Controllings zeigt die folgende Tabelle:

Aufgabenschwerpunkte des Controllings	Erlöse	Kosten
Bereiche des Controllings	Erlöscontrolling (Medizincontrolling, Leistungscontrolling)	Kostencontrolling (Personal- und Sachkostencontrolling)
Mengenplanung	Fälle nach Abteilungen (je Chefarzt); Fälle nach MDCs; Fälle nach DRGs, allgemein: Fälle nach Entgeltarten bzw. Leistungen nach Berechnungstagen	Vollkräfte nach Dienstarten u. Abteilungen; Vollkräfte nach Qualifikation; Vollkräfte in Abhängigkeit der Leistung
Preisplanung	Basisfallwerte, Ausgleiche, Pflegesätze, Heimkostensätze	Tarifsystem, Bruttopersonalkosten, Lohnnebenkosten
Tatsächliche Verbrauchsmengen	Fälle nach Abteilungen (je Chefarzt); Fälle nach MDCs; Fälle nach DRGs, allgemein: Fälle nach Entgeltarten bzw. Leistungen nach Berechnungstagen	Vollkräfte nach Dienstarten u. Abteilungen; Vollkräfte nach Qualifikation
Tatsächliche Preise	Basisfallwerte, Ausgleiche, Pflegesätze, Heimkostensätze	Tarifsystem, Bruttopersonalkosten, Lohnnebenkosten
Abweichungsanalyse	Plan-Ist-Abweichung der Erlöse – stationäre Erlöse – ambulante Erlöse	Plan-Ist-Abweichung der Kosten: Personalkosten Sachkosten
Analysegespräche	Chefärzte, Oberärzte	Geschäftsführung, Personalabteilung

2.2 Belegungsentwicklung

> **SITUATIONSVORGABE**
>
> Zur Mittagspause erscheint Herr Künzli bei Sarah und fragt, ob sie mit den Fragen zurecht gekommen sei. Sie gibt ihm die Antworten, die sie geschrieben hat und schaut ihn gespannt an. Herr Künzli überfliegt die Antworten und sagt: „Nicht schlecht, aber was Controlling wirklich bedeutet, lernt man am besten in der Praxis. Die Schlossklinik besitzt doch eine angegliederte Altenpflegeeinrichtung mit 84 Plätzen." Sarah antwortet: „Ja, das Haus Mutter Theresa." Herr Künzli nickt: „Hier könnten Sie helfen und arbeiten. Wir nennen das: Learning by doing."
>
> Herr Künzli übergibt Sarah die kalkulierte Belegung und die Ist-Belegung der Monate 1–12 des Alten- und Pflegeheims.

MATERIALIEN

Vollstationäre Pflegeeinrichtung (PT = Pflegetage)	Ist-Belegung	Plankalkulation	Veränderung	
	PT	PT	PT	%
Plätze der Einrichtung -nachrichtlich	84	84		
Vollstationäre Pflege gemäß § 43 SGB XI				
Pflegegrad 1				
Anwesenheitstage	211	180	31	17,2
Abwesenheitstage[1]	22	21	1	4,8
Pflegegrad 2				
Anwesenheitstage	4 778	3 765	1 013	26,9
Abwesenheitstage[1]	332	233	99	42,5
Pflegegrad 3				
Anwesenheitstage	10 327	10 034	293	2,9
Abwesenheitstage[1]	456	410	46	11,2
Pflegegrad 4				
Anwesenheitstage	11 487	12 141	-654	-5,4
Abwesenheitstage[1]	426	421	5	1,2
Pflegegrad 5				
Anwesenheitstage	2 260	2 068	192	9,3
Abwesenheitstage[1]	212	186	26	14,0
Pflegetage gesamt	30 511	29 459	1 052	3,6

[1] Tage mit reduziertem Entgelt, weil der Bewohner mehr als 3 Tage außerhalb der Einrichtung verbracht hat.

Lernfeld 9

ARBEITSAUFTRÄGE

1. Berechnen Sie den Nutzungsgrad (die Auslastung in Prozent) der Altenheimplätze in der Plan- und in der Ist-Belegung (es werden 365 Tage im Jahr zugrunde gelegt).
2. Berechnen Sie den Anteil der Abwesenheitstage (in Prozent) in der Plan- und in der Ist-Belegung.

2.3 Erlösverprobung

SITUATIONSVORGABE

Herr Künzli erklärt Sarah: „Unter der Erlösverprobung versteht man die Überprüfung, ob alles, was man an Leistungen erbracht hat, auch in der Finanzbuchhaltung abgebildet ist.
Im Falle unseres Altenheims nehmen Sie die Ist-Belegung, die Sie gerade genauer untersucht haben, und bewerten diese mit den tagesgleichen Pflegesätzen. Besser hätte ich gesagt mit den Elementen des einheitlichen Heimentgelts. Das besteht aus: einem Teilentgelt für Pflegeleistungen, einem Teilentgelt für Unterkunft und Verpflegung und einer Investitionspauschale. Individuell, also so wie es der einzelne Bewohner wünscht bzw. wie er Geld verfügbar hat, kann er sich weitere Zusatzleistungen einkaufen. Diese werden wegen der unterschiedlichen Art der Leistungen und der vielen Preise, aber auch wegen ihrer wirtschaftlich geringen Bedeutung nicht verprobt", erklärt Herr Künzli. Und... mit dem PSG II haben die Heime auch grundsätzlich die Möglichkeit bekommen, Ansprüche für zusätzliche Betreuung und Aktivierung gegenüber den Pflegekassen geltend zu machen, wenn die gängige Versorgung bei den Pflegebedürftigen nicht ausreicht. Aber soweit ich weiß, hat das Haus Mutter Theresa bisher keinen Gebrauch davon gemacht. „So, hier sind noch einige Arbeitsmittel und nun begeben Sie sich an die Verprobung. Hierzu bewerten Sie bitte die Berechnungstage laut Belegungsstatistik mit den vereinbarten Preisen und vergleichen diese ‚Sollwerte' mit den ‚Ist-Werten' der Finanzbuchhaltung."

MATERIALIEN

Die einheitlichen Heimentgelte (= Entgelt für Pflege + Entgelt für Unterkunft und Verpflegung + Investitionskostenanteil) betragen:

Heimentgelt pro Pflegetag (in EUR)

Pflegegrad	pflegebedingter Aufwand	Unterkunft/ Verpflegung	Investitionskosten	Summe (Heimentgelt)
1	31,15	17,27	18,01	66,43
2	39,94	17,27	18,01	75,22
3	56,12	17,27	18,01	91,4
4	72,98	17,27	18,01	108,26
5	80,54	17,27	18,01	115,82

Aufsplittung der Heimentgelte nach Kostenträgern (in EUR)

Pflegegrad	Heimentgelt pro Tag	Monatliche Kosten (30,42 Tage)	Zuzahlung der Pflegekassen	Eigenanteil des des Pflegenden (bei einem einrichtungseinheitlichen Heimentgelt von 445,00 ab PG 2 und 30,42 Tagen)
1	66,43	2 020,80	125,00	1 895,80
2	75,22	2 288,19	770,00	1 518,19
3	91,4	2 780,39	1 262,00	1 518,39
4	108,26	3 293,27	1 775,00	1 518,27
5	115,82	3 523,24	2 005,00	1 518,24

ARBEITSAUFTRÄGE

1. Wie hoch sind die geplanten Umsatzerlöse?
2. Wie hoch sind die Ist-Umsatzerlöse?
3. Fertigen Sie ein Schema für eine Erlösverprobung an. Nutzen Sie dazu u. a. den nachfolgenden Auszug aus der Saldenliste der Finanzbuchhaltung. Die Abwesenheitstage werden mit 75 % bei den pflegebedingten Kosten sowie bei Unterkunft und Verpflegung bewertet.

MATERIALIEN

> Aus der Finanzbuchhaltung erhält Sarah folgenden aktuellen Kontenstand als Ausdruck:

Auszug aus der Saldenliste

Konto	Bezeichnung	EUR
42000	Erträge aus Pflegeleistungen: Pflegegrad 1	7 086,63 *
42010	Pflegekasse anwesend	867,03
42011	Pflegekasse abwesend	67,80
42020	Selbstzahler anwesend	5 705,62
42021	Selbstzahler abwesend	446,17
42100	Erträge aus Pflegeleistungen: Pflegegrad 2	200 778,38 *
42110	Pflegekasse anwesend	120 942,14
42111	Pflegekasse abwesend	6 302,76
42120	Selbstzahler anwesend	69 891,18
42121	Selbstzahler abwesend	3 642,30

Konto	Bezeichnung	EUR
42200	**Erträge aus Pflegeleistungen: Pflegegrad 3**	**598 744,28 ***
42210	Pflegekasse anwesend	428 424,52
42211	Pflegekasse abwesend	14 188,17
42220	Selbstzahler anwesend	151 126,72
42221	Selbstzahler abwesend	5 004,87
42300	**Erträge aus Pflegeleistungen: Pflegegrad 4**	**861 638,37 ***
42310	Pflegekasse anwesend	670 263,81
42311	Pflegekasse abwesend	18 642,75
42320	Selbstzahler anwesend	168 057,45
42321	Selbstzahler abwesend	4 674,36
42400	**Erträge aus Pflegeleistungen: Pflegegrad 5**	**194 826,26 ***
42410	Pflegekasse anwesend	148 957,92
42411	Pflegekasse abwesend	10 479,78
42420	Selbstzahler anwesend	33 062,48
42421	Selbstzahler abwesend	2 326,08
42600	**Erträge aus Unterkunft und Verpflegung**	**520 673,23 ***
42610	Erträge aus Unterkunft und Verpflegung anwesend	501 918,01
42611	Erträge aus Unterkunft und Verpflegung abwesend	18 755,22
42700	**Erträge aus Zusatzleistungen**	**27 877,12 ***
46400	**Erträge aus Investitionpauschalen**	**549 503,11 ***
	Summe über *	**2 961 127,38**

2.4 Personalkosten-Controlling

SITUATIONSVORGABE

Herr Künzli ist mit der Erlösverprobung ganz zufrieden. Er lobt Sarah und sagt: „Das klappt ja schon prima. Dann können wir an die nächste große Aufgabe gehen, die Überprüfung des Pflegedienstes in seiner Besetzung. Für diese Aufgabe benötigen Sie den Personalschlüssel unseres Heims. Dieser zeigt Ihnen, wie viele Pflegebedürftige in dem jeweiligen Pflegegrad auf eine eine Vollzeitkraft kommen. Diese Pflegeschlüssel sind von Bundesland zu Bundesland unterschiedlich, teilweise sogar zwischen einzelnen Heimen."[1]

---

[1] Eine gute Übersicht über die Personalschlüssel der einzelnen Bundesländer ist zu finden unter: http://www.michael-wipp.de/kennzahlen/kennzahlen_bw.html - [30.03.2017].

Lernfeld 9

MATERIALIEN

Der in der Pflegesatzverhandlung vereinbarte Personalschlüssel für das Haus Mutter Theresa sieht wie folgt aus:

Pflegegrad 1:	1:12,16*
Pflegegrad 2:	1:4,18
Pflegegrad 3:	1:2,86
Pflegegrad 4:	1:2,15
Pflegegrad 5:	1:1,82

* Hinweis: Dieser Schlüssel gibt zum Beispiel an, dass ein Mitarbeiter 12,16 Bewohner betreut.

ARBEITSAUFTRÄGE

1. Berechnen Sie die Anzahl der bezahlten Vollkräfte bei oben genannter Belegung (die Abwesenheitstage zählen zu 75 %) und vereinbartem Personalschlüssel. Gleichen Sie die Vollkräftezahl (VK) (Soll) mit der durchschnittlichen Ist-Vollkräftezahl von 34 VK ab.
2. Gibt es Mehr- oder Minderkosten, die bei dem festgestellten Personalüberhang das Ergebnis belasten? Die durchschnittlichen Kosten je VK in der Pflege betragen: 37 337,70 EUR.

2.5 Kosten- und Erfolgs-Controlling

SITUATIONSVORGABE

Nach diesen kleineren betriebswirtschaftlichen Analysen sagt Herr Künzli zu Sarah: „Prima, jetzt haben Sie schon folgende Analysen für unsere Einrichtung durchgeführt:

1. Plan-/Ist-Vergleich Heim Belegung inkl. Berechnung der Auslastung der Plätze
2. Ermittlung der Plan-Erlöse bzw. Ist-Erlöse aus der Belegungsstatistik
3. Erlösverprobung (Soll-/Ist-Vergleich): manuell bewertete Belegungsstatistik und Ist-Erlöse der Finanzbuchhaltung
4. Überprüfung der Besetzung im Pflegedienst (Soll: Anwendung des Personalschlüssels auf die Bewohnerzahl; Ist: Vollkräfte laut Personalabrechnung) inkl. Mehrkosten Überbesetzung

Nun erarbeiten Sie, Sarah, noch eine Ertragslage, dann haben Sie die wesentlichen Elemente des Heim-Controllings kennengelernt. Hier ist das erforderliche Material, bitte fertigen Sie daraus folgenden Soll-/Ist-Vergleich", sagt Herr Künzli.

MATERIALIEN

Die Materialien der vorhergehenden Aufgaben sind zu verwenden; insbesondere der Auszug aus der Saldenliste, die Belegungsstatistik, die Übersicht über die Personalkosten etc.

Lernfeld 9

	Ist			Plan			Veränderung		
	Gesamt	Voll-kräfte (VK)	Durch-schnittl. Personal-kosten je VK	Gesamt	Voll-kräfte (VK)	Durch-schnittl. Personal-kosten je VK	Gesamt	Voll-kräfte (VK)	Durch-schnittl. Personal-kosten je VK
	EUR	Anzahl	EUR	EUR	Anzahl	EUR	EUR	Anzahl	in %
Altenheim									
Leitung der Einrichtung	62 702,86	1,00	62 702,86	60 968,61	1,00	60 968,61	+1 734,25	0,00	+2,84
Pflegedienst	1 075 267,82	28,80	37 335,69	977 968,61	26,70	36 615,50	+97 634,02	+2,10	+1,97
Hauswirtschaftlicher Dienst	120 974,77	3,90	31 019,17	135 858,91	4,31	31 521,79	−14 884,14	−0,41	−1,59
Verwaltungsdienst	174 576,26	4,10	42 579,58	166 817,76	3,96	42 125,70	+7 758,50	+0,14	+1,08
Technischer Dienst	34 127,36	0,96	35 549,33	39 833,61	1,08	36 882,69	−5 705,95	−0,12	−3,62
Sonstiger Dienst	75 753,63	1,69	44 824,63	67 359,51	1,50	44 906,34	+8 394,12	+0,19	−0,18
Nicht zurechenbare Personalkosten	22 250,88		.	33 521,42		.	−11 270,54		.
Gesamt	1 565 653,58	40,45	38 705,90	1 481 993,33	38,55	38 443,41	+83 660,25	+1,90	+0,68

ARBEITSAUFTRÄGE

1. Vervollständigen Sie die nachstehende Ertragslagendarstellung mit den noch fehlenden Ist- und Plan-Angaben (diese sind größtenteils in den Lösungen zu vorstehenden Aufgaben zu finden), in den dafür hinterlegten Feldern.
2. Ermitteln Sie die Werte pro Belegungstag (Ist- und Plan) in den dafür hinterlegten Feldern.
3. Ermitteln Sie die prozentuale Abweichung in der Ertragslagendarstellung zwischen Ist und Soll in den dafür hinterlegten Feldern.

(Hinweis: Es empfiehlt sich, die Daten in eine Excel-Tabelle zu überführen und die noch fehlenden Daten dort zu ergänzen. Achten Sie darauf, dass sich hierbei die entsprechenden Salden ändern.)

Plan-/Ist-Vergleich Alten-/Pflegeheim

	Heim Ist	Ist/ BT	Heim Plan	Plan/ BT	Verände-rung	in %
	EUR		EUR		EUR	
Betriebliche Erträge						
Erträge aus allgemeinen Pflegeleistungen					0,00	
Erträge aus Unterkunft und Verpflegung					0,00	
Erträge aus Zusatzleistungen			20 000,00		-20 000,00	
Zuschüsse zu Betriebskosten	33 717,04		37 000,00		-3 282,96	
Sonstige betriebliche Erträge - anteilig -	351 273,17		320 000,00		31 273,17	
	384 990,21	0,00	377 000,00	0,00	7 990,21	

Lernfeld 9

	Heim Ist	Ist/ BT	Heim Plan	Plan/ BT	Veränderung	in %
	EUR		EUR		EUR	
Betriebliche Aufwendungen						
Personalaufwendungen					0,00	
Bezogene Leistungen Verpflegung	304 186,60		300 319,26		3 867,34	
Medizinisch-pflegerischer Bedarf	9 005,19		8 305,72		699,47	
Wasser, Energie, Brennstoffe	152 766,07		141 405,44		11 360,63	
Wirtschaftsbedarf	210 212,88		219 364,15		-9 151,27	
Verwaltungsbedarf	103 045,26		104 072,61		-1 027,35	
Steuern, Abgaben, Versicherungen	32 197,01		31 617,83		579,18	
Sonstige ordentliche Aufwendungen	34 555,95		36 891,15		-2 335,20	
Forderungsverluste	7 005,78		11 942,82		-4 937,04	
	852 974,74	0,00	853 918,98	0,00	-944,24	
Betriebsergebnis	-467 984,53	0,00	-476 918,98	0,00	8 934,45	
Erträge aus gesonderter Berechnung von Investitionskostenanteilen					0,00	
Instandhaltung	-78 980,70		-81 011,36		2 030,66	
„Abschreibungen auf immaterielle Vermögensgegenstände und Sachanlagen, soweit aus Eigenmitteln finanziert"	-298 498,02		-301 884,89		3 386,87	
Zinsen für Darlehen	-200 312,24		-200 312,24		0,00	
Investitionsergebnis	-577 790,96	0.00	-583 208,49	0,00	5 417,53	
Zinserträge und ähnliche Erträge	59 044,34		68 175,60		-9 131,26	
Sonstige neutrale Erträge			0,00		0,00	
	59 044,34	0,00	68 175,60	0,00	-9 131,26	
Zinsen und ähnliche Aufwendungen	-344,78		0,00		-344,78	
Sonstige neutrale Aufwendungen	-2 000,00		0,00		-2 000,00	
	-2 344,78	0,00	0,00	0,00	-2 344,78	
Neutrales Ergebnis	56 699,56	0,00	68 175,60	0,00	-11 476,04	
Jahresergebnis	-989 075,93	0,00	-991 951,87	0,00	2 875,94	

4. Beschreiben Sie, soweit möglich, Abweichungen und ihre Gründe bzw. Ursachen (Abweichungsanalyse).

Anhang

Leistung

	Zahl der tasächlich aufgestellten Betten		Zahl der Pflegetage[1]		Fallzahl[2][3]		Nutzungsgrad[4]		Verweildauer[5]	
	B.-jahr	V.-jahr	B.-jahr	V.-jahr	B.-jahr	V.-jahr	B.-jahr	V.-jahr	B.-jahr	V.-jahr
Innere Medizin	81	81	30 155	28 545	3 772,0	3 533,5	102,00	96,55	7,99	8,08
Chirurgie	71	71	17 900	16 244	2 065,0	1 979,5	69,07	62,68	8,67	8,21
Gynäkologische und Geburtshilfe Abteilung	40	40	9 825	10 220	2 261,0	2 308,5	67,29	70,00	4,35	4,43
Hals-, Nasen- und Ohrenabteilung	5	5	85	193	42,0	67,0	4,66	10,58	2,02	2,88
Augenabteilung	4	4	321	363	114,0	116,0	21,99	24,86	2,82	3,13
	201	201	58 286	55 565	8 254,0	8 004,5	79,45	75,74	7,06	6,94

[1] Pflegetage = Summe der Mitternachtsbestände der Belegung
[2] mit internen Verlegungen
[3] $\frac{\text{Aufnahme + Entlassungen}}{2}$
[4] $\frac{\text{Pflegetage} \cdot 100}{\text{Zahl der Betten} \cdot \text{Tage des Jahres}}$
[5] $\frac{\text{Pflegetage}}{\text{Fallzahl}}$

Hinweis für den Sachbearbeiter:
Bei der Berechnung des Nutzungsgrades: Tage des Jahres im Schaltjahr 366 statt 365. Ggf. Formel ändern!

Personalkosten

	Berichtsjahr			Vorjahr			Veränderung		
	Gesamt	Vollkräfte (VK)	PK je VK	Gesamt	Vollkräfte (VK)	PK je VK	Gesamt	Vollkräfte (VK)	PK je VK
	TEUR	Anzahl	TEUR	TEUR	Anzahl	TEUR	TEUR	Anzahl	TEUR
Ärztlicher Dienst	3 646,9	42,17	86,5	3 364,0	38,84	86,6	282,9	3,33	−0,1
Pflegedienst	4 271,4	96,07	44,5	4 221,0	96,16	43,9	50,4	−0,09	0,6
Med.-techn. Dienst	1 151,7	26,72	43,1	1 146,9	26,51	43,3	4,8	0,21	−0,2
Funktionsdienst	1 471,6	33,83	43,5	1 440,7	33,45	43,1	30,9	0,38	0,4

Anhang

	Berichtsjahr			Vorjahr			Veränderung		
	Gesamt	Voll-kräfte (VK)	PK je VK	Gesamt	Voll-kräfte (VK)	PK je VK	Ge-samt	Voll-kräfte (VK)	PK je VK
	TEUR	Anzahl	TEUR	TEUR	Anzahl	TEUR	TEUR	Anzahl	TEUR
Wirtschafts- und Versorgungsdienst	527,9	16,72	31,6	605,0	18,94	31,9	−77,1	−2,22	−0,4
Technischer Dienst	145,4	3,00	48,5	169,1	4,00	42,3	−23,7	−1,00	6,2
Verwaltungsdienst	921,8	19,31	47,7	935,4	19,12	48,9	−13,6	0,19	−1,2
Pers. d. Ausbildungsstätten	93,1	2,00	46,6	93,5	2,00	46,8	−0,4	0,00	−0,2
Sonstiges Personal	741,3	19,41	38,2	673,5	18,81	35,8	67,8	0,60	.
Nicht zurechenbare Personalkosten	175,9	.	.	229,4	.	.	−53,5	.	.
Gesamt	13 147,0	259,23	50,7	12 878,5	257,83	49,9	268,5	1,40	0,8

Ertragslage lang

	Berichtsjahr		Vorjahr		Veränderung	
Betriebliche Erträge	TEUR	%	TEUR	%	TEUR	%
Erlöse aus Krankenhausleistungen	17 107,7	86,7	16 930,8	86,2	176,9	1,0
Erlöse aus Wahlleistungen	725,0	3,7	674,8	3,4	50,2	7,4
Erlöse aus ambulanten Leistungen	182,0	0,9	137,5	0,7	44,5	32,4
Nutzungsentgelte der Ärzte	902,1	4,5	916,5	4,7	−14,4	−1,6
Umsatzerlöse eines KH nach § 277 des Handelsgesetzbuches						
Rückvergütungen, Vergütungen und Sachbezüge	111,7	0,6	132,4	0,7	−20,7	−15,6
Erträge aus Hilfs- und Nebenbetrieben	207,4	1,1	245,3	1,2	−37,9	−15,5
Erträge aus der Auflösung von Einzelwertberichtigungen	102,8	0,5	109,8	0,6	−7,0	−6,4
Erträge aus der Herabsetzung von Pauschalwertberichtigungen	1,0	0,0	0,0	0,0	1,0	.
Sonstige Erträge	150,2	0,8	211,8	1,1	−61,6	−29,1
Bestandsveränderung an unfertigen Leistungen	71,2	0,4	126,3	0,6	−55,1	−43,6

Anhang

	Berichtsjahr		Vorjahr		Veränderung	
Zuweisungen und Zuschüsse der öffentlichen Hand	13,5	0,1	14,6	0,0	−1,1	−7,5
Sonstige betriebliche Erträge – anteilig -						
Erträge aus der Auflösung von Rückstellungen	141,1	0,7	151,9	0,8	−10,8	-7,1
	19 715,7	99,8	19 651,7	99,9	64,0	0,3
Betriebliche Aufwendungen						
Personalaufwendungen	13 147,0	66,7	12 877,3	65,3	269,7	2,1
Lebensmittel	331,2	1,7	320,3	1,6	10,9	3,4
Medizinischer Bedarf	2 666,2	13,5	2 338,4	12,0	327,8	14,0
Wasser, Energie, Brennstoffe	414,6	2,1	407,8	2,1	6,8	1,7
Wirtschaftsbedarf	727,7	3,7	722,8	3,7	4,9	0,7
Abschreibungen auf Gebrauchsgüter	38,9	0,2	49,6	0,4	−10,7	−21,6
Verwaltungsbedarf	434,2	2,2	424,6	2,2	9,6	2,3
Steuern, Abgaben, Versicherungen	334,6	1,7	241,2	1,2	93,4	38,7
Instandhaltung	1 111,2	5,6	1 181,4	6,0	−70,2	-5,9
Zuführung zu Einzelwert- und Pauschalwertberichtigungen zuzüglich Zuführung zur Rückstellung für ungewisse Verbindlichkeiten	260,1	1,3	193,3	1,0	66,8	34,6
Forderungsverluste	3,3	0,0	22,2	0,1	−18,9	−85,1
Zinsen für Betriebsmittelkredite	10,9	0,1	8,7	0,0	2,2	25,3
Sonstige ordentliche Aufwendungen - anteilig -	338,8	1,7	548,2	2,8	−209,4	−38,2
	19 818,7	100,5	19 335,8	98,3	482,9	2,5
Betriebsergebnis	−103,0	−0,7	315,9	1,6	−418,9	−132,6
Investitionsergebnis	−361,1	−1,8	−311,1	−1,6	−50,0	−16,1
Betriebsergebnis einschl. Investitionsergebnis	−464,1	−2,6	4,8	0,0	−468,9	.
Neutrales Ergebnis	6,1	0,0	23,2	0,1	−17,1	−73,7
Jahresergebnis	−458,0	−2,5	28,0	0,1	−486,0	.

Anhang

Neutrales Ergebnis

	B.-jahr	V.-jahr	Veränderung	
	TEUR	TEUR	TEUR	%
Neutrale Erträge				
Ausgleichsbeträge nach der BPflV für frühere Jahre	0,0	45,2	−45,2	−100,0
Zinserträge	21,1	33,1	−12,0	−36,3
Erträge aus Beteiligungen	0,2	0,2	0,0	0,0
Sonstige periodenfremde Erträge	26,7	114,4	−87,7	−76,7
	48,0	192,9	−144,9	−75,1
Neutrale Aufwendungen				
Ausgleichsbeträge nach der BPflV für frühere Jahre	1,6	0,0	+1,6	.
Sonstige periodenfremde Aufwendungen	35,4	70,2	−34,8	−49,6
Aufwendungen aus dem Vorjahr	4,9	99,5	−94,6	−95,1
	41,9	169,7	−127,8	−75,3
	6,1	23,2	−17,1	−73,7

Investitionsergebnis

	B.-jahr	V.-jahr	Veränderung	
	TEUR	TEUR	TEUR	%
Buchgewinne aus nicht geförderten Anlagenabgängen	0,0	1,2	−1,2	−100,0
Buchverluste aus nicht geförderten Anlagenabgängen	0,0	10,9	−10,9	−100,0
Erträge aus der Umfinanzierung von eigenmittelfinanzierten Anlagegegenständen in pauschal geförderte	136,7	201,0	−64,3	−32,0
Abschreibungen auf Immaterielle Vermögensgegenstände und Sachanlagen Eigenmittelfinanziert	285,4	263,5	+21,9	+8,3
Vorgriff auf pauschale Fördermittel	212,4	238,9	−26,5	−11,1
	−361,1	−311,1	−50,0	−16,1

Anlagenspiegel

	Entwicklung der Anschaffungswerte					Entwicklung der Abschreibungen				Restbuchwerte	
	Anfangsstand	Umbuchung	Zugang	Abgang	Endstand	Anfangsstand	Abschreibungen des Geschäftsjahres	Entnahme für Abgänge	Endstand	Stand 31.12. B.-Jahr	Stand 31.12. V.-Jahr
	EUR	EUR	EUR	EUR	EUR	EUR	EUR	EUR	EUR	EUR	EUR
I. Immaterielle Vermögensgegenstände	1 062 933,29	0,00	60 942,44	5 943,52	1 117 932,21	871 120,13	84 036,92	0,00	955 157,05	162 775,16	191 813,16
II. Sachanlagen											
1. Grundstücke mit Betriebsbauten	13 613 322,28	0,00	1 902,49	0,00	13 615 224,77	5 933 890,86	363 294,49	0,00	6 297 185,35	7 318 039,42	7 679 431,42
2. Grundstücke mit Wohnbauten	592 789,97	0,00	0,00	0,00	592 789,97	382 108,87	10 854,00	0,00	392 962,87	199 827,10	210 681,10
3. Technische Anlagen	2 600 715,63	0,00	0,00	0,00	2 600 715,63	2 575 010,21	7 947,00	0,00	2 582 957,21	17 758,42	25 705,42
4. Einrichtungen und Ausstattungen	7 113 417,03	0,00	494 228,52	37 607,70	7 570 037,85	5 315 574,91	598 943,52	37 607,70	5 876 910,73	1 693 127,12	1 797 842,12
5. Anlagen im Bau	41,04	0,00	723 357,39	0,00	723 398,43	0,00	0,00	0,00	0,00	723 398,43	41,04
	23 920 285,95	0,00	1 219 488,40	37 607,70	25 102 166,65	14 206 584,85	981 039,01	37 607,70	15 150 016,16	9 952 150,49	9 713 701,10
III. Finanzanlagen											
GmbH-Geschäftsanteile	5 624,21	0,00	1,12	0,00	5 625,33	0,00	0,00	0,00	0,00	5 625,33	5 624,21
	24 988 843,45	0,00	1 280 431,96	43 551,22	26 225 724,19	15 077 704,98	1 065 075,93	37 607,70	16 105 173,21	10 120 550,98	9 911 138,47

Anhang

JAHRESABSCHLUSS FÜR DAS GESCHÄFTSJAHR VOM 01. JANUAR BIS 31. DEZEMBER 20..

Gewinn-und-Verlust-Rechnung

	Berichtsjahr EUR	Vorjahr EUR
Erlöse aus Krankenhausleistungen	17 107 676,28	16 930 759,25
Erlöse aus Wahlleistungen	725 016,79	674 754,89
Erlöse aus ambulanten Leistungen des Krankenhauses	182 022,34	137 546,95
Nutzungsentgelte der Ärzte	902 109,48	916 455,69
Umsatzerlöse eines KH nach § 277 des Handelsgesetzbuches	602 224,20	859 985,80
Verminderung oder Erhöhung des Bestandes an unfertigen Leistungen	71 218,55	126 331,32
Zuweisungen und Zuschüsse der öffentlichen Hand	13 524,77	14 644,48
Sonstige betriebliche Erträge	141 100,00	151 900,00
	19 744 892,41	19 812 378,38
Personalaufwand		
a) Löhne und Gehälter	10 701 506,33	10 465 716,15
b) Soziale Abgaben und Aufw. f. Altersversorgung u. f. Unterstützung	2 445 455,46	2 411 619,86
– davon für Altersversorgung EUR 402.326,23 (i.V. EUR 392.560,20) –		
Materialaufwand		
a) Aufwendungen für Roh-, Hilfs- und Betriebsstoffe	2 944 928,66	2 823 599,60
b) Aufwendungen für bezogene Leistungen	1 194 781,60	965 656,78
	17 286 672,05	16 666 592,39
Zwischenergebnis	2 458 220,43	3 145 786,02
Erträge aus Zuwendungen zur Finanzierung von Investitionen	456 009,00	3 903 807,00
– davon Fördermittel nach dem KHG EUR 380.259,00 (i.V. EUR 3.866.807,00) –		
Erträge aus der Einstellung von Ausgleichsposten für Eigenmittelförderung	11 021,00	11 021,00
Erträge aus der Auflösung von Sonderposten/Verbindlichkeiten nach dem KHG und auf Grund sonstiger Zuwendungen zur Finanzierung des Anlagevermögens	654 033,00	739 483,32
Aufwendungen aus der Zuführung zu Verbindlichkeiten nach dem KHG und auf Grund sonstiger Zuwendungen zur Finanzierung des Anlagevermögens	459 670,99	3 904 794,78
Abschreibungen auf immaterielle Vermögensgegenstände des Anlagevermögens und Sachanlagen	1 065 075,93	1 100 485,56
Sonstige betriebliche Aufwendungen	2 522 993,36	2 777 022,95
Zwischenergebnis	–2 926 677,28	–3 127 991,97
	–468 456,85	17 794,05
Erträge aus anderen Wertpapieren des Finanzanlagevermögens	165,00	185,00
Sonstige Zinsen und ähnliche Erträge	22 235,40	34 102,15
Zinsen und ähnliche Aufwendungen	10 928,18	8 686,77
Steuern	1 024,91	15 385,58
Jahresfehlbetrag/-überschuss	–458 009,54	28 008,85

Bilanz

Aktiva

	Stand 31.12. B.-Jahr EUR	Stand 31.12. V.-Jahr EUR
Anlagevermögen		
Immaterielle Vermögensgegenstände	162 775,16	191 813,16
Sachanlagen		
Grundstücke mit Betriebsbauten	7 318 039,42	7 679 431,42
Grundstücke mit Wohnbauten	199 827,10	210 681,10
Technische Anlagen	17 758,42	25 705,42
Einrichtungen und Ausstattungen	1 693 127,12	1 797 842,12
Anlagen im Bau	723 398,43	41,04
Finanzanlagen		
Sonstige Finanzanlagen	5 625,33	5 624,21
	10 120 550,98	9 911 138,47
Umlaufvermögen		
Vorräte		
Roh-, Hilfs- und Betriebsstoffe	189 291,92	270 425,16
Unfertige Leistungen	232 020,63	160 802,08
Forderungen und sonstige Vermögensgegenstände		
Forderungen aus Lieferungen und Leistungen	3 033 571,93	2 916 392,20
– davon mit einer Restlaufzeit von mehr als einem Jahr EUR 0,00 (i.V. EUR 0,00)		
Ford. nach dem Krankenhausfinanzierungsrecht	3 004 882,89	3 495 557,39
– davon nach der BPflV/dem KHEntgG EUR 0,00 (i. V. EUR 0,00) -		
– davon mit einer Restlaufzeit von mehr als einem Jahr EUR 1 496 000,00 (i. V. EUR 2 444 000,00) -		
Sonstige Vermögensgegenstände	88 266,43	54 596,08
– davon mit einer Restlaufzeit von mehr als einem Jahr EUR 0,00 (i. V. EUR 0,00)		
Kassenbestand, Guthaben bei Kreditinstituten	2 240 399,80	2 454 598,29
	8 788 433,60	9 352 371,20
Rechnungsabgrenzungsposten		
Andere Abgrenzungsposten	13 511,75	9 470,77
	18 922 496,33	19 272 980,44

Passiva

	Stand 31.12. B.-Jahr EUR	Stand 31.12. V.-Jahr EUR
Eigenkapital		
Gezeichnetes Kapital	50 000,00	50 000,00
Kapitalrücklagen	7 530 093,25	7 530 093,25
Verlustvortrag	-448 942,89	-476 951,74
Jahresfehlbetrag/-überschuss	-458 009,54	28 008,85
	6 673 140,82	7 131 150,36
Sonderposten aus Zuwendungen zur Finanzierung des Anlagevermögens		
Sonderposten aus Fördermitteln nach dem KHG	2 500 873,74	2 390 468,64
Sonderposten aus Zuschüssen der öffent. Hand[1]	1 752 441,64	1 864 193,64
Sonderposten aus Zuwendungen Dritter	559 407,00	549 145,00
	4 812 722,38	4 803 807,28
Rückstellungen		
Rückstellungen für Pensionen	187 684,00	186 289,00
Sonstige Rückstellungen	1 757 343,00	1 725 443,00
	1 945 027,00	1 911 732,00
Verbindlichkeiten		
Verbindlichkeiten gegenüber Kreditinstituten	159 166,98	168 795,12
– davon mit einer Restlaufzeit bis zu einem Jahr EUR 10 017,14 (i. V. EUR 9.628,17) -		
Verbindlichkeiten aus Lieferungen und Leistungen	302 266,40	703 275,38
– davon mit einer Restlaufzeit bis zu einem Jahr EUR 302 266,40 (i. V. EUR 703 275,38) -		
Verbind. nach d. Krankenhausfinanzierungsrecht	4 126 185,47	3 554 063,57
– davon nach der BPflV/dem KHEntgG EUR 842 256,00 (i. V. EUR 63 195,00) -		
– davon mit einer Restlaufzeit bis zu einem Jahr EUR 2 598 185,47 (i. V. EUR 1 110 063,57) -		
Sonstige Verbindlichkeiten	903 987,28	1 000 156,73
– davon mit einer Restlaufzeit bis zu einem Jahr EUR 903 987,28 (i. V. EUR 1 000 156,73) -		
	5 491 606,13	5 426 290,80
	18 922 496,33	19 272 980,44

Verordnung über die Rechnungs- und Buchführungspflichten von Krankenhäusern

(Krankenhaus-Buchführungsverordnung – KHBV)
in der Fassung der Bekanntmachung vom 24. März 1987 (BGBl. I S. 1045), die zuletzt durch Artikel 8 Absatz 1 G. vom 17. Juli 2015 (BGBl. I S. 1245) geändert worden ist.

§ 1
Anwendungsbereich

(1) Die Rechnungs- und Buchführungspflichten von Krankenhäusern regeln sich nach den Vorschriften dieser Verordnung und deren Anlagen, unabhängig davon, ob das Krankenhaus Kaufmann im Sinne des Handelsgesetzbuchs ist, und unabhängig von der Rechtsform des Krankenhauses. Soweit die Absätze 3 und 4 nichts anderes bestimmen, bleiben die Rechnungs- und Buchführungspflichten nach dem Handels- und Steuerrecht sowie nach anderen Vorschriften unberührt.

(2) Diese Verordnung gilt nicht für

1. die Krankenhäuser, auf die das Krankenhausfinanzierungsgesetz nach seinem § 3 Satz 1 Nr. 1 bis 4 keine Anwendung findet,
2. die Krankenhäuser, die nach § 5 Abs. 1 Nr. 2, 4 oder 7 des Krankenhausfinanzierungsgesetzes nicht gefördert werden, es sei denn, dass diese Krankenhäuser auf Grund Landesrechts nach § 5 Abs. 2 des Krankenhausfinanzierungsgesetzes gefördert werden, oder
3. die Bundeswehrkrankenhäuser und die Krankenhäuser der Träger der gesetzlichen Unfallversicherung.

(3) Krankenhäuser, die Kapitalgesellschaften im Sinne des Zweiten Abschnitts des Dritten Buchs des Handelsgesetzbuchs sind, brauchen auch für Zwecke des Handelsrechts bei der Aufstellung, Feststellung und Offenlegung ihres Jahresabschlusses nach dem Handelsgesetzbuch die Gliederungsvorschriften der §§ 266, 268 Abs. 2 und § 275 des Handelsgesetzbuchs nicht anzuwenden. Sehen sie von der Anwendung ab, so haben sie bei der Aufstellung, Feststellung und Offenlegung die Bilanz nach Anlage 1, die Gewinn- und Verlustrechnung nach Anlage 2 und den Anlagennachweis nach Anlage 3 zu gliedern. Die im Anlagennachweis vorgeschriebenen Angaben sind auch für den Posten „Immaterielle Vermögensgegenstände" und jeweils für die Posten des Finanzanlagevermögens zu machen.

(4) Bei Inanspruchnahme des Wahlrechts nach Absatz 3 für Zwecke des Handelsrechts gelten die Erleichterungen für kleine und mittelgroße Kapitalgesellschaften nach § 266 Abs. 1 Satz 3, § 276 des Handelsgesetzbuchs bei der Aufstellung und Feststellung nicht; bei der Offenlegung nach den §§ 325 bis 328 des Handelsgesetzbuchs dürfen § 266 Abs. 1 Satz 3 und § 276 des Handelsgesetzbuchs mit der Maßgabe angewendet werden, dass in der Bilanz nach Anlage 1 und im Anlagennachweis nach Anlage 3 nur die mit Buchstaben und römischen Zahlen bezeichneten Posten ausgewiesen werden müssen und dass in der Gewinn- und Verlustrechnung nach Anlage 2 die Posten 1 bis 8 und 10 zu dem Posten „Rohergebnis" zusammengefasst werden dürfen.

§ 2
Geschäftsjahr

Das Geschäftsjahr ist das Kalenderjahr.

§ 3
Buchführung, Inventar

Das Krankenhaus führt seine Bücher nach den Regeln der kaufmännischen doppelten Buchführung; im Übrigen gelten die §§ 238 und 239 des Handelsgesetzbuchs. Die Konten sind nach dem Kontenrahmen der Anlage 4 einzurichten, es sei denn, dass durch ein ordnungsmäßiges Überleitungsverfahren die Umschlüsselung auf den Kontenrahmen sichergestellt wird. Für das Inventar gelten die §§ 240 und 241 des Handelsgesetzbuchs.

§ 4
Jahresabschluss

(1) Der Jahresabschluss des Krankenhauses besteht aus der Bilanz, der Gewinn- und Verlustrechnung und dem Anhang einschließlich Anlagennachweises. Die Bilanz ist nach der Anlage 1, die Gewinn- und Verlustrechnung nach der Anlage 2, der Anlagennachweis nach der Anlage 3 zu gliedern; im Übrigen richten sich der Inhalt und Umfang des Jahresabschlusses nach Absatz 3.

(2) Der Jahresabschluss soll innerhalb von vier Monaten nach Ablauf des Geschäftsjahres aufgestellt werden.

(3) Für die Aufstellung und den Inhalt des Jahresabschlusses gelten die §§ 242 bis 256a sowie § 264

Abs. 2, § 265 Abs. 2, 5 und 8, § 268 Abs. 1 und 3, § 270 Abs. 2, die §§ 271, 272, 274, § 275 Abs. 4, § 277 Abs. 1 bis 3 Satz 1 und § 284 Abs. 2 Nr. 1 und 3 des Handelsgesetzbuchs sowie Artikel 28, 42 bis 44 des Einführungsgesetzes zum Handelsgesetzbuch, soweit diese Verordnung nichts anderes bestimmt.

§ 5
Einzelvorschriften zum Jahresabschluss

(1) Vermögensgegenstände des Anlagevermögens, deren Nutzung zeitlich begrenzt ist, sind zu den Anschaffungs- oder Herstellungskosten, vermindert um Abschreibungen, anzusetzen. Kann ein Krankenhaus, das erstmals nach den Grundsätzen dieser Verordnung eine Bewertung des Anlagevermögens vornimmt, zum Stichtag der Eröffnungsbilanz die tatsächlichen Anschaffungs- oder Herstellungskosten nicht ohne unvertretbaren Aufwand ermitteln, so sind den Preisverhältnissen des vermutlichen Anschaffungs- oder Herstellungszeitpunkts entsprechende Erfahrungswerte als Anschaffungs- oder Herstellungskosten anzusetzen. Vermögensgegenstände des Anlagevermögens, die am 01. Januar 1972 bis auf einen Erinnerungsposten abgeschrieben waren, können mit diesem Restbuchwert angesetzt werden.

(2) Nicht auf dem Krankenhausfinanzierungsgesetz beruhende Zuweisungen und Zuschüsse der öffentlichen Hand für Investitionen in aktivierte Vermögensgegenstände des Anlagevermögens sind in der Bilanz auf der Passivseite als „Sonderposten aus Zuweisungen und Zuschüssen der öffentlichen Hand", vermindert um den Betrag der bis zum jeweiligen Bilanzstichtag angefallenen Abschreibungen auf die mit diesen Mitteln finanzierten Vermögensgegenstände des Anlagevermögens, auszuweisen.

(3) Fördermittel nach dem Krankenhausfinanzierungsgesetz für Investitionen in aktivierte Vermögensgegenstände des Anlagevermögens sind in der Bilanz auf der Passivseite als „Sonderposten aus Fördermitteln nach KHG", vermindert um den Betrag der bis zum jeweiligen Bilanzstichtag angefallenen Abschreibungen auf die mit diesen Mitteln finanzierten Vermögensgegenstände des Anlagevermögens, auszuweisen.

(4) Sind Fördermittel für Lasten aus Darlehen, die vor Aufnahme des Krankenhauses in den Krankenhausplan für förderungsfähige Investitionskosten des Krankenhauses aufgenommen worden sind, bewilligt worden, ist in Höhe des Teils der jährlichen Abschreibungen auf die mit diesen Mitteln finanzierten Vermögensgegenstände des Anlagevermögens, der nicht durch den Tilgungsanteil der Fördermittel gedeckt ist, in der Bilanz auf der Aktivseite ein „Ausgleichsposten aus Darlehensförderung" zu bilden. Ist der Tilgungsanteil der Fördermittel aus der Darlehensförderung höher als die jährlichen Abschreibungen auf die mit diesen Mitteln finanzierten Vermögensgegenstände des Anlagevermögens, ist in der Bilanz in Höhe des überschießenden Betrages auf der Passivseite ein „Ausgleichsposten aus Darlehensförderung" zu bilden. Für die in § 2 Nr. 1a des Krankenhausfinanzierungsgesetzes genannten Ausbildungsstätten gelten Satz 1 und 2 entsprechend.

(5) In Höhe der Abschreibungen auf die aus Eigenmitteln des Krankenhausträgers vor Beginn der Förderung beschafften Vermögensgegenstände des Anlagevermögens, für die ein Ausgleich für die Abnutzung in der Zeit ab Beginn der Förderung verlangt werden kann, ist in der Bilanz auf der Aktivseite ein „Ausgleichsposten für Eigenmittelförderung" zu bilden.

(6) Unter dem Eigenkapital sind bei Krankenhäusern in einer anderen Rechtsform als der Kapitalgesellschaft oder ohne eigene Rechtspersönlichkeit als „festgesetztes Kapital" die Beträge auszuweisen, die vom Krankenhausträger auf Dauer zur Verfügung gestellt werden. Als „Kapitalrücklagen" sind sonstige Einlagen des Krankenhausträgers auszuweisen. Für Gewinnrücklagen gilt § 272 Abs. 3 des Handelsgesetzbuchs entsprechend.

§ 6
Aufbewahrung und Vorlegung von Unterlagen

Für die Aufbewahrung von Unterlagen, die Aufbewahrungsfristen und die Vorlegung von Unterlagen gelten die §§ 257 und 261 des Handelsgesetzbuchs.

§ 7
weggefallen

§ 8
Kosten- und Leistungsrechnung

Das Krankenhaus hat eine Kosten- und Leistungsrechnung zu führen, die eine betriebsinterne Steuerung sowie eine Beurteilung der Wirtschaftlichkeit und Leistungsfähigkeit erlaubt; sie muss die Ermittlung der pflegesatzfähigen Kosten sowie bis zum Jahr 2016 die Erstellung der Leistungs- und Kalkulationsaufstellung nach den Vorschriften der Bundespflegesatzverordnung in der am 31. Dezember 2012 geltenden Fassung ermöglichen. Dazu gehören folgende Mindestanforderungen:

1. Das Krankenhaus hat die aufgrund seiner Aufgaben und Struktur erforderlichen Kostenstellen zu bilden. Es sollen, sofern hierfür Kosten und Leistungen anfallen, mindestens die Kostenstellen gebildet werden, die sich aus dem Kostenstellenrahmen der Anlage 5 ergeben. Bei abweichender Gliederung dieser Kostenstellen soll durch ein ordnungsmäßiges Überleitungsverfahren die Umschlüsselung auf den Kostenstellenrahmen sichergestellt werden.

2. Die Kosten sind aus der Buchführung nachprüfbar herzuleiten.

3. Die Kosten und Leistungen sind verursachungsgerecht nach Kostenstellen zu erfassen; sie sind darüber hinaus den anfordernden Kostenstellen zuzuordnen, soweit dies für die in Satz 1 genannten Zwecke erforderlich ist.

§ 9
Befreiungsvorschrift

Ein Krankenhaus mit bis zu 100 Betten oder mit nur einer bettenführenden Abteilung kann von den Pflichten nach § 8 befreit werden, soweit die mit diesen Pflichten verbundenen Kosten in keinem angemessenen Verhältnis zu dem erreichbaren Nutzen stehen und die in § 8 Satz 1 genannten Zwecke auf andere Weise erreicht werden können. Über die Befreiung entscheidet auf Antrag des Krankenhauses die zuständige Landesbehörde; dabei sind einvernehmliche Regelungen mit den in § 18 Absatz 1 Satz 2 des Krankenhausfinanzierungsgesetzes genannten Beteiligten anzustreben.

§ 10
Ordnungswidrigkeiten

Ordnungswidrig im Sinne des § 334 Abs. 1 Nr. 6 des Handelsgesetzbuchs handelt, wer als Mitglied des vertretungsberechtigten Organs oder des Aufsichtsrats eines Krankenhauses, das Kapitalgesellschaft ist, bei der Aufstellung oder Feststellung eines Jahresabschlusses

1. entgegen § 1 Abs. 3 Satz 2

    a) die Bilanz nicht nach Anlage 1,

    b) die Gewinn- und Verlustrechnung nicht nach Anlage 2 oder

    c) den Anlagennachweis nicht nach Anlage 3

gliedert oder

2. entgegen § 1 Abs. 3 Satz 3 die dort bezeichneten zusätzlichen Angaben im Anlagennachweis nicht, nicht in der vorgeschriebenen Form oder nicht mit dem vorgeschriebenen Inhalt macht.

§ 11
Übergangsvorschrift

(1) § 279 des Handelsgesetzbuchs ist letztmals auf einen Jahresabschluss anzuwenden, der für ein Geschäftsjahr aufzustellen ist, das vor dem 1. Januar 2010 beginnt. Die Anlagen 1 und 4 mit den Änderungen, die durch das Bilanzierungsmodernisierungsgesetz vom 25. Mai 2009 (BGBl. I S. 1102) und durch Artikel 1 Nummer 3 und 4 der Verordnung zur Änderung von Rechnungslegungsverordnungen vom 9. Juni 2011 (BGBl. I S. 1041) erfolgt sind, sind erstmals auf Jahresabschlüsse für Geschäftsjahre anzuwenden, die nach dem 31. Dezember 2009, im Fall des Artikels 66 Absatz 3 Satz 6 des Einführungsgesetzes zum Handelsgesetzbuch nach dem 31. Dezember 2008 beginnen. Die Anlagen 1 und 4 in der bis zum 28. Mai 2009 geltenden Fassung sind letztmals auf einen Jahresabschluss anzuwenden, der für ein Geschäftsjahr aufzustellen ist, das vor dem 1. Januar 2010 beginnt. Soweit im Übrigen in dieser Verordnung auf Bestimmungen des Handelsgesetzbuchs in der Fassung des Bilanzrechtsmodernisierungsgesetzes vom 25. Mai 2009 (BGBl. I S. 1102) verwiesen wird, gelten die in den Artikeln 66 und 67 des Einführungsgesetzes zum Handelsgesetzbuch enthaltenen Übergangsregelungen entsprechend. Artikel 66 Abs. 3 Satz 6 des Einführungsgesetzes zum Handelsgesetzbuch gilt entsprechend.

(2) § 1 Abs. 3; § 10 Nummer 2, die Gliederung der Gewinn- und Verlustrechnung (Anlage 2) sowie die Kontenrahmen für die Buchführung in der Fassung des Bilanzrichtlinie-Umsetzungsgesetzes vom 17. Juli 2015 (BGBl. S. 1245) sind erstmals auf den Jahresabschluss für das nach dem 31. Dezember 2015 beginnende Geschäftsjahr und die gegebenenfalls hierauf bezogenen Dokumente nach § 1 Absatz 3 Satz 3 anzuwenden.

(3) § 4 Abs. 3 sowie die Anlagen 2 und 4 in der Fassung der Zweiten Verordnung zur Änderung von Rechnungslegungsvorschriften vom 16. Dezember 2016, sind erstmals auf den Jahresabschluss für das nach dem 31. Dezember 2015 beginnende Geschäftsjahr und die gegebenenfalls hierauf bezogenen Dokumente nach § 1 Abs. 3 Satz 3 anzuwenden.

§ 12
(weggefallen)

§ 13
(Inkrafttreten)

Gemäß Einigungsertragsgesetz vom 23. September 1990 (BGBl. II S. 885/1056) tritt die Krankenhaus-Buchführungsverordnung in der Fassung der Bekanntmachung vom 24. März 1987 (BGBl. I S. 1045) mit folgender Maßgabe in den Ländern Brandenburg, Mecklenburg-Vorpommern, Sachsen, Sachsen-Anhalt und Thüringen sowie in dem Teil des Landes Berlin, in dem bis 3. Oktober 1990 das Grundgesetz für die Bundesrepublik Deutschland nicht galt, in Kraft.

[1] Die Verordnung tritt für Krankenhäuser, die nicht Kapitalgesellschaften im Sinne des Zweiten Abschnittes des Dritten Buchs des Handelsgesetzbuchs sind, erst am 1. Januar 1993 in Kraft. Abweichend von Satz 1 tritt § 8 der Verordnung in dem genannten Gebiet erst am 1. Januar 1994 in Kraft.

Anlage 1 der KHBV

Gliederung der Bilanz *)

Aktivseite

A. Anlagevermögen:
   I. Immaterielle Vermögensgegenstände
      1. Selbst geschaffene gewerbliche Schutzrechte und ähnliche Rechte und Werte (KUGr. 0901)
      2. entgeltlich erworbene Konzessionen, gewerbliche Schutzrechte und ähnliche Rechte und Werte sowie Lizenzen an solchen Rechten und Werten (KUGr. 0902)
      3. Geschäfts- oder Firmenwert (KUGr. 0903)
      4. geleistete Anzahlungen (KUGr. 091)

   II. Sachanlagen:
      1. Grundstücke und grundstücksgleiche Rechte mit Betriebsbauten einschließlich der Betriebsbauten auf fremden Grundstücken (KGr. 01; KuGr. 050, 053)
      2. Grundstücke und grundstücksgleiche Rechte mit Wohnbauten einschließlich der Wohnbauten auf fremden Grundstücken (KGr. 03, KUGr. 052; KUGr. 053, soweit nicht unter 1.)
      3. Grundstücke und grundstücksgleiche Rechte ohne Bauten (KGr. 04)
      4. technische Anlagen (KGr. 06)
      5. Einrichtungen und Ausstattungen (KGr. 07)
      6. geleistete Anzahlungen und Anlagen im Bau (KGr. 08)

III. Finanzanlagen:
1. Anteile an verbundenen Unternehmen
   (KUGr 092) ++) ....
2. Ausleihungen an verbundene Unternehmen
   (KUGr. 093) ++) ....
3. Beteiligungen (KUGr. 094) ....
4. Ausleihungen an Unternehmen, mit denen ein
   Beteiligungsverhältnis besteht (KUGr. 095) ++) ....
5. Wertpapiere des Anlagevermögens
   (KUGr. 096) ....
6. sonstige Finanzanlagen (KUGr. 097) .... ‾‾‾‾‾‾‾‾‾‾‾‾‾‾‾‾ ....
   davon bei Gesellschaftern bzw. dem
   Krankenhausträger ....

B. Umlaufvermögen:
   I. Vorräte:
      1. Roh-, Hilfs- und Betriebsstoffe
         (KUGr. 100–105) ....
      2. unfertige Erzeugnisse, unfertige Leistungen
         (KUGr. 106) ....
      3. fertige Erzeugnisse und Waren
         (KUGr. 107) ....
      4. geleistete Anzahlungen (Kgr. 11) .... ‾‾‾‾‾‾‾‾‾‾‾‾‾‾‾‾ ....

   II. Forderungen und sonstige Vermögensgegenstände:
      1. Forderungen aus Lieferungen und Leistungen
         (KGr. 12), ...
         davon mit einer Restlaufzeit von mehr als
         einem Jahr ....
      2. Forderungen an Gesellschafter bzw. den
         Krankenhausträger (KUGr. 160), ...
         davon mit einer Restlaufzeit von mehr als
         einem Jahr ....
      3. Forderungen nach dem Krankenhausfinan-
         zierungsrecht (KGr. 15), ...
         davon nach der BPflV (KUGr. 151), ...
         davon mit einer Restlaufzeit von mehr als
         einem Jahr ....
      4. Forderungen gegen verbundene Unternehmen
         (KUGr. 161) ++, ...
         davon mit einer Restlaufzeit von mehr als
         einem Jahr ....
      5. Forderungen gegen Unternehmen, mit denen
         ein Beteiligungsverhältnis besteht (KUGr. 162) ++, ...
         davon mit einer Restlaufzeit von mehr als
         einem Jahr ....

6. Eingefordertes, noch nicht eingezahltes Kapital
      (KUGr. 164) ++
   7. sonstige Vermögensgegenstände (KUGr. 163), ...
      davon mit einer Restlaufzeit von mehr als
      einem Jahr ....

   III. Wertpapiere des Umlaufvermögens (KGr. 14), ...
        davon Anteile an verbundenen Unternehmen
        (KUGr. 140) ++ ....

   IV. Schecks, Kassenbestand, Bundesbank- und
       Postgiroguthaben, Guthaben bei
       Kreditinstituten (Kgr. 13) ....

C. Ausgleichsposten nach dem KHG:
   1. Ausgleichsposten aus Darlehensförderung
      (KUGr. 180) ....
   2. Ausgleichsposten für Eigenmittelförderung
      (KUGr. 181) ....

D. Rechnungsabgrenzungsposten:
   1. Disagio (KUGr. 170) ....
   2. andere Abgrenzungsposten (KUGr. 171) ....

E. Aktive latente Steuern (KGr. 19) ++

F. Aktiver Unterschiedsbetrag aus der Vermögens-
   verrechnung

G. Nicht durch Eigenkapital gedeckter Fehlbetrag

Passivseite

A. Eigenkapital:
   1. Eingefordertes Kapital (KUGr. 2003)
      Gezeichnetes Kapital (KUGr. 2001) ....
      abzüglich nicht eingeforderter ausstehender
      Einlagen (KUGr. 2002) ....
   2. Kapitalrücklagen (KUGr. 201) ....
   3. Gewinnrücklagen (KUGr. 202) ....
   4. Gewinnvortrag/Verlustvortrag (KUGr. 203) ....
   5. Jahresüberschuss/Jahresfehlbetrag (KUGr. 204) ....

B. Sonderposten aus Zuwendungen zur Finanzierung des Sachanlagevermögens:
   1. Sonderposten aus Fördermitteln nach dem KHG (KGr. 22) ....
   2. Sonderposten aus Zuweisungen und Zuschüssen der öffentl. Hand (KGr. 23) ....
   3. Sonderposten aus Zuwendungen Dritter (KGr. 21)

C. Rückstellungen:
   1. Rückstellungen für Pensionen und ähnliche Verpflichtungen (KGr. 27) ....
   2. Steuerrückstellungen (KGr. 280) ....
   3. sonstige Rückstellungen (KGr. 281) ....

D. Verbindlichkeiten:
   1. Verbindlichkeiten gegenüber Kreditinstituten (KGr. 34), ...
      davon gefördert nach dem KHG, ...
      davon mit einer Restlaufzeit bis zu einem Jahr ....
   2. erhaltene Anzahlungen (KGr. 36), ...
      davon mit einer Restlaufzeit bis zu einem Jahr ....
   3. Verbindlichkeiten aus Lieferungen und Leistungen (KGr. 32), ...
      davon mit einer Restlaufzeit bis zu einem Jahr ....
   4. Verbindlichkeiten aus der Annahme gezogener Wechsel und der Ausstellung eigener Wechsel (KGr. 33), ...
      davon mit einer Restlaufzeit bis zu einem Jahr ....
   5. Verbindlichkeiten gegenüber Gesellschaftern bzw. dem Krankenhausträger (KUGr. 370), ...
      davon mit einer Restlaufzeit bis zu einem Jahr ....
   6. Verbindlichkeiten nach dem Krankenhausfinanzierungsrecht (KHG) (KGr. 35), ...
      davon nach der BPflV (KUGr. 351),
      davon mit einer Restlaufzeit bis zu einem Jahr ....
   7. Verbindlichkeiten aus sonstigen Zuwendungen zur Finanzierung des Anlagevermögens (KUGr. 371), ...
      davon mit einer Restlaufzeit bis zu einem Jahr ....
   8. Verbindlichkeiten gegenüber verbundenen Unternehmen (KUGr. 372), ...
      davon mit einer Restlaufzeit bis zu einem Jahr ....
   9. Verbindlichkeiten gegenüber Unternehmen, mit denen ein Beteiligungsverhältnis besteht (KUGr. 373), ...
      davon mit einer Restlaufzeit bis zu einem Jahr ....
   10. sonstige Verbindlichkeiten (KUGr. 374), davon mit einer Restlaufzeit bis zu einem Jahr ....

E. Ausgleichsposten aus Darlehensförderung (KGr. 24) .. ..
F. Rechnungsabgrenzungsposten (KGr. 38) ....
G. Passive latente Steuern (KGr. 39) ++) ....

Haftungsverhältnisse ....

*) Die Klammerhinweise auf den Kontenrahmen entfallen in der Bilanz
++) Ausweis dieser Posten nur bei Kapitalgesellschaften

§ Anlage 2 der KHBV

Gliederung der Gewinn-und-Verlust-Rechnung *)

1. Erlöse aus Krankenhausleistungen (KGr. 40) ....

2. Erlöse aus Wahlleistungen (KGr. 41) ....

3. Erlöse aus ambulanten Leistungen des
   Krankenhauses (KGr. 42) ....

4. Nutzungsentgelte der Ärzte (KGr. 43) ....
   4a. Umsatzerlöse eines Krankenhauses nach
       § 277 des Handelsgesetzbuchs (KGr. 44, 45, 58;
       KUGr. 591) soweit nicht in den Posten Nummer 1
       bis 4 enthalten davon aus Ausgleichsbeträgen für frühere
       Geschäftsjahre (KGr. 58)........................... ....

5. Erhöhung oder Verminderung des Bestands an
   fertigen und unfertigen Erzeugnissen/unfertigen
   Leistungen (KUGr. 550 und 551) ....

6. andere aktivierte Eigenleistungen (KUGr. 552) ....

7. Zuweisungen und Zuschüsse der öffentlichen
   Hand soweit nicht unter Nr. 11 (KUGr. 472) ....

8. sonstige betriebliche Erträge
   (KUGr. 473, 520; KGr. 592) ....

9. Personalaufwand
   a) Löhne und Gehälter (KGr. 60, 64) ....
   b) soziale Abgaben und Aufwendungen für
      Altersversorgung und für Unterstützung
      (KGr. 61–63), ...
      davon Altersversorgung (KGr. 62) ....

10. Materialaufwand
    a) Aufwendungen für Roh-, Hilfs- und Betriebs-stoffe .....
       (KUGr. 650, KGr. 66 ohne Kto. 6601, 6609,
       6616 und 6618; KGr. 67; KUGr. 680; KGr. 71)
    b) Aufwendungen für bezogene Leistungen (KUGr.
       651 Kto. 6601, 6609, 6616 und 6618; KUGr. 681) ....

Zwischenergebnis ....

11. Erträge aus Zuwendungen zur Finanzierung von
    Investitionen (KGr. 46; KUGr. 470, 471), davon Fördermittel
    nach dem KHG (KGr. 46) ....

12. Erträge aus der Einstellung von Ausgleichsposten
    aus Darlehensförderung und für
    Eigenmittelförderung (KGr. 48) ....

13. Erträge aus der Auflösung von Sonderposten,
    Verbindlichkeiten nach dem KHG und auf Grund
    sonstiger Zuwendungen zur Finanzierung des
    Anlagevermögens (KUGr. 490–491) ....

14. Erträge aus der Auflösung des Ausgleichspostens
    für Darlehensförderung (KUGr. 492) ....

15. Aufwendungen aus der Zuführung zu Sonderposten/
    Verbindlichkeiten nach dem KHG und aufgrund
    sonstiger Zuwendungen zur Finanzierung des
    Anlagevermögens (KUGr. 752, 754, 755) ....

16. Aufwendungen aus der Zuführung zu Ausgleichs-
    posten aus Darlehensförderung (KUGr. 753) ....

17. Aufwendungen für die nach dem KHG geförderte
    Nutzung von Anlagegegenständen (KGr. 77) ....

18. Aufwendungen für nach dem KHG geförderte
    nicht aktivierungsfähige Maßnahmen (KUGr. 721) ....

19. Aufwendungen aus der Auflösung der Ausgleichs-
    posten aus Darlehensförderung und für
    Eigenmittelförderung (KUGr. 750, 751) ....

20. Abschreibungen
    a) auf immaterielle Vermögensgegenstände und
       auf Sachanlagen (KUGr. 760, 761) ....

b) auf Vermögensgegenstände des Umlaufvermögens, soweit diese die im Krankenhaus üblichen Abschreibungen überschreiten (KUGr. 765) ....

21. sonstige betriebliche Aufwendungen .... (KGr. 69, 70; KUGr. 720, 731, 732, 763, 764, 781, 782, 790, 791, 793, 794), davon aus Ausgleichsbeträgen für frühere Geschäfts-jahre (KUGr. 790)

Zwischenergebnis ....

22. Erträge aus Beteiligungen (KUGr. 500, 521), davon aus verbundenen Unternehmen (Kto. 5000) ++) .....

23. Erträge aus anderen Wertpapieren und aus Ausleihungen des Finanzanlagevermögens (KUGr. 501, 521), ... davon aus verbundenen Unternehmen (Kto. 5010, 5210) ++) ....

24. sonstige Zinsen und ähnliche Erträge (KGr. 51), ... davon aus verbundenen Unternehmen (KUGr. 510) ++) ....

25. Abschreibungen auf Finanzanlagen und auf Wertpapiere des Umlaufvermögens (KUGr. 762) ....

26. Zinsen und ähnliche Aufwendungen (KGr. 74), ... davon für Betriebsmittelkredite (KUGr. 740), davon an verbundenen Unternehmen (KUGr. 741) ++) ......

27. Steuern (KUGr. 730), ... davon vom Einkommen und vom Ertrag ....

28. Jahresüberschuss/Jahresfehlbetrag ....

*) Die Klammerhinweise auf den Kontenrahmen entfallen in der Gewinn- und Verlustrechnung.

++) Ausweis dieser Posten nur bei Kapitalgesellschaften

Anlage 3 der KHBV Anlagennachweis

Bilanzposten: B. II. Sachanlagen	Entwicklung der Anschaffungswerte					Entwicklung der Abschreibungen					Restbuchwerte (Stand 31.21.)
	Anfangsstand	Zugang	Umbuchungen	Abgang	Endstand	Anfangsstand	Abschreibungen des Geschäftsjahres	Umbuchungen	Zuschreibungen des Geschäftsjahres	Entnahme für Abgänge	Endstand	
	Euro	Euro	Euro	Euro	Euro	Euro	Euro	Euro	Euro	Euro	Euro	Euro
1	2	3	4	5	6	7	8	9	10	11	12	13
1. Grundstücke und grundstücksgleiche Rechte mit Betriebsbauten einschließlich der Betriebsbauten auf fremden Grundstücken												
2. Grundstücke und grundstücksgleiche Rechte mit Wohnbauten einschließlich der Wohnbauten auf fremden Grundstücken												
3. Grundstücke und grundstücksgleiche Rechte ohne												
4. technische Anlagen												
5. Einrichtungen und Ausstattungen												
6. geleistete Anzahlungen und Anlagen im Bau												

Sachwortverzeichnis

A

Abgrenzungsverordnung (AbgrV) 16, 16, 78, 268
Abrechnung
  in der ambulanten Versorgung 168
  in medizinischen Vorsorge- und Rehabilitationseinrichtungen 248
  in psychiatrischen und psychosomatischen Einrichtungen 238
  von Leistungen vollstationärer Behandlung im somatischen Bereich
  vor- und nachstationär 233
Abrechnungssysteme des Gesundheitswesens 142
Abschreibungen
  Anlagegüter 73
  auf Geringwertige Wirtschaftsgüter 78
  außerplanmäßige 74, 77
  Begriff 73
  degressiv 75
  kalkulatorische 264
  linear 75
  Sonderregelungen 77
Aktive Rechnungsabgrenzung 96
Aktiv-Passiv-Mehrung 22
Aktiv-Passiv-Minderung 22
Aktivtausch 21
Altenheim 140
Altenwohnheim 140
Ambulante Behandlung 187
  durch Krankenhäuser bei Unterversorgung 187
  durch spezialfachärztliche Versorgung 187
Ambulantes Operieren 192
Ambulante Versorgungseinrichtungen 140
Anlagegüter 16, 70, 73
  geringwertige 16, 78
Anlagen
  buch 37
  deckung 130
  nachweis 77

Anschaffungskosten 68
Anschaffungsnebenkosten 69
Anschaffungspreisminderungen 68
Anschaffungs- und Herstellungskosten 110
Äquivalenzziffernkalkulation 278
Arztfall 177
Arztgruppenspezifische Leistungen 178
Ärztliche Dokumentation 222
Aufbewahrungsfrist 34
Aufbewahrung von Unterlagen 34
Auflösen der Bilanz 23
Auflösen der Bilanz in Bestandskonten 23
Aufwendungen 40
  betriebsbezogene 261
  neutrale 261
  pflegesatzrelevante 268
Ausbildungsplatzpauschale 125
Ausgleichsposten aus Darlehensförderung 123

B

Basis-DRG 210
Basisfallwert (BFW) 112, 211
Basisentgeltwert (BEW)
  krankenhausindividuell 110, 239, 243
Baupauschale 125
Behandlungsfall 177
Belegarzt 186
Belegungsentwicklung 286
Belegungstage 108, 212, 234
Berechnungstage 109
Besondere Versorgung 143, 254
Bestandskonten 23
  Abschluss 29
Bestandsveränderungen 27, 137
  an unfertigen Leistungen 109
Betriebliches Rechnungswesen, Aufgabenschwerpunkte 259
Betriebsabrechnungsbogen (BAB) 273
Betriebsbauten 15
Betriebsergebnis 137

Betriebsstättenfall 177
Bewertungsgrundsätze, allgemein 109
Bewertungsrelation 110, 211
Bewilligungsbescheid 119
Bilanz 11
  positionen 15, 23
  Wertveränderungen 21
Bilanzierungsmodernisierungsgesetz (BilMoG) 102
Break-even-Point 282
Buchführungsbücher 35
Buchführungspflicht 13, 34
Buchungssatz 26
  einfacher 26
  zusammengesetzter 26
Buchungsvermerk 31, 35
Budgetpauschale 125
Bundespflegesatzverordnung (BPflV) 143
Bürgschaft, selbstschuldnerisch 190

C

Casemix (CM) 215
Casemix-Index (CMI) 215
Complication and Comorbidity Level (CCL) 210
Controlling 284
  Aufgabenschwerpunkte 285

D

Darlehen 18
Daymix (DM) 110
Daymix-Index (DMI) 110
Datenarchivierung
  Möglichkeiten 230
Datenschutz 230
Datensicherheit 230, 231
Datenübertragung
  elektronisch 231
Delkredererisiko 44
Deutsches Institut für Medizinische Dokumentation und Information (DIMDI) 201

Sachwortverzeichnis

Dienstarten 269
Disease-Management-Programme (DMP) 191
Divisionskalkulation, einstufig 278
Dokumentation 222
　Krankenhausbehandlung 222
Dokumentationspflicht 224
Diagnosis Related Groups (DRG)
　Aufbau 209
　Budget 216
　Vergütung 211
Duale Finanzierung 118, 146, 208

E

Eigenkapital 18
　mehrungen 42
　minderungen 42
　quote 133
　rentabilität 133
Eigenkapitalentwicklung 133
Eigenleistungen, aktivierte 137
Eigenmittelförderung 124
Einheitlicher Bewertungsmaßstab (EBM) 142, 174
Einrichtung und Ausstattung 16
Einweisungsschein 171
Einzelförderung
　Buchen 119
Einzelkosten 115, 268
Endkostenstelle 267, 272
Erfolgskonten 40
　Abschluss 48
Erfolgsvorgänge 42
Ergebnis
　betriebsbezogen 137
　neutral 137
Ergebnisquellen 137
Erlösausgleiche 242
Erlösverprobung 287
Ermächtigung 186
Eröffnungsbilanz
　konto 23
Erträge 40
　neutrale 262
　pflegesatzrelevante 268
Ertragslagendarstellung 137
Extrapolation 284

F

Falldefinition 241
Fallpauschalen 107, 214
　vereinbarung (FPV) 107, 209
Fallwertpauschale 125
Fallzusammenfassungen 213, 242
Finanzergebnis 137
Finanzierungssystem
　der ambulanten Pflegeversorgung 146
　der stationären Versorgung 146
　duales 116
Fixkostendegression 280
Fixkostendegressionsabschlag 207
Fördermittel 118, 119, 121, 124, 126, 146
　bilanz 116, 118
Fördertatbestände 116
Forderungen 18
　einwandfreie 46
　zweifelhafte 46
Führung der Handelsbücher 34

G

Gebrauchsgut 16, 73
Gebührenordnungen 173
Gebührenordnung für Ärzte (GOÄ) 180
Gebührenrahmen 182
Gehälter 82
Geldwerte Vorteile 89
Gemeinkosten 268
Geringstwertiges Wirtschaftsgut 78
Geringwertiges Wirtschaftsgut (GWG) 78
Geschäftsfälle, Buchungen 24
Gesetz zur Modernisierung der gesetzlichen Krankenversicherung (GMG) 188
Gesundheitskarte
　elektronische 170
Gewinnschwelle 282
Gewinn-und-Verlust-Konto 48
Goldene Bilanzregel 130
Grenzverweildauer, untere, obere 107, 212
Grouper

Grundbuch 35
Grundsätze ordnungsgemäßer Buchführung (GoB) 33

H

Hauptbuch 36
Hauptdiagnose 108, 201
Hauptkostenstelle 270, 272, 273
Hausärztlicher Versorgungsbereich 178
Heimgesetz (HeimG) 140
Herstellungskosten 74, 108, 109, 111, 115
Hilfskostenstelle 270, 273, 276
Hochschulambulanz 187

I

ICD 10, ICD-10-GM 200, 201
Individuelle Gesundheitsleistungen (IGeL) 174, 184
Institut für das Entgeltsystem im Krankenhaus (InEK) 111
Institutsambulanzen 187
　geriatrische 188
　psychiatrische 188
Integrierte Versorgung 254
Inventur 29
Investitionsergebnis 137
Investitionsfinanzierung 118
Investitionsförderung 125
Investitionskosten 116
Investitionspauschalen 118

J

Jahresabschluss
　analyse 91

K

Kapitalbindung in den Forderungen a. L. L. 134
Kassenbuch 35, 37
Konten
　gruppen 39
　klassen 39
　rahmen 39
Kontokorrentbuch 37
Kosten
　fix 280

Sachwortverzeichnis

kalkulatorisch 163
variabel 280
Kostenartenrechnung 111, 267
Kostengewicht 211
Kostenstelle 111, 260, 270
Kostenstellen
rahmen 270
rechnung 111, 269
Kostenträger 142
des Gesundheitswesens 142
rechnung 111, 276
Kosten-und-Erfolgs-Controlling 290
Krankenblatt 224
Krankenhaus 41
Begriff 41
börsennotiert 42
erwerbswirtschaftlich 41
frei, gemeinnützig 41
öffentlich 41
privat 41
steuerpflichtig 77
Krankenhausbuchführungsverordnung (KHBV) 13, 73, 209
Krankenhausentgeltgesetz (KHEntG) 209, 234
Krankenhausfinanzierung
gesetzlicher Rahmen 206
Krankenhausfinanzierungsgesetz (KHG) 141
Krankheitsfall 177
Kuration 139
Kurzzeitpflege 142, 156

L

Lagerbuch 37
Landesbasisfallwert (LBFW) 112, 118, 211
Leistungen, kalkulatorisch 266
Leistungskomplex 175, 178
Lieferantenbuch 37
Lieferungen und Leistungen für Mitarbeiter 88
Lineare Abschreibung 75
Liquidation 182
Liquidität 18, 135
Löhne 82
Lohn- und Gehaltsbuchung 82

M

Major diagnostic categories (MDC) 210
Materialentnahmeschein 51
Materialverbrauch 51
Medizinisches Versorgungszentrum (MVZ) 188
Mehrwertsteuer 59
Minimalstandard 203

N

Nebenbuch 37
Nebenbücher 37
Nebendiagnose 201
Nebenkostenstelle 272, 273, 274
Neutrales Ergebnis 137
Neutralisierung der Fördermittelerträge 120
Niederstwertprinzip
allgemeines 113
strenges 113
Notfallambulanz 187

O

Ökonomisches Prinzip 140
Operationen- und Prozedurenschlüssel (OPS) 203
Orientierungspunktwert 175

P

Partition 108
Passive Rechnungsabgrenzung 96
Passivkonten 23
Passivtausch 21
Patientenaufnahme, Ablauf und Dokumentation 199
Patientenrechtegesetz 229
Pauschalförderung 118, 125
Pauschalierte Entgelte in der Psychiatrie und Psychosomatik (PEPP) 143
Aufbau 240
Vergütung 243
PCCL 223
Personalkosten-Controlling 289
Pflegebuchführungsverordnung (PBV) 13
Pflegedienst, ambulant 9
Pflegedokumentation
Muster 227
Pflegegeld 155 ff.
Pflegegrad 151, 153 ff.
Pflegeheim 140
Pflegekosten 158
Pflegesachleistung 155 ff.
Pflegeversicherung, Leistungen und Buchungen 148
Poliklinik 143, 187
Prävention 62, 139
Preisuntergrenze
kurzfristig 282
langfristig 282
Prozedur 200
Pseudotagessatz 213

R

Rabatt 68, 70
Realisationsprinzip 44, 110
Rechnungsabgrenzungsposten 92
Regelleistungsvolumen 169, 214
Rehabilitation 140, 248
ambulant 251
Einrichtungen 140
Finanzierung 249
Frührehabilitation 251
im Anschluss 249, 251
Prinzipien 249
stationär 251
Träger 249
Ziele 248
Rehabilitationsrichtlinie 252
Relativgewicht 211
Rücksendungen 69

S

Sammelposten 16, 74, 78, 80
Schlussbestand 29
Schlussbilanz 30
konto 30
Schwellenwert 182
Selektivverträge 145, 257
Signatur 229
Skonto 69
Sonderposten 119
Sonstige Forderungen 91
Sonstige Verbindlichkeiten 91

Sachwortverzeichnis

T
Tageswertpauschale 125
Technische Anlagen 15
Teilkostenrechnung 280
Trendfortschreibung 284

U
Überlieger 106
Umlageverfahren 274
Umsatzprozess 44
Umsatzsteuer
  bei eng mit dem Krankenhaus verbundenen Umsätzen 60
  bei nicht eng mit dem Krankenhaus verbundenen Umsätzen 63
Umsatzsteueranwendungserlass 61
Unfertige Leistungen 109
Unternehmerlohn, kalkulatorischer 265

V
Verbindlichkeiten aus Lieferungen und Leistungen 18
Verbrauchsermittlung 52
  direkt 52
  indirekt 52
Vereinbarung pauschalierte Entgelte Psychiatrie und Psychosomatik (PEPPV) 143, 209
Verfahrensanweisung (VA) 200
Verhinderungspflege 155
Verlaufsdokumentation 224
Verlaufskurven 225
Verlegungen 242
Verlustfreie Bewertung 113
Vermögenswirksame Leistungen 84
Verrechnungspreise bei Werkstoffkosten 265
Verschlüsselung, Diagnosen und Prozeduren 200
Vertragsarzt 186
Vollkostenrechnung 280
Vorkostenstellen 273
Vorräte 18, 52
Vorsorgeleistungen 250
  ambulant 250
  stationär 250
Vorsteuer 61
  überhang 63, 67
Vor- und nachstationäre Behandlung 233

W
Wagnissse, kalkulatorische 265
Wahlleistungen
  ärztliche 266
  nicht ärztliche 266
Wohlfahrtsorganisationen 13
Wohnformen
  alternativ 156

Z
Zahllast 60
Zero-Based Budgeting 284
Zinsen, kalkulatorische 264
Zulassung 186
Zusatzentgelte 125, 209

Bildquellenverzeichnis

adobe stock, Dublin: S. 148.1 (ArTo), 169.1 (Butch), 188.1 (stokkete), 188.2 (photofranz56), 230.1 (Sashkin), 238.1 (nd3000), 248.1 (zinkevych)
Bundesministerium für Gesundheit, Berlin: S. 172.1, 172.2
dpa Infografik GmbH, Frankfurt/Main: S. 59.1
Fotofinder GmbH, Berlin: S. 174.1 (Benno Grieshaber)
Fotolia Deutschland GmbH, Berlin: S. 9.1 (shiryu01), 16.1 (Lucianus), 51.1 (miss_mafalda), 68.1 (JackF), 73.1 (Ssogras), 78.1 (FikMik), 82.1 (Steve Debenport), 116.1 (Stockfotos MG), 129.1 (cirquedesprit), 254.1 (Tiberius Gracchus)
Haschke-Hirth, Andrea, Köln: S. 8.1
Müller, Joachim, Köln: S. 8.2

Kontenklasse 7

Aufwendungen

- 70 Aufwendungen für zentrale Dienstleistungen
- 700 Zentraler Verwaltungsdienst
- 701 Zentraler Gemeinschaftsdienst
- 71 Wiederbeschaffte Gebrauchsgüter (soweit Festwerte gebildet wurden)
- 72 Instandhaltung
- 720 Pflegesatzfähige Instandhaltung
- 7200 Instandhaltung im Sinne des § 17 Abs. 4b Satz 2 KHG, soweit nicht gefördert
- 7201 Instandhaltung Medizintechnik
- 7202 Instandhaltung Sonstiges
- 721 Nicht aktivierungsfähige, nach dem KHG geförderte Maßnahmen
- 73 Steuern, Abgaben, Versicherungen
- 730 Steuern
- 731 Sonstige Abgaben
- 732 Versicherungen
- 74 Zinsen und ähnliche Aufwendungen
- 740 Zinsen und ähnliche Aufwendungen für Betriebsmittelkredite
- 741 Zinsen und ähnliche Aufwendungen an verbundene Unternehmen
- 742 Zinsen und ähnliche Aufwendungen für sonstiges Fremdkapital
- 75 Auflösung von Ausgleichsposten und Zuführungen der Fördermittel nach dem KHG zu Sonderposten oder Verbindlichkeiten
- 750 Auflösung des Ausgleichspostens aus Darlehensförderung
- 751 Auflösung des Ausgleichspostens für Eigenmittelförderung
- 752 Zuführungen der Fördermittel nach dem KHG zu Sonderposten oder Verbindlichkeiten
- 753 Zuführung zu Ausgleichsposten aus Darlehensförderung
- 754 Zuführung von Zuweisungen oder Zuschüssen der öffentlichen Hand zu Sonderposten oder Verbindlichkeiten (soweit nicht unter KUGr. 752)
- 755 Zuführung der Nutzungsentgelte aus anteiligen Abschreibungen medizinisch-technischer Großgeräte zu Verbindlichkeiten nach dem KHG
- 76 Abschreibungen
- 760 Abschreibungen auf immaterielle Vermögensgegenstände
- 761 Abschreibungen auf Sachanlagen
- 7610 Abschreibungen auf wiederbeschaffte Gebrauchsgüter
- 762 Abschreibungen auf Finanzanlagen und auf Wertpapiere des Umlaufvermögens
- 763 Abschreibungen auf Forderungen
- 764 Abschreibungen auf sonstige Vermögensgegenstände
- 765 Abschreibungen auf Vermögensgegenstände des Umlaufvermögens, soweit diese die im Krankenhaus üblichen Abschreibungen überschreiten
- 77 Aufwendungen für die Nutzung von Anlagegütern nach § 9 Abs. 2 Nr. 1 KHG
- 78 Sonstige Aufwendungen
- 781 Sachaufwand der Ausbildungsstätten
- 782 Sonstiges
- 7821 Aufwendungen aus Ausbildungsstätten-Umlage nach § 15 Abs. 3 BPflV
- 79 Übrige Aufwendungen
- 790 Aufwendungen aus Ausgleichsbeträgen für frühere Geschäftsjahre
- 791 Aufwendungen aus dem Abgang von Gegenständen des Anlagevermögens
- 793 Periodenfremde Aufwendungen
- 794 Spenden und ähnliche Aufwendungen

Kontenklasse 8

- 80 frei
- 81 frei
- 82 frei
- 83 frei
- 84 frei
- 85 Eröffnungs- und Abschlusskonten
- 86 Abgrenzungen der Erträge, die Kostenrechnung eingehen
- 87 Abgrenzungen der Aufwendungen nicht in die Kostenrechnung ei
- 88 Kalkulatorische Kosten
- 89 frei

	Kontenklasse 5	Kontenklasse 6
	Andere Erträge	Aufwendungen

(linke Spalte, abgeschnitten)	Kontenklasse 5 – Andere Erträge	Kontenklasse 6 – Aufwendungen
eisungen und Zuschüsse der öffentli- n Hand sowie Zuwendungen Dritter eisungen und Zuschüsse der öffentli- n Hand zur Finanzierung von Investiti- n (soweit nicht unter 46) endungen Dritter zur Finanzierung von stitionen eisungen und Zuschüsse der öffent- en Hand zur Finanzierung laufender vendungen endungen Dritter zur Finanzierung ender Aufwendungen äge aus der Einstellung von Aus- chsposten aus Darlehensförderung für Eigenmittelförderung äge aus der Auflösung von Sonder- en, Verbindlichkeiten nach dem KHG Ausgleichsposten aus Darlehensför- ung der Auflösung von Sonderposten aus ermitteln nach dem KHG, zweckent- chend verwendet der Auflösung von Sonderposten aus eisungen und Zuschüssen der öffentli- n Hand der Auflösung von Ausgleichsposten Darlehensförderung	50 Erträge aus Beteiligungen und anderen Finanzanlagen 500 Erträge aus Beteiligungen 5000 Erträge aus Beteiligungen an verbundenen Unternehmen **) 501 Erträge aus anderen Finanzanlagen 5010 Erträge aus anderen Finanzanlagen in verbundenen Unternehmen **) 51 Sonstige Zinsen und ähnliche Erträge 510 Sonstige Zinsen und ähnliche Erträge aus verbundenen Unternehmen **) 52 Erträge aus dem Abgang von Gegenständen des Anlagevermögens und aus Zuschreibungen zu Gegenständen des Anlagevermögens 520 Sachanlagevermögen 521 Finanzanlagevermögen 5210 Finanzanlagen in verbundenen Unternehmen **) 53 frei 54 Erträge aus der Auflösung von Rückstellungen 55 Bestandsveränderungen und andere aktivierte Eigenleistungen 550 Bestandsveränderungen der fertigen und unfertigen Erzeugnisse 551 Bestandsveränderungen der unfertigen Leistungen 552 Andere aktivierte Eigenleistungen 56 frei 57 Sonstige Erträge 58 Erträge aus Ausgleichsbeträgen für frühere Geschäftsjahre 59 Übrige Erträge 591 Periodenfremde Erträge 592 Spenden und ähnliche Zuwendungen	60 Löhne und Gehälter 6000 Ärztlicher Dienst 6001 Pflegedienst 6002 Medizinisch-technischer Dienst 6003 Funktionsdienst 6004 Klinisches Hauspersonal 6005 Wirtschafts- und Versorgungsdienst 6006 Technischer Dienst 6007 Verwaltungsdienst 6008 Sonderdienste 6010 Personal der Ausbildungsstätten 6011 Sonstiges Personal 6012 Nicht zurechenbare Personalkosten 61 Gesetzliche Sozialabgaben (Aufteilung wie 6000–6012) 62 Aufwendungen für Altersversorgung (Aufteilung wie 6000–6012) 63 Aufwendungen für Beihilfen und Unterstützungen (Aufteilung wie 6000–6012) 64 Sonstige Personalaufwendungen (Aufteilung wie 6000–6012) 65 Lebensmittel und bezogene Leistungen 650 Lebensmittel 651 Bezogene Leistungen 66 Medizinischer Bedarf 6600 Arzneimittel (außer Implantate und Dialysebedarf) 6601 Kosten der Lieferapotheke 6602 Blut, Blutkonserven und Blutplasma 6603 Verbandmittel, Heil- und Hilfsmittel 6604 Ärztliches und pflegerisches Verbrauchsmaterial, Instrumente 6606 Narkose- und sonstiger OP-Bedarf 6607 Bedarf für Röntgen- und Nuklearmedizin 6608 Laborbedarf 6609 Untersuchungen in fremden Instituten 6610 Bedarf für EKG, EEG, Sonographie 6611 Bedarf der physikalischen Therapie 6612 Apothekenbedarf, Desinfektionsmaterial 6613 Implantate 6614 Transplantate 6615 Dialysebedarf 6616 Kosten für Krankentransporte (soweit nicht Durchlaufposten) 6617 Sonstiger medizinischer Bedarf 6618 Honorare für nicht im Krankenhaus angestellte Ärzte 67 Wasser, Energie, Brennstoffe 68 Wirtschaftsbedarf 680 Materialaufwendungen 681 Bezogene Leistungen 69 Verwaltungsbedarf